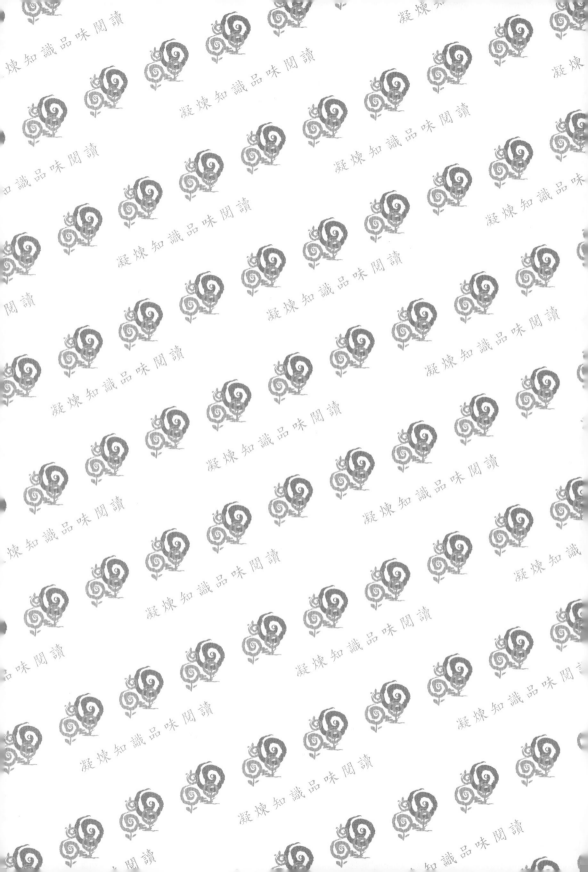

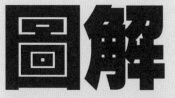

圖解

五南圖書出版公司 印行

中醫學概論

閱讀文字

理解內容

觀看圖表

圖解讓
中醫學概論
更簡單

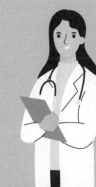
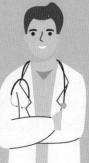
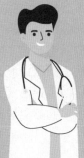
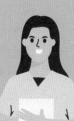

序

《圖解中醫學概論》強調，《傷寒論》與《溫病條辨》的第一藥方「桂枝湯」很不起眼，臨床上單一服用「桂枝湯」的機會很少；服用「桂枝湯」，強調服完藥後喝「熱稀粥」（養益胃經脈）與「悶汗」（活絡下視丘與腦下垂體功能）；總而言之，是要「好好休息」，以防過勞猝死，如古之秦始皇、唐太宗和宋太祖，以及現代美國賈伯斯等；如何治未病，關鍵是要「食」、「藥」同道共濟。

筆者行醫臨床四十年，重大疾病及慢性痼疾的患者，占治療比例一半以上，一方面從《內經》診治著眼，一方面從張仲景《傷寒論》與《金匱要略》，以及吳鞠通《溫病條辨》的治則著手；針對重大疾病及慢性痼疾，《傷寒論》的真武湯與《金匱要略》的腎氣丸應用非常多，它們對人類腦下垂體、腎上腺，以及腎臟，不論是結構上或機能面，都實具養護效果，在不少緊急重大疾病患者身上，都曾有奇蹟式療效。

2003年冠狀病毒SARS，17年後，2020年COVID-19新冠狀病毒肆虐，造成死亡的人數遠遠超過SARS；治癒後的SARS病人多還在與其後遺症，如「骨頭壞死」、「間質性肺炎」等病魔對抗。當年，激素治療被大量用於緊急治療，搶救不少的生命，並控制疫情。激素治療是一把雙刃劍，殺敵一千自損五百，剩下五百是有後遺症的，但也是活命。

2020年3月下旬新聞報導：

1. 彭志勇帶領團隊進行案例討論，屍檢解剖結果出爐後，重症病人的肺功能損傷很厲害，免疫系統也幾乎全被摧毀；新冠肺炎對危重症病人的損害，像SARS加愛滋病。急性肺損傷是SARS病人死亡的主要原因，多重器官衰竭是新冠病毒的重要死亡原因。

2. 劉良是同濟醫學院的法醫教授，在《法醫學雜誌》上的〈新型冠狀病毒肺炎死亡屍體系統解剖大體觀察報告〉提及：「死者肺部切面，出現灰白色黏稠液體，氣管腔內見白色泡沫狀黏液，右肺支氣管腔內，見膠凍狀黏液附著，這些黏稠的液體堵塞了肺泡，堵塞了氣道，堵塞了肺間質，堵塞了支氣管，讓肺逐漸散失換氣功能，讓病人處於缺氧狀態，最後出現呼吸衰竭而死。」劉良教授不得不指出「盲目」使用氧氣裝置，不但達不到目的，甚至可能適得其反，氧氣的壓力會將黏液推到肺部的更深處，從而進一步加重患者的缺氧狀態。

3. 治療新冠肺炎有效率達90%以上的清肺排毒湯，包含了四個千古名方，全是醫聖張仲景的方子，張仲景的方子被稱爲「經方」，千年之前有效，千年之後依然有效。清肺排毒湯包括五苓散、射干麻黃湯、麻杏石甘湯與小柴胡湯。

   (1) 五苓散溫陽利水，加強氣化功能，把身體內的廢水，透過小便直接排出。

   (2) 射干麻黃湯加強肺的宣發功能，把肺部的痰直接化掉。

   (3) 麻杏石甘湯是退熱方子，發熱重石膏多用一些，發熱輕石膏就少用一些。

   (4) 小柴胡湯有抗炎、解熱、抗菌、抗病毒、調節機體免疫功能。

   所有的疾病，幾乎多有軌道因循：

1. 《內經》：「是動病」，而後「所生病」。

2. 《傷寒論》：

   條文1.：「太陽之爲病，頭項強痛。」

   條文501.：「脈病人不病，名曰行尸。」

   條文552.：「腎氣微少，全身不仁，此爲尸厥，當刺期門、巨闕。」

3. 《金匱要略》：「不遺形體有衰，病則無由入其腠理。」「病毒感染」：

   (1) 倦：五臟六腑失調。

   (2) 寒：發燒，下視丘感應作業。

   (3) 欬：呼吸道感染。

   (4) 喘：循環系統失調。

第四章　經絡

第五章　體質

第六章　診法

第七章　辨證

第八章　預防衰老病

第九章　治則

第十章　方劑

第十一章　康復

導讀

《圖解中醫學概論》強調臨床實用性，第六章診法、第十章方劑、第十一章康復等三章，是迅速累積臨床經驗重要門道。實用要領如下：

1. 第六章　診法

   (1)6-2　看六條手經脈與「三門穴」：觀察左右手大絡（手背三門穴）其色澤與塌陷程度，壓按比較出最疼痛的門穴區，可以掌握病證的來龍去脈。

   (2)6-3　看手指腳趾「十二井穴」：每個穴道各有所屬經脈與臟腑，望診穴道位置的形狀（結構）與色澤（功能），可約略看出端倪，進而從手腳診察出疾病所屬。

   (3)6-6　看「臉色」耳提面命與胸腹事宜：望診「五色獨決於明堂」，察看明堂（鼻）骨的氛圍（生活結構）；「常候闕中」周圍色澤變化情形，察看闕中（眉眼）肌膚的動靜（生命功能），一切明白清晰。

   (4)6-8　察看「耳朵」的本質：耳朵穴位的肝臟區反映睡眠品質，胰臟區代表情緒，十二指腸區反映吃食情形；情緒不好就吃不下，因為食道與迷走神經在同一條線上；情緒受胰臟控制，胰臟從頭到尾是一條水平線，可貫進十二指腸。外耳輪腳將耳甲腔分為上耳甲腔與下耳甲腔，耳輪腳望診橫膈膜，枯萎焦黑多過勞已久；紅潤結實者，精神飽滿；枯瘦乾瀆者，精疲力竭。內耳輪的上腳和下腳之間有三角窩，望診生殖與排泄系統，不孕症與習慣性流產者，多淺薄枯黯，男性多精蟲活動力弱。

   (5)6-11　少林銅人簿「點斷」：眼之血絡，依其血行部位對時辰之感應變化，由此可確診因經脈、臟腑循環上之病變所導致腰痛的脊椎病本部位。眼睛之血絡顏色可測知所感應腰痛的輕重、病期之長短及癒後狀況。

2. 第十章　方劑

   (1)10-1-2　荊防敗毒散、人參敗毒散之辨證，氣不虛、氣虛之診斷手背三門：左液門痛，加上左氣衝比右氣衝腫脹或疼痛，宜荊防敗毒散。右液門痛，加上右氣衝腫脹或疼痛，宜人參敗毒散。

   (2)10-2-3　小柴胡湯、消遙散、加味消遙散，診斷手背三門之辨證：右空門痛，加上右液門、章門也痛，宜小柴胡湯。左空門痛，加上左液

門、期門也痛，宜消遙散。如左宮門很痛，加上右期門與右不容也痛，宜加味消遙散。

(3)10-3-4 黃連解毒湯、普濟消毒飲，前者治三焦火熱，後者治上焦風熱。診斷手背三門：右液門痛，巨闕也痛，宜黃連解毒湯。左液門痛，膻中也痛，則宜普濟消毒飲。

(4)10-4-1 苓桂朮甘湯、真武湯以及10-6-5腎氣丸之辨證，診斷手背之三門：左、右液門及右宮門都痛，左、右京門也痛，宜苓桂朮甘湯。右液門、左空門都很痛，左、右章門及京門也痛，宜真武湯。右液門、左宮門都痛，左、右章門及京門也痛，宜腎氣丸。

(5)10-5-1 酸棗仁湯、天王補心丹、甘麥大棗湯都能養心安神，其辨證，三者右空門都很痛，內關也很痛，宜酸棗仁湯；神門也很痛，宜天王補心丹；太淵也很痛，則用甘麥大棗湯。

(6)10-6-7 歸脾湯、復元活血湯都補益氣血，其診斷手背三門之辨證，右液門及三陰交痛，宜歸脾湯。左液門及坵墟痛，則用復元活血湯。

3. 第十一章 康復

(1)11-15 「小建中湯」與「炙甘草湯」治「悸」之異同：論治《傷寒論》關於心中悸、脈結代之運用，兩者除了脈象相似之外，病證相去甚遠。臨證當明辨其陰陽虛實、主要辨證、藥方特點及治療重點。

(2)11-17 「大青龍湯」、「小青龍湯」與心下水氣、溢飲：《傷寒論》關於「心下有水氣」的診治，以及《金匱要略》論治病溢飲者，臨證用藥，其脈象浮緊或浮緩？是否當「發」其汗？都需明辨以對證下藥。

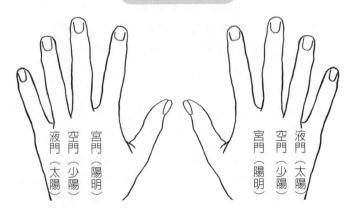

手背三門穴

第 1 章

緒 論

《論語》子曰：「聖人，吾不得而見之矣；……得見有恆者，斯可矣。『亡而為有』，『虛而為盈』，『約而為泰』，難乎有恆矣。」（述而第 26 章）子曰：「蓋有不知而作之者，我無是也。多聞，擇其善者而從之；多見而識之，知之次也。」（述而第 28 章）

春秋戰國時代醫療團隊撰著《內經》，以《黃帝內經》命名之。

漢朝張仲景（西元 150～219 年）團隊撰著《傷寒論雜病十六卷》。

唐朝孫思邈（約西元 581～682 年）團隊撰著《千金方》。

清朝吳鞠通（西元 1758～1836 年）團隊撰著《溫病條辨》。

回顧扁鵲、倉公與華陀，三大名醫，養生濟世有餘，卻保己有失；孫思邈從小體弱，過中年中風一次，持盈保泰，壽過百歲，不也如《論語》子曰：「邦有道，則知；邦無道，則愚。其知可及也；其愚不可及也。」（公冶長第 21 章）「邦有道，危言危行；邦無道，危行言孫。」（憲問第 3 章）

1-1　《內經》的迷思

1-2　張仲景的精闢立論

1-3　經方的真髓

1-4　養生三寶，人能養慎

1-5　孫思邈與吳鞠通的傳承

1-6　腦為髓之海

1-7　衝脈血海，膻中氣海

1-8　踵看男精力，踝看女魅力

1-1 《內經》的迷思

《圖解中醫學概論》延續春秋戰國時代《內經》、漢朝《傷寒論》與《金匱要略》，以及清朝《溫病條辨》之理論與應用，希望易讀易懂、便捷使用，穿針引線引領讀者，善用大腦來背誦；旁徵博引之加註，方便記憶、容易理解，讓入門者開竅，登堂入室者融會貫通。

中國春秋戰國時代，秦始皇開創了統一中國的局面，人生的春秋大業，冥冥之中，存有大事化小、事緩則圓、以和為貴的哲理：《內經》之〈上古天眞論〉、〈四氣調神大論〉、〈生氣通天論〉、〈金匱眞言論〉，提到「春緩步於庭」、「秋與雞俱興」，春緩慢如春風化雨，秋快速如秋風掃落葉，生命節奏韻律，從誕生開始到結束爲止，都與天地萬物呼應與共鳴。

《內經》一百六十二篇，養生要領與精髓盡在其中，《內經》首篇〈上古天眞論〉言及有些疾病可不藥而癒，要領是要養成良好的生活習慣；相對的，有的疾病非醫生治療不可。

《內經·脈要精微論》言司天之病，冬至四十五日後，夜半少陽起而立春，立春前十五日爲大寒（始春），疏泄一年之陽氣，以布德行仁，生養萬物。……五運六氣非風不行，風者六氣之帥，諸病之領袖，故曰：百病之長也……桂枝（桂枝湯養生）爲治風之祖；羌、獨、柴（活人敗毒散治病）爲治風之帥。

《內經·陰陽應象大論》：「陰勝則陽病，陽勝則陰病。陽勝則熱，陰勝則寒。重寒則熱，重熱則寒。寒傷形，熱傷氣。氣傷痛，形傷腫。故先痛而後腫者，氣傷形也；先腫而後痛者，形傷氣也。風勝則『動』，熱勝則『腫』，燥勝則『乾』，寒勝則『浮』，濕勝則『濡瀉』。天有四時五行，以生長收藏，以生寒暑燥濕風。人有五藏，化五氣，以生喜怒悲憂恐。故喜怒傷『氣』，寒暑傷『形』。暴怒傷『陰』，暴喜傷『陽』。厥氣上行，滿脈去形。喜怒不節，寒暑過度，『生乃不固』。故重陰必陽，重陽必陰。故曰：冬傷於寒，春必『溫病』；春傷於風，夏生『飧泄』；夏傷於暑，秋必『痎瘧』；秋傷於濕，冬生『欬嗽』。」

《內經·陰陽應象大論》專言人受病之因。

《傷寒論》六經，由表入裏，由淺入深，須橫看（外面溫度與濕度影響腦部與臟腑功能）。

《溫病條辨》三焦，由上及下，由淺入深，須縱看（裏面呼吸與飲食影響免疫與臟腑功能）。

《金匱要略》是《傷寒論》與《溫病條辨》的橋樑，《溫病條辨》補前人之未備，細心體察，萬病診法，實不出此。

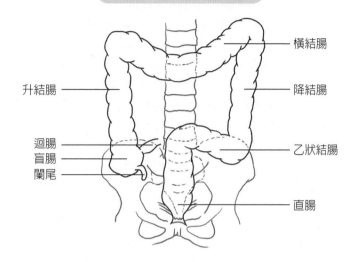

升結腸、橫結腸與降結腸

橫結腸

升結腸

降結腸

迴腸
盲腸
闌尾

乙狀結腸

直腸

✚ 知識補充站

　　《內經‧營衛生會》論營衛運行：「上焦出胃上口，並咽以上，貫膈布胸中，上焦如霧。中焦亦並胃中，中焦如漚。下焦別回腸，注於膀胱而滲入，下焦如瀆。」

　　人體是個有機體，經絡貫串，氣血流通，邪之所感，隨處可傳，故上、中、下三焦之傳變，互相交錯，不能截然劃分。上焦「胃上口」以賁門與上食道括約肌和橫膈膜為主。中焦「並胃中」含括消化器官與附屬器官。下焦「別迴腸（小腸輸入大腸），注於膀胱而滲入」。升結腸主氣，橫結腸主氣與血，受副交感神經的迷走神經控制；降結腸主血等，受副交感神經 S2～S4 骶神經控制；三者協調負責排泄。

　　三焦病機有順傳與逆傳，通常從上焦傳中焦（胃與脾），中焦傳下焦（肝與腎）。順傳，邪從上焦肺衛傳至中焦胃腑，有向癒之勢而預後較好。逆傳，邪自肺傳入心包，多暴發性，病情凶險而預後差。

　　《難經》：「上焦主內而不出，中焦主腐熟水穀，下焦主分別清濁，主出而不內，以傳導也。」在漢代，三焦從生理概念發展到臨床運用。

　　《金匱要略》：「熱在上焦咳為肺痿；熱在中焦則為堅；熱在下焦則尿血，亦令淋秘不通。」金元時期三焦依病機立法，上焦熱而煩用牛黃散，上焦熱無他證用桔梗散等。清代確立三焦辨證綱領和治療方藥，「上焦如霧，升而逐之，中焦如漚，疏而逐之，下焦如瀆，決而逐之」，皆「兼以解毒」。

1-2 張仲景的精闢立論

《圖解中醫學概論》承續《內經》「不失人情」與「藏之藏府，每旦讀之」、「分而論之，參而合之」（讀書與診治要領）之精神，及「坐起有常，出入有行，以轉神明，必清必淨，上觀下觀，司八正邪（外因），別五中部（內因）」（醫生自修要則）之專業，開始著手抽絲剝繭而交集璀璨。

張仲景（西元 150～219 年）是中國醫學的開路先鋒，著有《傷寒雜病論十六卷》，又名《傷寒雜病論》（西元 205 年出版，蔡倫於西元 105 年造紙）。晉朝王叔和整理編輯張仲景的《傷寒雜病論》，至宋代始分為《傷寒論》與《金匱要略》（雜病部分）。

仲景在《傷寒雜病論》原序提及：「余每覽越人入虢之診，望齊侯之色，未嘗不慨然嘆其才秀也。」又引述《論語·季氏》第 9 章：「生而知之者上，學則亞之，多聞博識，知之次也。」再以《內經》三部九候立論，鞭策為醫者診病辨證的態度如果是：「按寸不及尺，握手不及足，人迎、趺陽，三部不參，動數發息，不滿五十。短期未知決診，九候曾無彷彿。明堂闕庭，盡不見察，所謂窺管而已。夫能視死別生，實為難矣！」則有如以管窺天，無能為醫辨生死。

張仲景將秦漢以前臨床醫療資料去蕪存菁、歸納分析，整編的非常實用，其一脈傳承，後人該好好珍惜運用。《論語·子罕》：「苗而不秀者有矣乎！秀而不實者有矣乎！」講的就是「根」（苗）、「秀」（花）、「實」（果）。中藥植物方面用的不外乎是根（莖）、葉（枝）、花（蕊）、實（籽），再配合動物方面禽、獸、蟲、魚等，以及礦物類，多方面採集於天地的生化萬物，滋潤心肺、灌溉肝脾腎。

張仲景的方子是寶，診治理念更是寶，扁鵲《難經》八十一難，將《內經》抽絲剝繭，化繁為簡；張仲景《傷寒雜病論十六卷》，穿針引線，精益求精，將診治合而為一，針、灸、砭、藥、導引按蹻盡在其間。中國醫學在漢朝已臻完備，後來的發展仍無法超越它的根基，《圖解中醫學概論》秉持著《圖解內經》與《圖解傷寒論》、《圖解金匱要略》、《圖解溫病學》的精神，讓學者可實用於生活起居之間。

《傷寒論雜病十六卷》是人類醫學史上，第一部理、法、方、藥充備之醫典，完整闡述流行病與內科雜病的病因、病理、治則及處方，華陀稱之為「此真活人書」，喻嘉言「為眾方之宗，群方之首。」

小博士 解說

《傷寒論》四季之說，是以陰曆為紀，現代人多用陽曆；東方人仍有習慣用陰曆與生肖，開寅是陰曆正月，寅是老虎，十二天干、十二時辰、十二月、十二生肖，從個人的生辰八字有如地球自轉，活在當下，天地環境的變化則如地球公轉十二黃宮，即十二星座，從水瓶座開始，起於立春，十二星座對應二十四節氣，春暖花開，秋涼果熟，是現代人普遍通用的。

營養素吸收以出為入的機轉

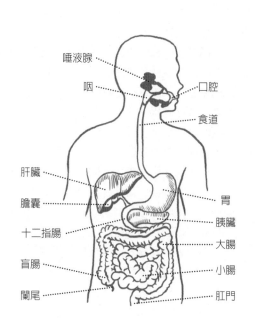

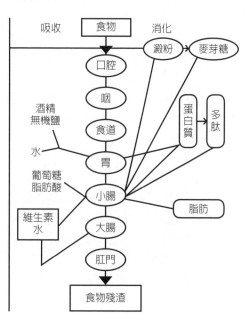

✚ 知識補充站

　　《傷寒論》、《金匱要略》和《溫病條辨》都十分重視病人的起居作息與食飲禁忌，例如服用一升的桂枝湯，要搭配一升餘，甚至二升的熱稀粥；又，服用桂枝湯，禁忌生冷、黏滑、肉麵、五辛、酒酪、臭惡等物品，開宗明義提挈到「藥」、「食」同源，更喻及「民以食為天」、「病從口入」、「營養吸收有出斯有入」等觀念。

1-3 經方的真髓

《傷寒論》的「傷寒」、「中風」、「霍亂」等證，絕不等同現代醫學的病名「傷寒」、「中風」、「霍亂」。「傷寒」是病傷之於寒，《內經》強調「風者，百病之始也」，「中風」是病傷之於風，「霍亂」是消化道病證，或嘔吐或下利，可稱之為「或」亂。

《傷寒論》中特有的桂枝湯服法，關鍵是要配合啜熱稀粥，與「溫覆取微似汗」；再觀，麻黃湯不必配合啜熱稀粥，需要「溫覆取微似汗」，目的都是讓肝臟和腦部獲得充分的休息，搭配良好的生活習慣，可以讓藥效充分發揮。

《傷寒論》原書分成二十一篇，共552 條經文，屬六經病者有 345 條，占達62.5%，醫者將之視為「六經辨證」的醫書：太陽病篇有 125 條，占全書 22.6%，非六經病者共六篇，但只有 74 條文，僅占 13.4%。這樣的分配比例，涉獵過者，多數對其內容之編排，難免覺得頭重腳輕。

《傷寒論》1. 太陽之為病，頭項強痛。552. 腎氣微少，全身不仁，此為「尸厥」，當刺期門、巨闕。501. 脈病人不病，名曰「行尸」。421. 大法春夏宜發汗。436. 大法春宜吐。441. 大法秋宜下，「他皆仿此」與「四季皆然」的話，大法

多宜和（補虛）……，都值得再進一步推敲，廣泛應用在照護工程上。

《傷寒論》較偏重證、急性病，適合急診或門診的病患；《金匱要略》較偏重慢性病，適合住院或居家療養者。兩書之間的橋樑就是《傷寒論》非六經病六篇，此 74 條經文從中穿針引線，其中「痙病」，將此二書無縫接軌：

396. 太陽病發汗太多，固致痙。《金匱要略》一字不漏，再次重現。

394. 葛根湯主之。

395. 桂枝加葛根湯主之。

《傷寒論》葛根湯與桂枝加葛根湯兩方，《金匱要略》則是三方，葛根湯、大承氣湯、栝蔞桂枝湯。

《內經》分而論之，抽絲剝繭，《傷寒論》穿針引線，參而合之，生活中，尤其是在臨床診治時，不可忽略隱藏在二書之內的自然法則。

《傷寒論》1. 太陽之為病，脈浮，頭項強痛。552. 少陰脈不至……，此為尸厥，當刺期門、巨闕。

《內經》1.〈上古天真論〉、162.〈癲疾〉。

《論語》1. 學而時習之、449. 不知言，無以知人。

小博士 解說

《傷寒論》仲景序：「夫天布五行，以運萬類，人稟五常，以有五臟，經絡府俞，陰陽會通，玄冥幽微，變化難極。」其中的義理，桂枝湯的注意事項幾乎可以一語概之。

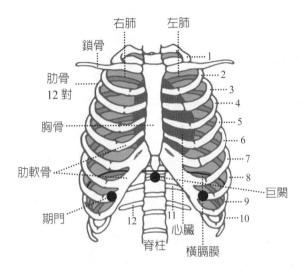

巨闕、期門

經方真髓：米與藥

湯名	組成	重點	功能
白虎加人參湯	知母、粳米、石膏、甘草、人參	米與藥一起煮，知母性味較重，要與米同煮	改善與消化道生理作業相關的腺體分泌
竹葉石膏湯	竹葉、石膏、半夏、麥冬、人參、甘草炙、粳米	先煮藥取藥汁，再以藥汁煮米	改善消化道整體生理功能
桂枝湯	桂枝、炙甘草、生薑、紅棗、芍藥	先煮藥取藥汁服，再啜熱稀粥，並溫覆取微似汗	改善消化道黏膜下相關淋巴組織

✚ 知識補充站

　　《金匱要略》腎氣丸治「肝腎過勞，真陰虛疲」，可避免演變成慢性生活習慣病；生活習慣病影響造血功能，肝臟與腎臟的造血前趨因子無法正常參與造血作業，會造成下部瘡瘍、口瘡、舌瘡等症狀。真武湯是急診常備藥，善於治療突如其來的頭暈目眩、四肢不聽使喚等症狀，對於體弱多病和高血壓病症初期的療效也很好；但是，如果患者不配合調整生活步調和飲食習慣，經方的真武湯與腎氣丸的療效是微乎其微的。

1-4 養生三寶，人能養慎

《傷寒論》延續著《內經》之精髓，《傷寒論》有養生三寶：

第一寶：「事緩則圓」

急就章多壞事，緩氣息多延壽。生理作業珍貴於緩慢波。胃消化食糜的蠕動波，正常速度是每 20 秒蠕動 1 次，即一分鐘 3 次；人的心跳次數約 1 分鐘 70 下，呼吸次數 1 分鐘約 14 下；十二指腸的蠕動 1 分鐘約 20 下。從以上數據知道，飲食之道貴在於緩慢，慢則圓融，緩則通達。

《傷寒論》第 1 條經文：「頭項強痛惡寒」（開始生病）、552 條：「尸厥，當刺期門、巨闕」（幾乎接近死亡），從始於感冒風寒，到尸厥重證為止，處方桂枝湯，到刺期門、巨闕，針對病程發展及診治流程而言，一語概之就是「事緩則圓」。

第二寶：「少少最妙」

《傷寒論》提及不病自愈（癒）、少少與之愈，叮嚀醫者掌握治療的時機，控制療程的長短。「欲愈」（條文258.、304.、344.）、「令自愈」（條文327.）、「少少與之愈」（條文307.），是醫、病之間的互動，掌控人情、改善病情。患者覓醫求治，醫生處方，兩全其

美；《傷寒論》處方中，不少是一味藥、兩味藥、三味藥，可充當為日常養生茶或藥膳來調理。三陽證，需要用針灸與多味藥者為多，其中不少病證用藥，強調「對證下藥」、「病癒即止」。

1. 少少與之：
   22.：「欲得飲水者，少少與飲之，令『胃氣和』則愈。」
   307.：「渴欲飲水，少少與之愈。」
2. 少少嚥之：
   295.：「半夏散及湯，少少嚥之。」
   296.：「苦酒湯，少少嚥之。」
3. 少少溫服之：（條文 21.、62.、122.、147.、148.、234.、236.、368.）
   368.：「少與調胃承氣湯，少少溫服之。」

第三寶：「和氣最貴」

心平氣和，以和為貴，脈象要陰陽平和；《傷寒論》552 條文中，提綱挈領的就是 11.：「寸口、關上、尺中三處，大小、浮沉、遲數同等，雖有寒熱不解者，此脈「陰陽為和平」，雖劇當愈。」仲景不只是教人用藥與針灸之道，更再三提示診治要講究「平和」，不宜「或」亂（霍亂）。

小博士 解說

《金匱要略》穴道方面，常常被忽略的，如第 20 章之勞宮與關元、第 22 章之期門，與第一章「若人能『養慎』，不令邪風干忤經絡；適中經絡，『未流傳臟腑』，即醫治之。『四肢才覺重滯』，即導引、吐納、針灸、膏摩，『勿令九竅閉塞』；更能無犯王法、禽獸災傷，房室勿令竭乏，服食節其冷、熱、苦、酸、辛、甘，不遺形體有衰，病則無由入其腠理。」用藥不可不慎。

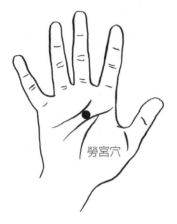

勞宮穴診治心與胸腔

勞宮穴

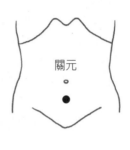

關元穴診治腸與腹腔

關元

養生三寶

三寶	重點	要領	注意事項
第一寶	事緩則圓	急就章多傷精氣神，緩氣息多益身延壽	飲食之道貴在於緩；快速吃食、囫圇吞棗，忽略細嚼慢嚥，對腸胃都是傷害
第二寶	少少最妙	「少少」慢，「緩緩」更慢，「慢慢」從鬆弛到放鬆	人常習於急躁、煩躁，「少少」就是要放慢
第三寶	和氣最貴	講究「平和」，不宜「或」亂	養心莫善於欲而無貪，忌「多多」益善；「少、緩、慢、和」是養護身心至高法則

✚ 知識補充站

　　《金匱要略》22 篇中，第一篇強調臟腑經絡，第二十至二十二篇論治女性疾病，對門診病人的診治方面大同小異，最重要的是要「不失人情」；至於要如何接應與照料，如何與病人交流溝通，讓病人願意接受治療，則是另一門學問。每個醫師都會治病，可是並非所有醫師都能讓病人願意接受被診治，所以「臟腑經絡……病」就含括了接應、溝通與照料。

1-5 孫思邈與吳鞠通的傳承

中醫醫德規範制定者「藥王」孫思邈（約西元581～682年），自幼多病，立志學習經史百家著作與醫學知識。隋朝大業（西元605～618年）年間，遊學四川，並在該地煉丹。唐太宗、高宗多次招他擔任國學博士、諫議大夫等職，均被謝絕，唯有在咸亨四年（西元673年）任承務郎直長尚藥局，掌管合和御藥及診候方脈等事務，上元元年（西元674年）因病辭退，數十年臨床實踐中，博取群經，勤求古訓，結合臨床經驗，編著《備急千金要方》和《千金翼方》，將《傷寒論》完整的收集在《備急千金要方》中。

孫思邈總結婦、兒科成就，各自獨立設科，提出的婦女孕期前後注意事項、嬰兒生長的觀察及護理方法、對附骨疽（骨關節結核）的好發部位、消渴（糖尿病）與癰疽的關係、有關麻風、腳氣、夜盲、甲狀腺腫的描述和治療等都有創見；還倡行蔥管導尿術、食道異物剔除術以及自家血、膿接種以防治癭病的免疫法等。在養生延年方面，提倡按摩、導引、散步、輕微勞動及食治、講求衛生等結合，為老年病防治留下了寶貴經驗。《千金方》，共三十卷，收集藥方五千三百首。

清朝吳鞠通（西元1758～1836年）參與《四庫全書》醫書檢校，對漢朝《傷寒論》和《金匱要略》見解獨到，其《溫病條辨》之「羽翼傷寒」用心良苦的精神，以「食養盡之」（《內經‧五常政大論》）與「以癒為度」八字最珍貴。

《溫病條辨》中焦篇：「病後熱退，不可即食，食者必復；週十二時（24小時）後，緩緩與食，先取清者，勿令飽，飽則必復，復必重也。」「病後調理，較易於治病，豈有能治病，反不能調理！病後調理，不輕於治病，治病之初，未曾犯逆，處處得法，輕者三、五日解，重者七、八日解，解後無餘邪，病者未受大傷，不必以藥調理，飲食調理足矣，所謂『食養盡之』是也。」

《溫病條辨》210藥方，分清芬、濁臭二類。清芬開啓通暢上焦七竅（五官），濁臭塞隙補養下焦二竅（大便小便）。210.天根月窟膏治不孕症與重大疾病，是《溫病條辨》解產難篇的壓箱寶。下焦篇「飲家陰吹，脈弦而遲，不得固執《金匱要略》法，當反用之，橘半桂苓枳薑湯，『以癒為度』，癒後以溫中補脾，使飲不聚為要。其下焦虛寒者，溫下焦。肥人用溫燥法，瘦人用溫平法。」

《溫病條辨》清陽開啓通暢上七竅（頭顱骨導靜脈與靜脈叢），桂枝湯與銀翹散開端。1.桂枝湯：桂芍薑甘棗，共五味藥。2.銀翹散：銀翹甘桔，薄竹葦，豉蒡芥，共九味藥。

濁陰塞隙補養下二竅（下肢大、小隱靜脈與腹股溝淋巴結），207.肉蓯蓉湯、210.天根月窟膏、專翁大生膏與肉蓯蓉湯結尾。207.肉蓯蓉湯：蓉參附，薑歸芍，共六味藥。210.天根月窟膏：二鹿龜鮑海，二烏雞羊紫龍牡，參苓歸地芍蓮圓，補枸蓉萸杜牛葦，菟桑蒺芡茴蜜，共三十二味藥。

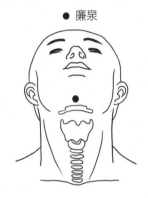

舌骨上的廉泉穴辨清陽與濁陰

● 廉泉

右天樞、左天樞辨清陽與濁陰

腹診診治	腳部診治	辨證虛實	代表湯方
右天樞 （清陽）	右側足三里	虛證	小建中湯
	左側足三里	虛證多、實證少	半夏瀉心湯
左天樞 （濁陰）	左側足三里	實證	小承氣湯
	右側足三里	實證多、虛證少	大黃黃連瀉心湯

✚ 知識補充站

　　《溫病條辨》舌骨上的廉泉穴區，可辨清陽與濁陰之病類：
1. 清陽開啟通暢，「桂芍薑甘棗」與「銀翹甘桔，薄竹葦，豉蒡芥」為代表，廉泉區多青白色。
2. 濁陰塞隙補養，「蓉參附，薑歸芍」、「二鹿龜鮑海，二烏雞羊紫龍牡，參苓歸地芍蓮圓，補枸蓉萸杜牛葦，菟桑蒺苁茴蜜」領軍，廉泉區多沉黯色。

1-6 腦為髓之海

　　腦型決定「人格特質」與「體態」，人格發展決定「大腦功能」與「頭面骨的發育」。生活胼手，生命胝足，生活、生命息息相關，兩者繫於聯接左右大腦半球，與橫行其間的神經纖維束「胼胝體」，胼胝體在大腦兩半球間的大腦縱裂底部。其兩側的神經纖維，從胼胝體前面的「膝部」傳入額葉，組成胼胝體輻射線額部（呈現於「額骨」與「天庭」），從胼胝體後面的「壓部」傳入枕葉，組成胼胝體輻射線枕部（呈現於「枕骨」與「玉枕」）；兩部分之間是胼胝體的「主體」，稱為「腦毯」，向兩邊傳入「顳葉」，覆蓋「側腦室」的中心部分，就經絡學說而言，幾乎等於是肝經脈與督脈會於巔、膀胱經脈上巔入絡腦等的概念，加減乘除表現生命損益現象。

　　「腦室」為腦內部充滿腦脊髓液的一組腔隙結構，延伸至脊髓形成中央管。腦室內表面覆蓋有上皮狀的室管膜。腦脊髓液由各腦室內的脈絡叢產生，「腦脊髓液」從側腦室經室間孔進入第三腦室，經中腦導水管進入第四腦室，流至脊髓中央管；腦脊髓液最後經矢狀竇旁的蜘蛛網膜顆粒向滲到上矢狀竇，回流至靜脈系統與心臟，人的動靜傳輸之間，「大腦」、「腦毯」、「顳葉」、「側腦室」、「腦脊髓液」、「心臟」……，十二經脈循環不已！

1. 額骨（胃經脈、膀胱經脈）內的大腦皮質額葉，負責「認知」功能和「動作」控制；感應記憶力的乳頭體。受損，就無法從臉部表情或聲音傳達個人的情緒，即使很高興也是臉上毫無表情。

2. 天庭骨、枕骨與太陽（顳）骨圍著巔頂骨（督脈、肝經脈、膽經脈、膀胱經脈），巔頂骨內的頂葉是負責整合眾多感覺資訊的區域；感應生命力的腦下垂體。頂葉與額葉以「中央溝」為分界，中央溝的前方是運動區，後方是感覺區。

3. 太陽（顳）骨（膽經脈、三焦經脈）內的顳葉，有聽覺區，處理記憶，並和其他感覺整合（情感關聯）；感應情懷力的扁桃體。受到破壞會影響記憶和語言技能。

4. 枕骨（督脈、膽經脈、膀胱經脈）腦部的後側，是睡覺時與枕頭相接處。枕葉負責視覺區，感應生活力的松果體。枕葉受傷，認不出物體、文字、難以分辨顏色。

　　《內經·海論》：「腦為髓之海，髓海有餘，輕勁多力，自過其度。髓海不足，腦轉耳鳴，脛痠眩冒，目無所見，懈怠安臥。」

　　《內經·五亂論》：「氣亂於頭為厥逆，頭重眩仆。」

小博士 解說

　　《冰鑑》：「頭顱骨，以天庭骨、枕骨、太陽骨為主；顏面骨，以眉骨、顴骨為主。五者備，柱石之器也；一則不窮；二則不賤；三則動履稍勝；四則貴矣。」玉枕穴在後髮際上三指幅至四指幅正中央，左右兩旁二指幅處，按壓改善睡眠品質，治療失眠障礙。

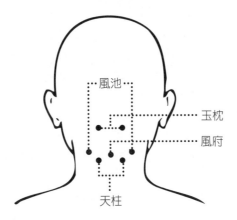

玉枕骨與風府、風池、天柱

頭顱骨與相關組織及其功能

頭顱骨	相關經脈	相關腦組織	相關功能	相關穴道
額骨	胃、膀胱經脈	額葉、乳頭體	認知功能、控制動作	頭維穴、曲差穴、五處穴
巔頂骨	督脈、肝、膽、膀胱經脈	頂葉、腦下垂體	整合感覺資訊	百會穴、承光穴、頷厭穴
顳骨	膽、三焦經脈	顳葉、扁桃體	處理記憶、情感關聯	曲鬢穴、天窗穴、瘈脈穴
枕骨	督脈、膽、膀胱經脈	枕葉、松果體	視覺	風府穴、風池穴、天柱穴

✚ 知識補充站

　　「人之骨法，貴莫不出於頭額之骨，頭骨之奇，莫不出於腦骨成枕。」額骨是「天庭」，是腦前之骨；枕骨是「玉枕」，是腦後之骨，發達即小腦優。相學上，枕骨主福壽，豐起主富壽，低陷主貧夭。

　　人有玉枕者，皆貴相。如僧道之人雖不貴，有此玉枕，壽命長遠。凡人玉枕，有骨微起者，皆主祿壽，平仄無者，福壽難逢。婦人腦後有一骨，富貴全都有，安枕無憂。

1-7 衝脈血海，膻中氣海

《內經·海論》：「衝脈者，為十二經之海（血海），其輸上在於大杼，下出於巨虛之上下廉。」「血海有餘，則常想其身大（自信滿滿或狂妄），怫然不知其所病。血海不足，亦常想身小（自慚形穢或自閉），狹然不知其所病。」「得順者生，得逆者敗，知調者利，不知調者害。」「審守其輸，而調其虛實，無犯其害，順者得復，逆者必敗。」

人能左顧右盼，靠頸部七節頸椎；頸椎裏的腦脊髓液連貫著腦與脊椎，腦脊髓液由各腦室內的脈絡叢產生，流向脊髓中央管，最後經矢狀竇旁的蜘蛛網膜顆粒回滲到上矢狀竇，回流至靜脈系統，一生一世與頭顱骨、脊椎骨、臟腑、肢節相通。

第一頸椎（寰椎）捧著頭顱骨，第七頸椎（隆椎）提領著全身的肢節臟腑。寰椎與頭顱骨之間最重要的穴道是「風府穴」、「風池穴」及「天柱穴」，第一頸椎（寰椎）外在膚表的色澤，是個人如何管理食衣住行的反應。第七頸椎（隆椎）的凸歪正挺，與「大椎穴」、「大杼穴」和「風門穴」，就是看生活如何衝鋒陷陣。

《內經·海論》：「膻中者，為氣之海（氣海），其輸上在柱骨之上下，前在於人迎。氣海有餘者，氣滿胸中，悗息面赤（氣沖沖）。氣海不足，則氣少不足以言（氣慵慵）。」心臟動脈系統，上走頸部為頸動脈系統。

1. 頸動脈（人迎穴區）在前，往上走到前大腦及中大腦動脈系統。
2. 椎動脈（天柱穴區）在後，往上走到後大腦動脈系統。

頸動脈與椎動脈，往上走到腦動脈系統，再往上到威利氏環（大腦動脈環），威力氏環串連前、中、後大腦。大腦某部位有血栓現象，透過威利氏環運作，會從其他部位支援缺血的地方。西醫手術走的是動脈路線，而靜脈路線在中醫學的望診、針灸上非常重要，例如在頭上五行扎針，或放血、埋線、按摩，都是要把循環不良的靜脈血請出來。我們的腦殼上有些很小的洞，主要是讓板障靜脈與導靜脈的血液能出來。

腦動脈系統分前、中、後大腦動脈，大腦前動脈支配額頭，中大腦動脈支配巔側，後大腦動脈支配後腦。腦神經外科醫師會從椎動脈或頸內動脈，將導管往上進入腦動脈系統，再往上到威利氏環後，依需要到大腦不同部位清除血塊。腦中的硬腦膜靜脈、上矢狀靜脈多走右邊，下矢狀靜脈多走左邊。照顧好玉枕穴（安枕無憂）、百會穴（熱愛生命）等，都有高度養護腦動脈與硬腦膜靜脈等作用。

小博士 解說

男人有虎背熊腰，多是因為勞筋骨苦心志才能達到，女人的美人肩柳條腰，也是一樣，絕不是慵懶或靠藥物就可以輕易達到。話說只有懶女人，沒有醜女人；又說，認真的男人最帥，對身心健康的照護也是要認真不偷懶！

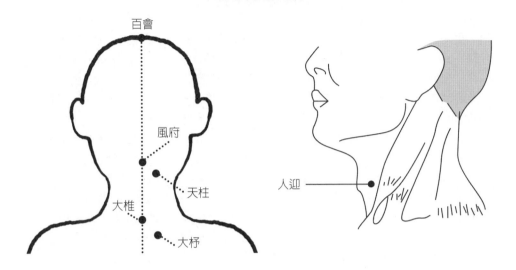

頭頸重要診治穴

百會

風府

天柱

大椎

大杼

人迎

✚ 知識補充站

1. 風府穴：此穴區的頭後大小直肌、頭後上下斜肌等皮下脂肪（贅肉）越多，腦心血管循環越不良。贅肉多者腦滿腸肥，罹患腦心血管疾病機率相對高；多搓揉按摩或刮梳此穴區，可聰耳明目，減少中風機會。

2. 大椎穴：第七頸椎與第一胸椎之間。大椎穴區贅肉多，多腰腎功能不良，腎上腺問題多；多搓揉按摩，提神醒腦，降低性功能障礙。

3. 大杼穴：第一、二胸椎旁開二指幅。輕敲促進腦脊髓液循環，強健任、督二脈，消除疲勞、提神醒腦、容光煥發。

4. 百會穴：兩耳尖連線與鼻尖垂直線交點上，輕揉改善頭暈眼花。

5. 天柱穴：第一、二頸椎之間，正中旁開二指幅，重按強化腰腎功能。

6. 人迎穴：喉結旁二指幅，輕揉促進心臟血液循環，稍用力揉按改善消化功能。

1-8 踵看男精力，踝看女魅力

膝、踵、踝、趾觀腰腎，男人精力看踵，女人魅力看踝：

1. 膝、踵、踝、趾等部位之形體、色澤、屈伸的難易度，可觀察五臟六腑及經脈之氣血循環狀況，測知其相屬絡之脊骨病變所引發的腰痛；取之先去血脈，後取其陽明少陽之滎俞。

2. 肢體肘部觀察腰，肘之屈伸觀心、肺、胸中功能；肘之皮肉堅硬、鬆脆、結實、塌陷等觀心手少陰經脈、肺手太陰經脈、小腸手太陽經脈、大腸手陽明經脈、心包手厥陰經脈、三焦手少陽經脈等之是動及所生病，會影響脊十三、十六、十八椎之功能導致腰痛；取之先去血脈，後取其陽明少陽之滎俞。

3. 頭頸部觀原氣，頭傾視深，垂頭喪氣，頸部、本輸十穴（大牖五部）皆觀臟腑、經脈與頭部之間的循環，經壓診疼痛反應強烈者，得知腰脊疼痛部位，取之天柱、大杼；不知，取足太陽滎俞。

4. 體態之輕盈笨重亦能觀其腰脊之先天、後天變化；取之手少陰心主之俞、以及手太陰滎、足少陰俞。

《內經·海論》：「十二經脈，內屬於府藏，外絡於肢節，合之於四海，……人有髓海，有血海，有氣海，有水穀之海，以應四海。……胃者水穀之海，其輸上在氣街（衝），下至三里。……水穀之海有餘，則腹滿；水穀之海不足，則飢不受穀食。」「凡此四海者，得順者生，得逆者敗，知調者利，不知調者害。」

《內經·五亂》：「經脈十二者，以應十二月；十二月者，分為四時，四時者，春夏秋冬，其氣各異，營衛相隨，陰陽已和，清濁不相干，如是則順之而治。」

1. 清氣在陰，濁氣在陽，清濁相干，亂於胸中，是謂「大悗」。
2. 氣亂於心，煩心，密嘿，俛首靜伏。
3. 氣亂於肺，俛仰喘喝，接手以呼。
4. 氣亂於腸胃，為「霍亂」。
5. 氣亂於臂脛，為「四厥」。
6. 氣亂於頭，為「厥逆」，頭重眩仆。

「刺之有道。有道以來，有道以去，審知其道，是謂身寶。……徐入徐出，謂之導氣，補瀉無形，謂之同精，是非有餘不足也，亂氣之相交也。」

小博士 解說

於《內經·邪客》膝關節寫實腎經脈狀況，足六經脈皆行過膝關節，以腎經脈、胃經脈及膀胱經脈最為重要。

血海穴、內膝眼與造血功能息息相關，多按摩調理血液循環不良，穴區肌膚不良，多心血管疾病。股內收肌可觀察脾氣、造血狀況、膽紅素值；鬆垮者表虛，沒有脾氣，較軟弱；僵硬者血行瘀滯，脾氣不好，易生氣。

梁丘穴、外膝眼與腸胃生息與共，多按摩舒緩急性腸胃炎；穴區肌膚不良，多腸胃疾病。股外側肌可觀察胃腸、消化、胃泌素；鬆垮者表虛，胃口不好、沒食慾；僵硬者消化瘀滯，容易腹脹。

十二經脈合之於四海

四海	組織	上穴位	下穴位	邪氣有餘	正氣不足
髓海	腦	腦蓋 （百會穴）	風府穴	輕勁多力，自過其度	髓海不足，則腦轉耳鳴，脛痠眩冒，目無所見，懈怠安臥
血海	衝脈	大杼	上巨虛 下巨虛	常想其身大，怫然不知其所病	常想身小（自閉），狹然不知其所病
氣海	膻中	柱骨之上下 （天柱、大椎）	前在於人迎	氣滿胸中 悗息面赤	氣少 不足以言
水穀之海	胃	氣街	足三里	腹滿	飢不受穀食

足三里、三陰交、陽陵泉、絕骨

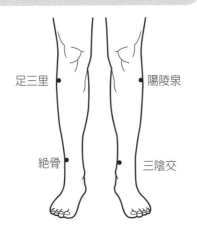

六條足經脈皆循行過膝關節

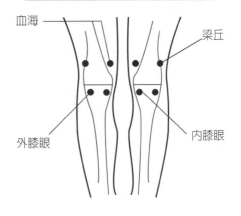

✚ 知識補充站

　　膝關節是人體中最複雜的關節，膝關節主要以股骨與脛骨間的屈戍關節，以及股骨與膝蓋骨之間的摩動關節來作業。

　　彎曲小腿的時候，膝關節透過股骨（大腿骨）與脛骨，做出帶些迴轉的屈曲與伸展，並讓股骨與膝蓋骨作上下滑動。從股骨到脛骨，有來自闊筋膜張肌的肌纖維、髂脛束（髂骨至脛骨的肌束）、股四頭肌、股二頭肌與縫匠肌等肌腱來強化膝關節，形成一關節囊，而髖部的任何疾病都可能牽引致膝部疼痛，輸上在氣街（股動脈），下至足三里（三陰交）。

第 2 章
陰陽五行

2019 新型冠狀病毒（COVID-19）擴散全球，死亡人數不斷攀升，患者出現「陰轉陽」或「陽轉陰」症狀，這也是陰陽五行變化現象之一。根據 2020 年 3 月下旬之媒體報導：

先前日本鑽石公主號郵輪上也有乘客採檢時為陰性，後期又轉為陽性確診病例。中國大陸廣東省疾控中心表示：「廣東出現 14% 出院患者陰轉陽，但後來他們 100 多名密切接觸者都未感染，沒有出現第二代病例的接觸者。即使出現核酸檢測陽性，感染風險也很低，這種抗體是保護性抗體，傳播風險越來越低。」

此次新冠病毒疫情讓全球科學家及醫學者傷透腦筋，各國紛紛祭出防疫政策，試圖阻止疫情蔓延，如今連「完全康復」都屬奢望，對於染疫病患為何在過了急性發病期後，不但似乎難以痊癒，還飽受嚴重疲倦、認知問題、記憶減退等後遺症折磨，以及心臟和神經方面的問題，目前醫療技術仍無解，希望在全球醫學界通力合作之下，研發普及有效疫苗，提升預後效果。

2-1　五臟與陰陽五行生化因應

2-2　膀胱足太陽之脈與腎足少陰之脈

2-3　動脈陽剛，靜脈陰柔，剛柔並濟

2-4　味形氣，精化人生

2-5　肺主氣為魄，肝主血為魂

2-1 五臟與陰陽五行生化因應

「不通則痛，通則不痛」，身體任何兩個部位的傳入神經纖維，如果傳到同一節段的脊髓內，由同樣的共同傳遞經絡傳入，只要一個部位受刺激或病變時，疼痛感覺就可能出現在另一個部位。基本上，只要某個內臟出現病變，卻在身體另一個部位引起疼痛，就屬牽涉性疼痛。《內經‧經脈》、《內經‧厥病》、《內經‧刺腰痛》等篇章諸多疼痛，多屬「牽涉性疼痛」。身體五臟與時同進退，天氣冷熱、陰陽五行、生化因應，冷多厥而不通而痛，肺俞、心俞、肝俞、脾俞與腎俞，常常與之相感應。臟腑或經脈循行對應的穴區，如腫脹多屬血管循環問題，或淋巴液、組織液阻塞不通暢致發炎造成疼痛，此多屬神經傳導問題。

《內經‧周痺》：「……十二經脈陰陽之病也。」《內經‧經脈》：「膀胱足太陽之脈，起於目內眥，上額交巔；其支者，從巔至耳上角；其直者，從巔入絡腦，還出別下項，循肩膊內，挾脊（椎外靜脈系統）抵腰中，入循膂絡腎，屬膀胱；其支者，從腰中下挾脊（腰尻神經系統）貫臀入膕中；其支者，從膊內左右別下，貫胛挾脊內（椎內靜脈系統），過髀樞，循髀外，從後廉下合膕中。……是動則病衝頭痛，……脊痛，……，頭顖項痛……，項、背、腰、尻、膕、腨、腳皆痛。」肺俞、心俞、肝俞、脾俞與腎俞皆屬於膀胱足太陽之脈。

人體「椎靜脈系統」與「膀胱足太陽之脈」，都在個別的系統內廣泛吻合，此外更是上下、前後有交叉。「椎靜脈系統」是溝通顱內、外和上、下腔靜脈系的重要途徑。膀胱經脈起始穴是睛明穴，此區肌膚黑黯，血液循環不良；膀胱經脈起於目內眥，胃經脈起於鼻之交頞中，在膀胱經脈的左右睛明穴區，兩穴之間的鼻骨，反應腦中的海綿靜脈竇與下矢狀靜脈；鼻骨區膚表越乾淨，腦靜脈回流越順暢，鼻骨越陷膚色越黯，靜脈回流越不好，離衰老或病變越近矣。

天地變化有常，春夏天地陰陽，春陽生，夏陰長。秋冬天地陰陽，秋陽殺（收），冬陰藏。月令轉移，生命隨之起舞。夏季熱基礎代謝降低，因溫熱負荷發汗量多，汗中鈉濃度低，高氣溫之下濕度高，悶熱難耐之際，免疫力低下者，中暑機會相對大。鍛鍊身體，充分休息，補充高蛋白、維生素及礦物質是必要的。

冬季冷則基礎代謝升高，冬天暖氣房與戶外溫差大易中風。夏天冷氣房溫差大易中暑。因空調普及與飲食改變，季節變化對人體的影響力減弱，但對老弱婦孺與慢性疾病患者影響還是很大，肺俞、心俞、肝俞、脾俞與腎俞都能即時通報反應。

小博士解說

午未時辰（11:00 am～3:00 pm）是中暑機率較高時段，先夏至日為病溫，即夏至之前（立夏至夏至之間即入夏），多提早到巳時（9:00 am～11:00 am）；夏至之後為病暑，夏至之後（夏至至立秋之間即出夏）多延後到申時（3:00 pm～5:00 pm）。

五臟應五時各有損益

風	季節／日夜	感應俞穴／病灶	和諧狀態	部位	主要感應肢體與生命態度	陰陽相應五臟
東	春／晨	肝俞	安魂好臥心情愉快	頭頸項	頭腦生命理念	陰中之陽（少陰）肝臟
南	夏／午	心俞	安心開心和顏悅色	胸脇內臟	胸腔功能胸懷氣度	陽中之陽（太陽）心臟
西	秋／夕	肺俞	氣魄足果敢乾脆	肩背	行事風格責任心	陽中之陰（少陽）肺臟
北	冬／夜	腎俞	精氣強神采奕奕	腰股四肢	腹腔功能度量	陰中之陰（太陰）腎臟
中央	為土／全天	脾俞	神清氣爽	脊	壽命生活智慧	陰陽和平脾臟

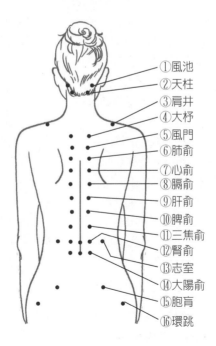

背部要穴

①風池
②天柱
③肩井
④大杼
⑤風門
⑥肺俞
⑦心俞
⑧膈俞
⑨肝俞
⑩脾俞
⑪三焦俞
⑫腎俞
⑬志室
⑭大腸俞
⑮胞肓
⑯環跳

2-2　膀胱足太陽之脈與腎足少陰之脈

　　「太陽」與「少陰」相應於十二經脈的「足經脈」，是膀胱足太陽之脈與腎足少陰之脈；相對於「椎靜脈系統」，膀胱之脈與腎之脈此二經脈無時無刻都與之網路互聯。《內經・周痹》：「……十二經脈陰陽之病也。」

1. 《內經・經脈》：「膀胱足太陽之脈，……其直者，從巔入絡腦，還出別下項，循肩髆內，挾脊（椎外靜脈系統）抵腰中，……其支者，從髆內左右，別下貫胛，挾脊內（椎內靜脈系統）過髀樞，循髀外從後廉下合膕中……。」椎靜脈是無瓣膜的縱行靜脈叢，向下（陰）與骨盆靜脈相通，不通則腰痛；向上（陽）與顱腔靜脈相通，不通則頭痛；並透過腰升靜脈、肋間靜脈、奇靜脈，與胸腔、腹腔的靜脈相連互通，因應之道油然生滅。

2. 《內經・經脈》：「腎足少陰之脈，……上股內後廉，貫脊，屬腎絡膀胱；其直者，從腎上貫肝膈，入肺中，循喉嚨，挾舌本；其支者，從肺出絡心，注胸中。」由於腹腔的髂總靜脈和髂內靜脈，通常無靜脈瓣，在一定條件下，盆腔靜脈血可逆流入椎靜脈系統；滿肚子壞水，也是浸潤之譖行焉，膚受之愬行矣，日積月累而成。癌症之來龍去脈，因果自在其中矣。

　　背俞穴診斷與治療，以《內經》〈經脈〉、〈背俞〉為主，〈血氣形志〉與〈刺熱〉則可斟酌的參考。背俞，可以診斷臟腑的表裏虛實問題，其所屬及周邊的肌肉會隨之感應，虛者（無力以通）壓按會癢或舒服，多鬆軟微腫脹；實者（滯礙不通）壓按多痛或僵硬腫脹。針、灸、砭、按摩離脊椎旁開一寸半的臟腑背部十俞，改善各該相應臟腑功能；旁開三寸，改善臟腑所影響之情緒問題，皆挾脊相去三寸所，則欲得驗之，按其處，應在中而痛解，乃腧也。總而言之，《內經・經脈》的臟腑俞穴即以中樞神經及周圍神經為導向。

　　背部表層肌肉斜方肌與背闊肌，可以粗分為三大區塊，對應背部十俞。俞穴區腫脹疼痛，反應所屬臟腑功能不良，情況最嚴重的為病本或急病之因。三大區塊簡易診治為：

1. 肺俞、心俞（第五胸椎以上），循環功能反映區，即斜方肌上半部分。
2. 肝俞、脾俞、膽俞、胃俞（第九至第十二椎胸椎），消化功能反映區，即斜方肌下半部分。
3. 腎俞、大腸俞、小腸俞、膀胱俞（第二腰椎至第二骶椎），排泄功能反映區，即背闊肌部分。

小博士解說

　　人睡一覺後或打個噴嚏，神經就活絡起來，此與腦脊髓液、下視丘、腦下垂體等有關，去除大腦因疲勞而產生的酸性物質，人得以神采奕奕。腦脊髓液透過硬腦膜、矢狀靜脈竇，以靜脈血回流心臟，腦脊髓液的循環如同任脈與督脈的循環，更貼切的形容就是脊椎骨的血液循環。

《內經·經脈》臟腑俞穴之治療功效

臟腑俞穴	相關脊椎	針灸砭按摩功效	輔助治療穴道
肺俞	第三胸椎	治咳嗽、咽喉痛	太淵穴、雲門穴
心俞	第五胸椎	改善煩惱、憂鬱、臉色差	大陵穴、神門穴
肝俞	第九胸椎	改善抑鬱寡歡、大怒	太衝穴、期門穴
膽俞	第十胸椎	改善恐慌、長呼短嘆	絕骨穴、日月穴
脾俞	第十一胸椎	治心痛、口渴不已	太白穴、三陰交穴
胃俞	第十二胸椎	改善臉色差、自閉	內庭穴、足三里穴
腎俞	第二腰椎	治氣喘、恐懼、咽喉乾痛	然谷穴、照海穴
大腸俞	第四腰椎	治牙齒痛、排泄不順暢	曲池穴、上巨虛穴
小腸俞	第一骶椎	治耳朵不舒服、頸項疼痛	天窗穴、下巨虛穴
膀胱俞	第二骶椎	治頭痛、眼睛酸痛	天柱穴、申脈穴

膀胱經脈與腎經脈的腳底乾坤

經脈	重點	靜脈	功能
足太陽之脈	足踝外翻肌群	小隱靜脈	至陰穴腓骨長肌負責踝外翻橫跨腳掌底控制橫弓 通谷穴與束骨穴腓骨短肌負責踝外翻與外側足弓穩定 京骨穴腓骨第三肌負責踝外翻與踝背屈
足少陰之脈	足踝內翻肌群	大隱靜脈	然谷穴脛骨前肌負責踝內翻與內側縱弓穩定 湧泉穴脛骨後肌負責踝內翻與內側縱弓的支撐

✚ 知識補充站

　　脊椎體含豐富血管，骨小柱的骨骼（即海綿骨，構造是多孔質的骨）被外側薄的緻密骨包裹著。由海綿骨形成的骨小柱與交叉的網路構造，這些小柱內充滿小紅骨髓，是成人最活潑的造血組織；在椎體後面開著一個大孔穴，讓灌流脊髓的椎體靜脈進出。脊椎腹前側有無數個動脈小孔，需透過顯微鏡才看得見，它們負責將腹側細小動脈血的微循環帶入動脈，而背側則有肉眼可見的靜脈小孔出入其間。

2-3 動脈陽剛，靜脈陰柔，剛柔並濟

西方醫學的治則是哪裏有問題，從哪裏著手，頭痛找腦神經內科，喉痛找耳鼻喉科，把人體區分成各個獨立的器官組合體，心臟是心臟，肝臟是肝臟。

中國醫學《內經》要醫師診斷出實虛，再捫經循絡，找出阻塞不通的部分，施以針、灸、湯藥或導引按蹻，病人往往在治療表象的問題下，連長年的痼疾也一併治癒。

現代器官移植越來越進步，肝臟、腎臟和心臟是較常見的案例，肺臟的移植比例也日漸增多。

據歐美統計（Augarten A.et al. Reversal of digital clubbing after lung transplantation in cystic fibrosis patients. *Pediatlic Pulmonology*. 34: 378-380, 2002），肺臟移植患者，移植前手指的杵狀指現象，在手術後半年到二年，指甲都會恢復正常，意謂著肺臟嚴重梗塞（COPD）等病症，非移植手術無法存活時，肱動脈（陽中之陽）到末梢的動脈也不良，回流的肱靜脈（陽中之陰）也差，以致造成杵狀指；移植手術後，從肺靜脈輸送氧氣回心臟呈現正常狀態，而整個心臟運作也是如此，讓肱動脈與肱靜脈恢復

正常化，所以手指末梢的杵狀指也因此改善。

心臟的主動脈輸出輸入主四肢，肱動脈入上肢，回流心臟的肱靜脈；股動脈（陰中之陽）入下肢，回流心臟的股靜脈（陰中之陰），脾胃主四肢，動靜得宜，則陰陽相濟。

《內經‧經脈》十二經脈是動病之「厥」證，多是生活作息、運動、飲食、工作等習慣不良的結果，年紀愈大，睡眠品質好與少醣飲食，是最重要的一環。十二經脈的「六厥」：

1. 肱動脈與肱靜脈，有兩個「臂厥」（肺、心經脈）；肱動脈入上肢，回流心臟的肱靜脈漸漸失去正常功能。
2. 股動脈入下肢，回流心臟的股靜脈，有其他四個「厥」。
   (1)「骭厥」（胃經脈）：多飲食方面問題。
   (2)「陽厥」（膽經脈）：多新陳代謝問題。
   (3)「踝厥」（膀胱經脈）：多生活作息問題。
   (4)「骨厥」（腎經脈）：多肝腎陰虛問題。

小博士 解說

「六厥」，多數是周邊動脈疾病（Peripheral Arterial Disease, PAD）致末梢動脈硬化後，衍生的另類問題。

心臟衰竭或接近衰竭的人，十二經脈的六厥之證早已蠢蠢欲動，逐漸會出現身心乏力感，最先出現的不適症狀是四肢無力或懶得動（慢性衰老或過勞症候群），心臟結構加速老化，至於衍生的疾病或致死病證則因人而異；其中以退行性變化最多。近年因生活習慣病蔓延與高齡化社會來臨，類風濕性主動脈瓣逆流（閉鎖不全）的病患數與日俱增，持續慢性發炎，反覆再三的瘢痕病著結果，造成主動脈瓣尖纖維化。

六厥

六厥	相關經脈	相關病證肇因	診治穴道
臂厥	心經脈	多心血循環問題	大陵穴、神門穴
臂厥	肺經脈	多呼吸系統問題	太淵穴、經渠穴
骭厥	胃經脈	多飲食方面問題	足三里穴、上巨虛穴
陽厥	膽經脈	多新陳代謝問題	坵墟穴、絕骨穴
踝厥	膀胱經脈	多生活作息問題	申脈穴、崑崙穴
骨厥	腎經脈	多肝腎陰虛問題	照海穴、太溪穴

四氣上下變化影響病之逆從

四氣	氣之上下變化	陰陽反作，病之逆從	診治穴道
寒氣	下凝，以生濁陰	濁氣在上，則生䐜脹，造成胸悶腹脹、七竅不通	太衝穴、太溪穴
濁氣	不下而在上必䐜脹		內庭穴、坵墟穴
熱氣	上散，以生清陽	清氣在下，則生飧泄，造成腹脹飧泄、二竅不暢	大陵穴、天容穴
清氣	不上而在下必飧泄		足三里穴、手三里穴

➕ 知識補充站

　　《內經‧陰陽應象大論》：「『陰陽』者，天地之道也，萬物之綱紀，變化之父母，生殺之本始，神明之府也，治病必求於本。故積陽為天，積陰為地。陰靜陽躁，陽生陰長，陽殺陰藏。陽化氣，陰成形。寒極生熱，熱極生寒。寒氣生濁，熱氣生清。清氣在下，則生飧泄；濁氣在上，則生䐜脹。此陰陽反作，病之逆從也。故清陽為天，濁陰為地；地氣上為雲，天氣下為雨；雨出地氣，雲出天氣。故清陽出上竅，濁陰出下竅；清陽發腠理，濁陰走五藏；清陽實四肢，濁陰歸六府。」

　　申言之，臨證時以陰陽概念對其症狀的屬性加以歸納分析，求得病情變化的根本，是為診治疾病之方針。

2-4　味形氣，精化人生

《內經‧陰陽應象大論》：「陰陽者，天地之道也，萬物之綱紀，變化之父母，生殺之本始。」都屬化學元素的循環變化範圍，諸多化學元素中，最能代表天地變化、生殺萬化者，首推氮（陰）與碳（陽），氮與碳如水火不容，各司其職，更似水火既濟，共襄生命大業，碳與氮的循環，開啟生命的源頭。

《內經‧陰陽應象大論》：「陽化氣，陰成形。」

陽化萬物之氣，主生成、化生力量，可比碳之循環，經陽光、空氣、水，由植物引入生物體間，合成碳水化合物，提供生命活動、生存能量。陰成萬物之形，主成長、構成形體，可比氮之循環，經微生物引入生物體間，成為構成有機體架構之蛋白質及遺傳物質 DNA。

一、陰味

氮（N）在空氣中，「陰成形」。陰成萬物之形，主生長，構成形體。

1. 經過雷電及固氮菌引入生命（春生）。
2. 經食物鏈周轉於微生物和植物、動物之間（夏長）。
3. 再以排泄物（屎）及死亡之有機質型態回歸土壤（秋收）。

4. 經微生物代謝回復氮氣，重回大氣中（冬藏）。

二、陽氣

碳（C）由植物的光合作用與水合成碳水化合物，同樣經食物鏈在動植物間傳遞，提供生物體存活能量，最後經呼吸作用，回復二氧化碳型態回歸大氣。陽化氣，陰成形，「陽化氣」，陽化萬物之氣，主生成，化生力量，營造健康。

《內經‧陰陽應象大論》：「味歸形，形歸氣，氣歸精，精歸化，精食氣，形食味，化生精，氣生形。味傷形，氣傷精，精化為氣，氣傷於味。」「味厚則泄，薄則通。氣薄則發泄，厚則發熱。」「氣味，辛甘發散為陽，酸苦涌泄為陰。」人食之五味，以養生命成就形體，形體肢節得以生活的生氣活潑。

1. 辛甘發散（桂枝、麻黃）為陽：陽勝則陰病，陽勝則熱，熱傷氣；宜桂枝湯、麻黃湯發表。
2. 酸苦涌泄（芍藥、黃連）為陰：陰勝則陽病，陰勝則寒，寒傷形；宜芍藥甘草湯、黃連湯走裏。

天地之化，春夏天之陰陽，春陽生，夏陰長。秋冬地之陰陽，秋陽殺，冬陰藏。

小博士解說

空氣中含有約 78% 的氮氣，是許多生物過程的基本元素，存在於組成蛋白質的胺基酸中，構成 DNA 等的核酸的四種基本元素之一。大量的氮素用於進行光合作用，製造植物生長的葉綠素分子。

將氣態的游離態氮轉變為可被有機體吸收的化合態氮，部分氮素由閃電所固定，絕大部分的氮素被非共生或共生的固氮細菌固定。這些細菌擁有可促進氮氣氧化成為氨的固氮酶，生成的氨再被這種細菌轉化形成自身組織的一部分。根瘤菌，寄生在豆科植物（例如豌豆或蠶豆）的根瘤中，這些細菌和植物建立了一種互利共生的關係，為植物生產氨以換取醣類。動物體內的所有氮素均由在食物鏈中進食植物所獲得。

微生物（細菌）引入及天地陰陽轉化

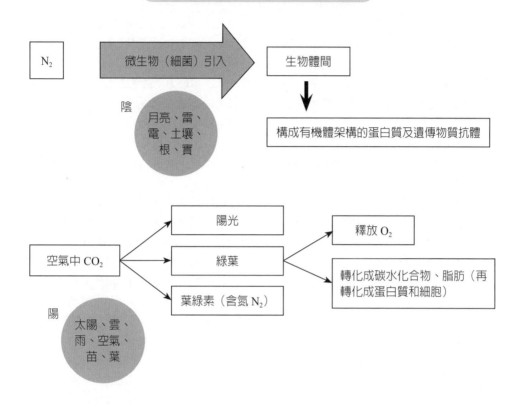

✚ 知識補充站

《內經・陰陽應象大論》論及：「天有精，地有形，天有八紀，地有五里，故能為萬物之父母。清陽上天，濁陰歸地，是故天地之動靜，神明為之綱紀，故能以生長收藏，終而復始。惟賢人上配天以養頭，下象地以養足，中傍人事以養五藏。天氣通於肺，地氣通於嗌，風氣通於肝，雷氣通於心，穀氣通於脾，雨氣通於腎。六經為川，腸胃為海，九竅為水注之氣。以天地為之陰陽，陽之汗，以天地之雨名之；陽之氣，以天地之疾風名之。暴氣象雷，逆氣象陽。故治不法天之紀，不用地之理，則災害至矣。」

總而言之，要增進健康、養護身心，一定要順應天地陰陽，取法於大自然之理，否則離疾病不遠矣。

2-5 肺主氣為魄，肝主血為魂

華人講三魂談七魄，肺含氣（氧氣）最多為魄，肝含血最多為魂；人有五臟與七情五欲。肝，在志為怒；怒傷肝。心，在志為喜；喜傷心。脾，在志為思；思傷脾。肺，在志為憂；憂傷肺。腎，在志為恐；恐傷腎。

肺部的血液循環是臟腑中最特別的，因為負責與外界進行空氣交易，肺臟氣體交易的損益情形，需把持「十二臟不得相失」全然平和的狀態。

臍以上為天，主司呼吸循環，犯賊風虛邪者，陽受之，則入六腑；入六腑，則身熱不時臥，上為喘呼（吃太飽）。中樞穴（第 9、10 胸椎) 反應上半身功能狀態。臍以下為地，主司消化吸收排泄。食飲不節起居不時者，陰受之，則入五臟；入五臟則灌滿閉塞，下為飧泄，久為腸澼（暴飲暴食）。陽關穴反應下半身功能狀態。

食飲不節起居不時者，陰受之，脾胃如何行其津液，因「胃腸」消化吸收有一定的迴路，最重要的屬腸肝循環的膽汁，其次是胃內在因子帶維他命 B_{12} 回迴腸。由於老化、新陳代謝功能不好，膽汁、維他命 B_{12} 就無法正常回到迴腸，「肝、心」之血液循環，其膽紅素 80% 來自老廢紅血球，老廢紅血球都在脾臟破壞。

犯賊風（疫癘）虛邪者，陽受之，免疫的基本定義，是細菌、毒素、病毒、其他個體的組織與特定的侵入物，使得身體產生防護功能，具有抵抗力。這種非自然免疫力要靠免疫應答的抗原來辨識異物，具有兩種特性，一為識別自己與非自己的特異性，二為記憶以前遭遇異物產生的抗原，在遇到異物時身體機能可以緊急反應處理。

紫色橢圓形的脾臟，是腹部臟器中最容易損傷的臟器，它位於左上腹部或左季肋部，被下部的胸廓保護著，脾臟是最大的淋巴器官，負責身體防禦機構的淋巴球（白血球）增殖，與免疫反應關係密切。

小博士解說

藥食氣味之陰陽屬性及作用：

1. 氣薄主發泄，麻黃、桂枝、防風、薄荷（陽中之陰），發汗以散邪；麻黃湯、桂枝湯、防風通聖散。
2. 氣厚主發熱，附子、烏頭（陽中之陽），溫中以助陽；四逆湯、真武湯、腎氣丸。
3. 味厚主泄，大黃、芒硝（陰中之陰），調理以攻下；大承氣湯、小承氣湯、調胃承氣湯。
4. 味薄主通，澤瀉、茯苓（陰中之陽），舒暢以通利；五苓散、真武湯、腎氣丸。

氣味陰陽屬性及功能

氣味	氣（陽）		味（陰）	
	出上竅		出下竅	
分類	厚	薄	厚	薄
屬性	陽	陽中陰	陰	陰中陽
功能	發熱	發泄	泄	通
氣味辛甘發散為陽，酸苦涌泄為陰				

陽明太陰病理變化

陽明	相關功能或部位	太陰	相關功能或部位
天氣也，主外，故陽道實		地氣也，主內，故陰道虛	
犯賊風虛邪者，陽受之	免疫	食飲不節起居不時者，陰受之	消化
陽受之，則入六腑	營養	陰受之，則入五臟	血液
入六腑，則身熱不時臥，上為喘呼	呼吸	入五臟則䐜滿閉塞，下為飧泄，久為腸澼	排泄
喉主天氣，陽受風氣	氣管、肺	咽主地氣，陰受濕氣	食道、胃
陽氣從手上行至頭，而下行至足	大腸經脈胃經脈	陰氣從足上行至頭，而下行循臂至指端	脾經脈肺經脈
陽病者，上行極而下		陰病者，下行極而上	
傷於風者，上先受之	頭	傷於濕者，下先受之	腳

✛ **知識補充站**

　　喉主天氣，咽主地氣。故陽受風氣，陰受濕氣。陰氣從足上行至頭，而下行循臂至指端；陽氣從手上行至頭，而下行至足。故曰：陽病者，上行極而下，陰病者，下行極而上。故傷於風者，上先受之；傷於濕者，下先受之。中樞穴與陽關穴的和諧狀態，關係著上半身、上肢（中樞穴主控）和下半身、下肢（陽關穴主控）的和諧狀態。

第 3 章

臟 腑

　　《內經・陰陽應象大論》言及陰陽者，萬物之能始也。天地之陰陽、萬物之陰陽皆與人身心之陰陽相應：

1. 東方生「風」，風生木，木生酸，酸生肝，肝生筋，筋生心，肝主「目」。其在天為玄，在人為「道」，在地為「化」。化生五味，道生智，玄生神，神在天為風，在地為木，在體為筋，在藏為「肝」，在色為蒼，在音為角，在聲為呼，在變動為握，在竅為目，在味為酸，「在志為怒。怒傷肝，悲勝怒」；風傷筋，燥勝風；酸傷筋，辛勝酸。

2. 南方生「熱」，熱生火，火生苦，苦生心，心生血，血生脾，心主「舌」。其在天為熱，在地為「火」，在體為脈，在藏為「心」，在色為赤，在音為徵，在聲為笑，在變動為憂，在竅為舌，在味為苦，「在志為喜。喜傷心，恐勝喜」；熱傷氣，寒勝熱；苦傷氣，鹹勝苦。

3. 中央生「濕」，濕生土，土生甘，甘生脾，脾生肉，肉生肺，脾主「口」。其在天為濕，在地為「土」，在體為肉，在藏為「脾」，在色為黃，在音為宮，在聲為歌，在變動為噦，在竅為口，在味為甘，「在志為思。思傷脾，怒勝思」；濕傷肉，風勝濕；甘傷肉，酸勝甘。

4. 西方生「燥」，燥生金，金生辛，辛生肺，肺生皮毛，皮毛生腎，肺主「鼻」。其在天為燥，在地為「金」，在體為皮毛，在藏為「肺」，在色為白，在音為商，在聲為哭，在變動為欬，在竅為鼻，在味為辛，「在志為憂。憂傷肺，喜勝憂」；熱傷皮毛，寒勝熱；辛傷皮毛，苦勝辛。

5. 北方生「寒」，寒生水，水生鹹，鹹生腎，腎生骨髓，髓生肝，腎主「耳」。其在天為寒，在地為「水」，在體為骨，在藏為「腎」，在色為黑，在音為羽，在聲為呻，在變動為慄，在竅為耳，在味為鹹，「在志為恐。恐傷腎，思勝恐」；寒傷血，燥勝寒；鹹傷血，甘勝鹹。

3-1 心臟與肺交易氣，與肝買賣血

《內經‧經脈》氣盛之於肺，「肩背痛，風寒，汗出中風，小便數而欠。」氣虛之於肺，「肩背痛寒，少氣不足以息，溺色變。」

肺與大腸是清氣之出入變化，胃與大腸是濁氣之出入演化，在生理位置上，肺與大腸並不接近，胃與大腸之間還有小腸，而小腸有十二指腸（25公分左右）、空腸（2.4公尺）、迴腸（3.6公尺）負責營養吸收的工作。大腸（1.5公尺）負責排泄，聯繫盲腸與結腸和直腸。從消化器官的口腔到肛門為止，大腸經脈的「當脈所過者熱腫」與「寒慄不復」是整個消化器官，包括嘴唇、舌頭、唾液腺、牙齒……直到肛門，就是現代牙科與直腸科的分類。在經絡學說中，都以平衡大腸之氣盛與氣虛，而不只是食指之商陽穴到鼻翼旁的迎香穴，當然含括了肚臍旁的天樞穴（大腸募穴），甚至小腿前方的上巨虛穴（大腸下合穴）等。針灸、按摩此三穴區養益結腸與直腸。

《內經‧經脈》氣盛與氣虛可見於「體循環」與「肺循環」，體循環部分，可說是靠支氣管動脈來供應血液（營養及氧氣），它來自主動脈與上部肋間動脈起源，與支氣管樹並行，直達呼吸性細支氣管，再分布到主支氣管及細支氣管的管壁。由於支氣管的平滑肌只由交感神經纖維支配，支氣管腺體則由交感神經纖維支配，所有來源皆起自受迷走神經控制的肺輸入纖維；頸部與肩背部，甚至腦幹部分（延腦、橋腦）也都與之相關。只要部分循環出現不良狀況，人就會感到「肩背痛、風寒」，氣盛則「汗出，小便數而欠」，氣虛則「少氣不足以息，溺色變」；氣盛是肺出了狀況，但不致於影響呼吸太多；氣虛則必定影響人體呼吸狀況，且影響小便情形。

人一誕生，從母體產出後，取得一口氣，就是「風氣」，從此到吐出一口氣之後，稱為「風水」。人體的呼吸是以腦幹的呼吸中樞為主，總括全身其他生命單位。

人體有鼻、咽、喉、氣管、支氣管、細支氣管、肺、胸腔八個呼吸器官，肺是其中之一，負責與天地交易「氣」，心臟與肺臟都在胸腔內，兩者作用相似，心臟是負責與肺交易，「氣」也與「肝」買賣「血」，其他臟腑則作各種支援或配合。

小博士解說

《內經‧五藏別論》言及「五臟六腑之氣味，皆出於胃（消化與吸收營養），變見於氣口（營養加呼吸的氧氣）。」消化情形看衝陽（血），呼吸狀況看太淵（氣），出了狀況，相關穴區膚表色澤不良，壓壓按按立即改善。

《內經‧六節藏象論》臟腑之本與化

臟腑	五本	五化	陰陽	相關功能
肝	罷極之本	魂之居	陽中之少陽	肝藏血，血養筋，筋束骨節
心	生之本	神之變	陽中之太陽	心主血脈，藏神，從而統歸五臟六腑
肺	氣之本	魄之處	陽中之太陰	肺主呼吸之氣，吐故納新；主一身之氣，與氣的生成、輸布有關
腎	封藏之本	精之處	陰中之少陰	腎藏先後之精，以封藏固密為要
脾、胃、大腸、小腸、三焦、膀胱	倉廩之本	營之居	至陰之類	能化糟粕，轉味而入出者
凡十一藏取決於膽也				

衝陽、太淵

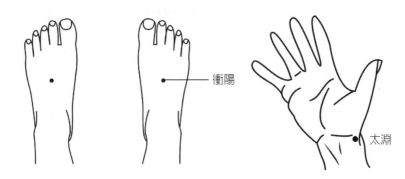

衝陽

太淵

✚ 知識補充站

　　衝陽穴屬胃經脈，來自第二、三趾，在腳背的最高處，第一蹠骨與第二蹠骨間，是肝經脈的循環路徑，亦即腳背的脈動區，多按摩有健胃整腸之效。

　　手指動作愈細愈多，大腦的供應血液也相對加多，勞筋骨於手，必苦心志於腦，天行健君子以自強不息，太淵活動愈多，宗氣愈盛。

3-2 心主、肺相、肝將、脾衛、腎外

《內經‧五癃津液別》言明五臟心為之主，耳為之聽，目為之候，肺為之相，肝為之將，脾為之衛，腎為之主外。

肝臟是人體內最大的腺體，是很柔軟且血管非常豐富的臟器，因為血液在回流入心臟之前，要大量流入肝臟，由於肝靜脈與下腔靜脈沒有靜脈瓣（下肢靜脈瓣最多，靜脈曲張與靜脈血栓機會也較大），一旦中心靜脈壓上升的話，就會直接影響肝臟，造成血液鬱滯，導致肝臟腫大。急遽又明顯的鬱滯會延伸到肝臟的纖維性被膜，以至於常導致下部肋骨間周圍，特別是造成右脅肋部疼痛；由於鬱滯牽扯橫膈膜，會出現「跑者的疼痛」（跑步就腹痛或肋骨下方疼痛），發育中的孩童，因為營養失衡、生活習慣失調，常出現「跑者的疼痛」，當養護肝、胃經脈來改善。

成年人常腰脅痛者，多屬肝、腎經脈病變，脊椎骨內後廉痛則是腎經脈病變多的原因。肝臟是消化系統，是吸收物質解毒的主要器官，腎臟則是製造尿液、排毒的主要器官。

傷肝三元素：憤怒（情緒不好）、晚睡（休息不足）、過量飲酒（飲食不當）。肝門靜脈循環關乎全身營養輸送與儲臟，小腸吸收營養後經肝門靜脈，注入肝臟。因此在腹部的七募穴期門、日月、章門、京門、中脘、石門、天樞等穴區，也幾乎反應肝門靜脈循環狀況，腹部的靜脈曲張出現在肚臍上行又下行，就是肝門靜脈循環有問題，特別是中脘與石門。

肝臟也是人體最大的代謝器官，除了脂肪之外的營養素，初期都由肝臟處理，所以肝臟有外分泌腺體的機能，也是產生膽汁的最大腺體。肝臟本身擁有很大的預備機能，因此，肝功能不良的代謝性癥候會較慢出現；多數人也常常缺乏警覺性，當發生肝硬化的同時，從這裏通過的血流會停止，就是所謂的門脈壓亢進症，進而使肝功能漸漸喪失而危及生命。慢性酒精中毒的患者最常見的症狀是肝硬化，而門脈壓亢進症是最多見的病因，由於脂肪變質與纖維化造成肝腫大是肝臟功能退化的特徵。

小博士 解說

橫膈膜在第七至十二肋間，分隔成在膈下的肝臟與脾臟、胃，膈上有肺臟和心臟。在第七至十二肋間還有以下四要穴：
1. 期門穴在第六、七肋間，為肝之募穴，多按摩安魂舍，養肝明目。
2. 日月穴在第七、八肋間，為膽之募穴，多按摩安魂舍，消腹脹、緩腹痛。
3. 章門穴在第十一肋間，為脾之募穴，多按摩養意智，緩解頭暈眼花。
4. 京門穴在第十二肋間，為腎之募穴，多按摩養意智，改善腰膝疼痛。

五臟之藏、舍、虛、實

五臟	藏	舍	病虛	病實	診治代表穴
肝	血	魂	恐	怒	太衝穴
脾	榮	意	四肢不用，五臟不安	腹脹，經溲不利	三陰交穴
心	脈	神	悲	笑不休	大陵穴
肺	氣	魄	鼻塞不利，少氣	喘喝，胸盈仰息	太淵穴
腎	精	志	厥	脹	照海穴

胸腹部肝脾腎募穴

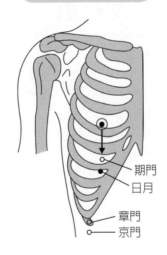

期門
日月
章門
京門

✛ 知識補充站

　　養肝輕揉期門，愛心撫摩巨闕。胸腹部重要募穴：
1. 輕度按摩鳩尾穴（任脈）促進橫膈膜吸氣功能。
2. 按摩巨闕穴（心之募穴）促進心臟血液循環，緩解心痛與胸悶。
3. 按摩中脘穴（胃之募穴）改善腸胃功能，緩解腹部疼痛。
4. 輕度按摩期門穴（肝之募穴）、日月穴（膽之募穴）促進肝膽功能，緩解胸脇疼痛。
5. 輕度按摩章門穴（脾之募穴）、京門穴（腎之募穴）改善消化不良，腹痛腹脹，腰脊酸痛、頭暈眼花。

3-3 肺發汗，膀胱泌尿與腎相關

肺主皮膚，皮膚發汗及膀胱泌尿都與腎臟環環相扣，皮膚透過汗腺排汗，調節體溫，保持恆常。鈉離子透過夏天汗多與冬天尿多來排出，當排汗量過多時，會造成顯著的鈉缺乏，而維持體內鈉離子濃度正常的要角就是腎臟，靠腎上腺皮質分泌激素、膽固醇控制鈉的排出量。在正常的消化液中，鈉與鉀所占濃度甚高，而鈉在胃液，鉀則在胰液及小腸液，這些離子會被大腸再吸收。一般控制體內陽離子的濃度有雙重的功用，初由體內緩衝系統，次由肺與腎來處理，但如果人體基本功能不能勝任時，將會產生酸中毒。

人體體溫有如音樂韻律調節的美，人體會自然散發熱氣，這熱氣從體內環境蒸騰出來，如果沒有體溫調節的話，人只好依靠環境的溫度來生存。只要環境溫度降低，體溫就會跟著降低；環境溫度高，體溫就會升高，這種體溫等於環境溫度的規律，彷彿人就是變溫動物，依生存環境的溫度來調整體溫，所以人之異於禽獸，就是在冬暖夏涼始終可以維持身體恆溫。

心情憤怒、鬱悶、晚睡、飲酒過量，這些行為都在傷害肝臟；一旦肝臟出現纖維化、硬化時，會阻礙營養命脈肝門靜脈的營養輸送；肝臟這條水路一旦不暢，也會使全身的養分儲存發生問題，致使各器官營養供給不足；全身的營養輸送系統也會慢慢出現狀況，加速老化。良好的生活習慣，早睡、樂活人生和高營養攝取是保養肝臟的至上良策，也是建立防老的基礎。腦下垂體門靜脈系統與全身的荷爾蒙相關，尤其是與攸關情緒的甲狀腺、腎上腺關係更密切。

五臟相生最重要的觀念是紅血球與其他血球一樣，並非生成於血流路徑內，其生成及毀滅都在血流路徑以外的地方。因此，血液病絕不是血液本身生病，人出世後，紅血球來自骨髓（脊椎骨、骨盆、胸骨、肋骨、頭顱骨、肱骨、股骨……等等），骨髓造血需要來自腎臟的紅血球生成素及中樞神經系統、內分泌系統（甲狀腺素、性激素、雌激素、雄激素）等來共襄盛舉，衰老的紅血球，在脾臟領導的網狀內皮系統進行分解；脾主意智，腎主精志，在人體複雜循環系統中更具價值，體內的陰陽氣血是否和諧，直接影響身心健康。

小博士 解說

食飲關係著大腸排泄，也與呼吸相關。體內的動靜與居處、心情變化，脈象也隨之千變萬化；與肺、腎功能相關的流汗、呼吸、喘息也隨之因應。奇恒與傳化診察陽陵泉穴（絕骨穴）與足三里穴（衝陽穴）的對比，比較肌膚色澤與結實狀態，陽陵泉穴（絕骨穴）乾枯塌陷者，以先天不足或長期過勞為多，睡眠品質不佳；足三里穴（衝陽穴）乾枯塌陷者，多後天不良或近期過勞，飲食方面問題較多。

生活機能造成之汗出與五臟之喘

生活機能	汗出處	相關臟器	生活機能	喘出處	淫氣所在
飲食飽甚	胃	消化器官吃力	夜行	腎	肺
驚而奪精	心	大腦吃力	有所墮恐	肝	脾
持重遠行	腎	肢節骨肉吃力	有所驚恐	肺	心
疾走恐懼	肝	肺及下肢、大腦吃力	渡水跌仆	腎與骨	勇者氣行則已，怯者則著而為病
搖體勞苦	脾	不用大腦，只用肌肉			

陽陵泉穴、絕骨穴、足三里穴、衝陽穴

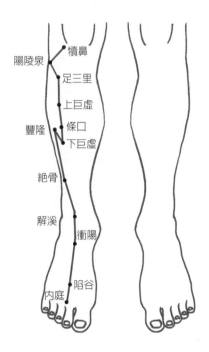

第 4 章

經絡

　　體內十二經脈、體外十二時辰，都攸關慢性生活習慣病。十二經脈、十二時辰因應日夜、四季寒暑，而有五臟之一日應四時，彷如春生、夏長、秋收、冬藏的發展規律，且與內分泌系統及神經系統關係密切。十二經脈代表活生生的人體工學，從第一次呼吸到最後一次，所有的「生理和行為」演變，可分為三個生命迴路，互相聯繫。

　　第一知性迴路：生存、呼吸、進食、活動。上天有好生之德，始於七魄。

　　(1) 肺經：呼吸，接受感知世界。(2) 大腸經：咀嚼、排泄，品味人生。(3) 胃經：消化、本能，體認自我。(4) 脾經：進一步消化，心理過程，認知生命。

　　第二理性迴路：互動，社會影響力。

　　(5) 心經：人際關係，內心智慧，理解生命。(6) 小腸經：進一步同化，回饋生命。(7) 膀胱經：警報系統，敏感性與脆弱性，生活警覺。(8) 腎經：自我進化關係，重新定義自己，肯定生命。

　　第三感性迴路：分化與進化、睡眠。人有自知之明，三魂關門。

　　(9) 心包經：心臟保護器，應對機制，控制感情，珍愛生命。(10) 三焦經：處理機制，剛性，恆溫生命。(11) 膽經：勇氣，真我認知與決定，勇愛生命。(12) 肝經：自我認同與肯定，創造生命。

4-1 十二經脈繫動血脈與臟腑

中國醫學的十二經脈與陰陽臟腑，存在著血脈繫動關係。人生在每個階段，生老病死，也是有始有終，如同經脈循行，一個階段的終了，同時是另一個階段的開始，終點也是起點，生生不息。如何用心經營每一階段，是為人的基本態度。

人體經脈系統有三大幫浦系統，每個系統都是靠瓣膜在運作。身體循環運作的三個幫浦是：

1. 心臟幫浦（中傍人事以養五臟，心臟輸送全身血液），是動脈，靠心臟本身的壓力，就可以將血液送到身體各部位的微血管。

2. 骨骼肌幫浦（下象地以養足，以腳的靜脈回流為主），是靜脈回流心臟，要靠骨骼肌活動來擠壓靜脈，靜脈血液才能回流心臟；因此，腳的骨骼肌比手的骨骼肌更具幫浦效益。

3. 呼吸幫浦（上配天以養頭，腦幹的呼吸中樞），是胸腔腹腔的靜脈壓力變化所形成，由最末梢的微淋巴管與細胞組織間液的壓力變化，間接影響體腔的所有壓力變化而來。

動脈結構上，人迎的頸總動脈與主動脈、頭臂動脈、頜骨下動脈、椎動脈、肺動脈、腸骨總動脈都是屬於傳導型動脈，是大型的彈性動脈，有幾層的彈性纖維板，成為動脈管壁。彈性纖維在身體上具有壓力貯藏器的機能，當彈性纖維伸展時，血管壁收縮送出血液，短期間內儲藏能量，當伸展之後，回復原來的彈性纖維，則將存蓄的機械能量變成化學能量，送出血液。這些生理作業主要是靠心臟的收縮來輸送血液，間接反應胃經脈的營養損益狀況；而人迎穴區的肌肉有無彈性，是橫膈膜以下的腹腔表現，是診胃之濁氣。

其次是中型的肌肉性動脈，屬於分配動脈，肌肉性動脈的跳動性收縮，是一時的，規律、依序將動脈的內腔縮窄，將血液運往身體各部位，如股動脈（脾，箕門；肝，足五里）、肱動脈（肺，天府）、橈動脈（肺，寸口、太淵）、尺動脈（心，神門），它們靠血管的收縮與擴張來調節血流量，寸口與人迎兩脈的對比（衝陽取代人迎，更加實用），就是中型肌肉性動脈與大型彈力性動脈的功能比較，《內經》將之分類成十二經脈的盛虛病況，以診肺之清氣。

小博士解說

在人體解剖學、病理生理學而言，經脈有如動脈，動脈以脈診為主，絡脈有如靜脈，靜脈以望診為主。動脈以脈診頸部的頸總動脈，即人迎穴區的脈動，與橈動脈，即寸口的太淵穴的脈動為主；分別診胃之濁氣與肺之清氣。

十二經脈之起始與終止

經脈	起始	終止
肺（七魄自在）	中焦（飲食消化器官）	直出食指內廉出其端（少商穴）
大腸	食指之端（商陽穴）	左之右，右之左，上挾鼻孔（迎香穴）
胃	鼻之交頞中（鼻骨縫，承泣穴）	別跗上，入大指間，出其端（厲兌穴）
脾	大趾之端（隱白穴）	別上膈，注心中（心臟）
心	心中（心臟）	循小指之內出其端（少衝穴）
小腸	小指之端（少澤穴）	至目內眥，斜絡於顴（聽宮穴）
膀胱	目內眥（睛明穴）	至小趾外側（至陰穴）
腎	小趾之下（湧泉穴）	注胸中（胸膜與心包膜）
心包絡	胸中（胸膜與心包膜）	循無名指出其端（關衝穴）
三焦	無名指之端（關衝穴）	交頰，至目銳眥（絲竹空穴）
膽	目銳眥（瞳子髎穴）	貫爪甲，出三毛（足竅陰穴）
肝（三魂安然）	大趾叢毛之際（大敦穴）	貫膈，上注肺（肺臟呼吸器官）

人迎穴、太淵穴

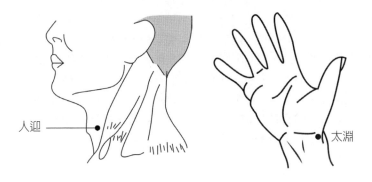

人迎　　　　　　　　　　　　　　　　　太淵

✚ 知識補充站

　　兩手診脈，一手診人迎（頸動脈），一手診太淵（橈動脈），比較其脈動的規律與韻律的和諧度，兩者出現落差就是開始生病了，落差越大，病情越嚴重。

1. 三陽在頭，人迎（頸動脈），診察頭部與心臟循環狀況。
2. 三陰在手，太淵（橈動脈），診察五臟六腑血液循環情形。

4-2 經脈循行所入為合

十二經脈循行，所入為合（肘與膝），是經脈注入臟腑，與十二經脈一脈相傳，循環不已大不相同，人體以三大幫浦在作業。十二「經脈」循行路線，即與此三大幫浦相關：

1. 手三陰經脈是體軀到手指端（三陽之根源），為心臟幫浦。
2. 手三陽經脈是手指端到體軀（頭面部、三陽之結），為骨骼肌幫浦、呼吸幫浦。
3. 足三陰經脈是腳趾端到體軀（三陰之根源），為骨骼肌幫浦、呼吸幫浦。
4. 足三陽經脈是體軀（頭面部）到腳趾端（三陰之結），為心臟幫浦。

十二「經筋」的循行路線，完全從四肢末端到體軀，是骨骼肌幫浦在作業。人一醒過來，交感神經就隨之活絡起來；交感神經與腦脊髓液、下視丘、腦下垂體等的生理運作，受大腦皮質與間腦的全方位控管。肝經脈與督脈會於巔頂，幾乎是由大腦皮質（特別是感覺野）與間腦控管運作；膀胱經脈上額交巔頂（大腦皮質頂葉），其直者從巔頂至耳上角，最相關的是大腦皮質的運動野；膽經脈上抵頭角，最密切是大腦皮質顳葉；胃經脈至額顱，幾乎涵蓋整個大腦皮質。

以上經脈相應於腦脊髓液的循環，以及脊椎骨的血液循環，都是環環相扣。

心經脈及小腸經脈的結構功能，會展現在小指的色澤及動作靈活度。心臟有障礙者，尤其是左小指會不靈活，或膚表色澤不佳。然而，心經脈及小腸經脈的結構良莠多數是決定於遺傳基因。

腰以上為天：橫膈膜以上，包括頭面、頸項、上肢、胸腔（心、肺）。

腰以下為地：橫膈膜以下，包括腹腔（肝、膽、脾、腎、胰臟、胃、小腸、大腸、生殖器）、下肢。

呼吸是一種身體換氣的行為，大氣與肺泡間的空氣流通，流入肺泡為吸氣，流出肺泡為呼氣。人體有三億個肺泡，肺泡與肺泡周圍微血管間有呼吸膜用來交換氣體，肺泡周圍微血管得到氧氣而失去二氧化碳，此為外呼吸，又稱為肺呼吸。除了肺臟之外，全身微血管內血液與組織間的氣體交換，稱為內呼吸，讓失去二氧化碳的血液得到氧氣。細胞內因為產生腺嘌呤核苷三吟酸時，消耗氧氣而排出二氧化碳稱為細胞呼吸。從內、外呼吸來看，肺臟是負責氣體交換的重要角色，因此腰以上之天，以氣為主。

小博士 解說

心為陽中的太陽，肺為陽中的少陰；心肺在橫膈膜以上為陽。肝、脾、腎在橫膈膜以下為陰；肝為陰中之少陽，脾為陰中的至陰，腎為陰中的太陰。腰，橫膈膜以上，天，以氣為主；腰，橫膈膜以下，地，以血為主。

六經根結與相關功能

離合	陰陽	根（起始）	結（終止）	相關功能
開	太陽	至陰	命目（晴明、瞳子髎、承泣）	眼睛（視覺）
闔	陽明	厲兌	顙大（地倉、迎香）	口唇鼻子（嗅覺）
樞	少陽	竅陰	窗籠（耳門、聽宮、聽會）	耳朵（聽覺）
開	太陰	隱白	太倉（章門）	肝膽腸胃（腹腔消化）
樞	少陰	湧泉	廉泉（金津、玉液）	咽喉（頭腦）
闔	厥陰	大敦	玉英絡於膻中	心肺（胸腔呼吸）

足趾與臟腑及經脈對應關係

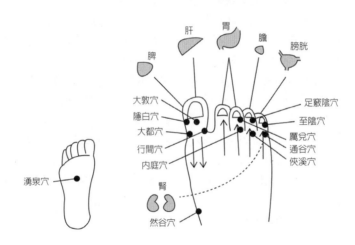

┌───┐
＋ **知識補充站**

　　六足經脈在腳部第一穴位區域，其皮表肌膚顏色不良，所反應的病理症候：
1. 大拇趾叢毛際（大敦穴 - 肝經脈），睡眠品質低，多魂不守舍。
2. 大趾內側（隱白穴 - 脾經脈），情緒管理差，脾氣大，反應遲鈍。
3. 腳底之下（湧泉穴 - 腎經脈），傍晚時分常疲憊不堪，腰膝軟弱無力。
4. 第二趾間外端（厲兌穴 - 胃經脈），飲食習慣不良，胸悶腹脹，自律神經失調。
5. 第四趾間外端（足竅陰穴 - 膽經脈），情緒不穩，耳鳴目眩，膽怯易焦慮。
6. 小趾外側（至陰穴 - 膀胱經脈），體液循環不暢，關節活動多滯礙。
└───┘

4-3 肺起於乳糜池，胃起於鼻竇群

中國醫學，在長期科學發展中，印證了十二經脈與陰陽臟腑的關係，證明了每條經脈的終止，就是下一條經脈的起始，循環不息。十二經脈運行到彼端的經脈，例如「肺……起於中焦」、「胃……起於鼻之交頞中」；肺是呼吸器官，卻「起」於消化系統的乳糜池地區；胃是消化器官，卻「起」於呼吸器官的鼻竇群。從「還循胃口」看「起於胃口」，另有一更深層的生命意義是，「還循胃口，上膈屬肺」，帶著乳糜池經胸管回心臟後，心臟的肺動脈，將大部分的氣體廢物及部分營養送入肺臟。

依《內經‧經脈》經脈循行是結合身心靈於一體。以胃經脈為例，其支脈「起於胃口」的生理機制，是「先」來自胃經脈的主脈，起始於「鼻之交頞中」，胃經脈起始於呼吸之門鼻子與鼻竇群；換言之，胃經脈與呼吸八大器官（鼻子、咽、喉、支氣管、氣管、肺、胸膜），在生理結構上密不可分。

從陰陽學說與臟象學說來看「起於胃口，下循腹裏」，與「還循胃口，上膈屬肺」，就是清氣（呼吸之氣）與濁氣（營養之氣）之別。

胃經脈循行路徑中，最重要的是「循髮際，至額顱」。在腦神經生理解剖醫學未發達的年代，先人即能透過在頭突角地區的頭維穴，進行觀察人體維繫與維持飲食消化營養的作業，張顯「大腦」是真正的生命主宰；「還循胃口」與「起於胃口」都是如此循序以聯繫大腦運作的訊息。

胃經脈透過頭維穴，與督脈、肝經脈交會於百會穴；膽經脈透過胃經脈的頰車穴，也與頭維穴互通訊息；三焦經脈與小腸經脈也透過「頤」與「頰」與頭維穴聯絡；膀胱經脈則從巔至耳上角。總之，頭維穴屬胃經脈，其他五陽經脈全數牽繫於此。頭顱骨的顴骨、額骨與巔頂骨的縫隙間互動狀況，也全然反射在頭維穴區，除了是診治方面的重要角色外，望診也有其難被取代的地位。

小博士解說

胃經脈是動病「骭厥」，其症狀多屬胃腸方面問題；「骭」主要是指「脛骨」（臨床上，含括胸骨）。小腿有脛骨與腓骨，行走時，腓骨輔助脛骨；骭厥就是循行小腿外側的胃經脈（直者，從缺盆下乳內廉），如果血液循環不良，小腿會冰冷或麻木疼痛，尤其是外側從膝眼的犢鼻穴到下巨虛，甚或胸悶腹脹。養護此胃腸道的九寸穴區，包括足三里、上巨虛、條口、豐隆、下巨虛，可順暢胃經脈，促進血液循環；其中上巨虛是大腸經脈的下合穴，下巨虛是小腸經脈的下合穴，豐隆是胃經脈與脾經脈關係最密切的別穴。

養護胃經脈腳部穴道促進血液循環

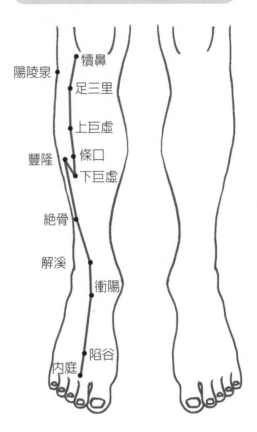

陽陵泉

犢鼻

足三里

上巨虛

豐隆

條口

下巨虛

絕骨

解溪

衝陽

陷谷

內庭

4-4 雙臂厥：肺脹滿、嗌乾渴

手臂循環不良是肺、心有礙，「臂厥」有二，一是肺經脈是動病「肺脹滿，膨膨而喘欬，缺盆中痛，甚則交兩手而瞀」；二是心經脈是動病「嗌乾，心痛，渴而欲飲」。肺經脈與心經脈都是手經脈，分別終止於大拇指與小指，關係到的是大拇指的肌肉群，內收拇肌、外展拇長肌、拇指對掌肌、屈拇短肌、屈拇長肌、伸拇長肌、外展小指肌、屈小指短肌、小指對掌肌等的集體表現。拇指的肌肉力量比例占全手掌指的一半，人的氣魄，所謂一而盛、二而衰、三而竭；小指的外展小指肌、屈小指短肌、小指對掌肌等，其肌力在打高爾夫球、釣魚、攀岩……時就有所表現。

臂厥是手臂冰冷、麻木的症狀，依經脈循行路徑，肺經脈的臂厥在手臂前側，心經脈的臂厥則是手臂後側。從相對應的頸臂神經叢來看，肺經脈與橈神經相關，心經脈則與尺神經關係密切。頸臂神經叢從頸部第四到第七頸椎，分成腋神經、橈神經、肌皮神經、正中神經與尺神經，表面上與所屬的皮膚、肌肉、骨骼相關，實質上，從和諧狀態來看，肺經脈的天府、俠白，以及從尺澤到太淵的肌膚，經觸摸感覺到滑濇冷熱，都顯示身體健康狀況；相對的，心經脈的天泉，以及從少海到神門的肌膚，經觸摸會感覺到的滑濇冷熱也是一樣的反應身體狀況。

從病證來看，肺經脈與心經脈的是動病，對病人而言，同樣是臂厥，就是手臂不舒服；對醫師而言，其中診治、處方就有很大的差異。肺經脈的臂厥多是呼吸器官的問題，胸部悶脹、呼吸不順暢、咳嗽、氣喘，甚至缺盆（肩臂、鎖骨）痛，不得不兩手交叉抱於胸前，因為氧氣不足而感到頭暈眼花，多是肺之清氣不清。以葛根湯調理肺、膀胱經脈，讓汗尿更加順暢，肺始為之清暢。臨床上，控制吸氣的橫膈膜也與之相互呼應。心經脈的臂厥則屬血液循環問題，同時口乾舌燥，甚至渴得喝水也止不了渴；心痛或心悸，多屬消化器官問題，多因胃之濁氣不通；以茯苓丸治痰停中脘。兩臂疼痛，調理胃、大腸經脈，順暢排泄，與輔助呼氣的盆膈膜是相關的。

小博士解說

十二經脈的七種所生病：(1) 氣所生病、(2) 血所生病、(3) 津液所生病、(4) 液所生病、(5) 脈所生病、(6) 筋所生病、(7) 骨所生病，調理養益所屬三焦、胃、大腸、小腸、膀胱、膽、心等七經脈，可改善七項所生病，就是維護消化器官。對拚命三郎型的工作狂，也有防範胃癌、大腸癌的可能性。七項所生病，氣、血、津液、液、脈、筋、骨病，是人一生常見的健康問題；按摩手腳末梢的穴道，最能養益消化器官，可以防治胃癌、大腸癌等。

肺經脈、心經脈的臂厥

經脈	是動病	病證	診治代表穴
肺經脈	臂厥	肺脹滿，膨膨而喘欬，缺盆中痛，甚則交兩手而瞀	雲門穴、中府穴
心經脈	臂厥	嗌乾，心痛，渴而欲飲	大陵穴、神門穴

臂厥診治要穴與相關靜脈

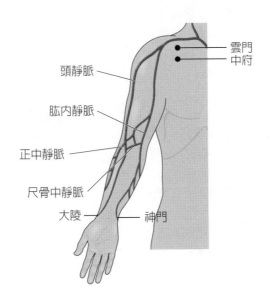

知識補充站

　　肺經脈的頭靜脈位於肘上臂，為腋靜脈分枝。心經脈的肱內靜脈位於肘前臂，為肱靜脈分枝。尺骨中靜脈位於肘窩的表淺靜脈。頭靜脈：肺經脈（大拇指側）的天府、俠白、尺澤到太淵的靜脈較突顯。肱內靜脈：心經脈（小指側）的天泉、少海到神門的靜脈較突顯。尺骨中靜脈：肘窩的表淺靜脈。

　　厥與熱是體溫調節，與腦下垂體、下視丘等互動，尤其自律神經方面的調節，賦予人體相當的免疫機能，腦的下視丘視交叉核（生理時鐘中心的中樞時鐘）送指令給松果體，調節褪黑激素的分泌，一方面從松果體分泌出來的褪黑激素也對腦的中樞時鐘發生作用，互為抗拮協調，來調整紊亂的生理節奏。

4-5　小腿厥：陽厥、骭厥

《內經·本藏》經脈者，所以行血氣而榮陰陽，濡筋骨，利關節者也。衛氣者，所以溫分肉，充皮膚，肥腠理，司開闔者也。志意者，所以御精神，收魂魄，適寒溫，和喜怒者也。是故血和則經脈流行，榮覆陰陽，筋骨勁強，關節清利矣。衛氣和則分肉解利，皮膚調柔，腠理緻密矣。志意和則精神專直，魂魄不散，悔怒不起，五臟不受邪矣。寒溫和則六腑化穀，風痺不作，經脈通利，肢節得安矣。

「陽厥」，口苦，善太息，心脅痛，不能轉側。「骭厥」，善呻數欠，顏黑，洒洒振寒，病至則惡人與火，聞木聲則惕然而驚，心欲動，獨閉戶塞牖而處，甚則欲上高而歌，棄衣而走，賁響腹脹。

凡十一臟取決於膽，在「陽厥」證之口苦，善太息，心脅痛，不能轉側，甚則面微有塵，體無膏澤，足外反熱，表現得最完整。「口苦」是消化器官病證之一，長噓短嘆則是反應呼吸器官有問題；心脅疼痛，甚至不能轉側（身體不能翻轉），

是由於肋間及腰脊間的肌肉與血管循環不順，這也反應相關的臟器有問題；面帶黯沉與體無膏澤，是肌膚的細動脈與微血管循環不順暢所致。

「腳外踝發熱」，是坵墟與懸鐘、光明、外丘、陽交區血液循環不順，造成「陽厥」，是小腿下半部七寸外側的外丘、陽交、光明、懸鐘、坵墟等穴區發生問題，出現較冰冷或燥熱；陽厥以腓骨為主，脛骨為輔，以腓骨長肌及腓骨短肌為主要活動肌肉群，是膽經脈與消化、吸收和排泄的反應區。

相對於「骭厥」，善呻數欠，顏黑，洒洒振寒，病至則惡人與火，聞木聲則惕然而驚，心欲動，獨閉戶塞牖而處，甚則欲上高而歌，棄衣而走，賁響腹脹，是小腿上半部九寸出了問題，是「膝下發熱」。骭厥以脛骨為主，腓骨為輔，主要活動肌肉群為脛骨前肌、伸直總肌及腓骨第三肌；小腿上半部九寸的足三里、上巨虛、條口、豐隆、下巨虛等穴區有胃經脈流布，與食慾關係較大。

小博士解說

比較小腿肌膚冷熱以辨證：

1. 小腿上側，足三里至豐隆，較熱，多新病，或一時生病。
2. 小腿下側，坵墟至懸鐘，較熱，多痼疾，或慢性疾病。

正常人是微微的溫熱，生病者會較熱，多悶熱，甚至很熱；只有上側熱，可以很快治癒，或逐漸改善，療程較短。下側熱或乾枯，需要較長的治療期程，且多難以完全痊癒；上下兩側皆熱或乾枯，需要更長的療程，多危在旦夕。

比較胃、膽經脈的骭厥與陽厥

經脈	是動病	病證	診治代表穴
胃經脈	骭厥	善呻數欠，顏黑，洒洒振寒，病至則惡人與火，聞木聲則惕然而驚，心欲動，獨閉戶塞牖而處，甚則欲上高而歌，棄衣而走，賁響腹脹	足三里穴 氣戶穴
膽經脈	陽厥	口苦，善太息，心脇痛，不能轉側，甚則面微有塵，體無膏澤，足外反熱	絕骨穴 淵腋穴

骭厥、陽厥診治要穴及相關肌肉群

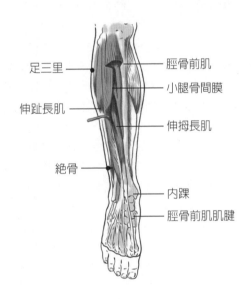

足三里　　　　脛骨前肌

　　　　　　　小腿骨間膜

伸趾長肌　　　伸拇長肌

絕骨

　　　　　　　內踝

　　　　　　　脛骨前肌肌腱

✚ 知識補充站

　　腦的下視丘視交叉核送指令給松果體，調節褪黑激素的分泌，隨著年齡加大，褪黑激素分泌量會減少，70 歲以後，褪黑激素的分泌量只有年輕時候的 1/10，褪黑激素不足，睡眠品質會低下，會出現夜間血壓高，可以服用黃連阿膠湯、豬苓湯、炙甘草湯等來調理，以上湯方都有阿膠，養陰效益高；長期交感神經過度勞累與透支，副交感神經無法讓生理作業恢復體能的時候，滋陰養陰可改善睡眠品質。

4-6 脊椎厥：踝厥、骨厥

膀胱經脈是動病「踝厥」是消化器官的問題，腎經脈是動病「骨厥」是內分泌系統的問題。厥逆諸疾，屬於脊椎厥；陽厥（膽經脈）與骭厥（胃經脈）是新陳代謝出問題；臂厥（心經脈與肺經脈）是循環與呼吸系統功能的問題，都要搭配復健與內科治療來調整。

陽厥、骭厥、臂厥、踝厥，以及骨厥等，常併見自律神經失調症狀。此五厥與硬腦膜頭痛和血管性頭痛，常互為因果。腎經脈骨厥與胃經脈骭厥，都會出現精神方面的症狀，骨厥是「氣不足則善恐，心惕惕如人將捕之」；骭厥是「善呻數欠，顏黑，病至則惡人與火，聞木聲則惕然而驚，心欲動，獨閉戶塞牖而處，甚則欲上高而歌，棄衣而走」，都屬恐慌症。恐慌症來無蹤去無影，發作時又極度恐怖，擔心復發是患者的心理陰影。採用相應神經調節療法，患者誠實面對與檢視自己的體質、工作及生活模式，可漸次把失調的自律神經調整回來。

「善恐，心惕惕如人將捕之」與「聞木聲則惕然而驚，心欲動，獨閉戶塞牖而處」都是身體抗議之聲，所幸還未到罷工程度，趁機及時修正不良的生活習慣，可以治好病，同時降低罹患其他疾病的機率。腎經脈是負責體液循環的經脈，胃經脈是負責營養配送的經脈，各有所司，從消化、吸收、排泄著手，讓生活步調和諧，身心陰陽和平，即可減少心理恐慌、驚嚇。

膀胱經脈是動病「踝厥」，「衝頭痛，目似脫（睛明），項如拔，脊痛，腰似折，髀不可以曲，膕如結，腨如裂」，膝膕屈伸動彈不順是為結，腨是小腿後方肌肉群，包括股二頭肌、半腱肌、半膜肌、腓腸肌、比目魚肌、蹠肌、膕肌、屈拇長肌、屈趾長肌、脛骨後肌等都受影響，症狀重點在膝窩部位但出現「踝厥」，此與經脈、神經、肌肉彼此間的牽連大有關係。

交感神經讓人活潑，副交感神經讓人神清氣爽，休息、放鬆、享受、活得更自在。副交感神經叢在頸部與骶部，交感神經叢在胸、腰部，抬頭挺胸，身體正直，脖子端正刺激副交感，腦神經的第三（動眼）、七（顏面）、九（舌咽）、十（迷走）對，屬副交感神經，其中的迷走神經，會下走支配內臟，影響升結腸，骶部的副交感神經則影響降結腸。

小博士 解說

足經脈的「四厥」，在肢體上主要的疼痛部位不同：
1. 腎經脈骨厥：脊股內後廉痛，「足下熱而痛」。
2. 膽經脈陽厥：心脇痛，不能轉側，足外反熱。缺盆中腫痛，腋下腫，胸、脇、肋、髀、膝外至脛、絕骨、外踝前及諸節皆痛，「小趾次趾不用」。
3. 胃經脈骭厥：骭（小腿）外廉、足跗上皆痛，「中趾不用」。
4. 膀胱經脈踝厥：衝頭痛，目似脫，項如拔，脊痛，腰似折，髀不可以曲，膕如結，腨如裂，頭顖頂痛，項、背、腰、尻、膕、腨、腳皆痛，「小趾不用」。

膀胱經脈、腎經脈的踝厥與骨厥

經脈	是動病	病證	診治代表穴
膀胱經脈	踝厥	衝頭痛，目似脫，項如拔，脊痛，腰似折，髀不可以曲，膕如結，腨如裂，是為踝厥。是主筋所生病者，痔、瘧、狂、癲疾、頭顖項痛，目黃、淚出，鼽衄，項、背、腰、尻、膕、腨、腳皆痛，小趾不用	崑崙穴 天柱穴
腎經脈	骨厥	飢不欲食，面如漆柴，咳唾則有血，喝喝而喘，坐而欲起，目眈眈如無所見，心如懸若飢狀。氣不足則善恐，心惕惕如人將捕之，是為骨厥。是主腎所生病者，口熱，舌乾，咽腫，上氣，嗌乾及痛，煩心，心痛，黃疸，腸澼，脊股內後廉痛，痿厥，嗜臥，足下熱而痛	照海穴 俞府穴

上矢狀靜脈竇與橫靜脈竇

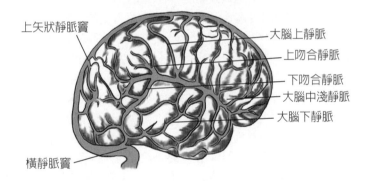

上矢狀靜脈竇　　大腦上靜脈　　上吻合靜脈　　下吻合靜脈　　大腦中淺靜脈　　大腦下靜脈　　橫靜脈竇

＋ 知識補充站

頭痛分兩類型，一是硬腦膜疼痛，另一是血管性疼痛。血管性頭痛是動脈上到腦，但因靜脈回流滯礙，導致血液無法回心臟。硬腦膜靜脈竇和後顱窩靜脈及脊椎靜脈叢相連，並由此再與身體其他部位的靜脈相通，這些吻合支，是體內腫瘤轉移至中樞神經系統內的一個重要通道。另外，還有逆行性栓塞的可能性；陰道靜脈、椎靜脈、顱內靜脈和硬腦膜靜脈竇之間有通路循環，當腹壓增高，小的栓子有可能從腹盆腔陰道靜脈沿著上述靜脈通路進入顱內靜脈和硬腦膜靜脈竇，在顱內靜脈系統形成更大的栓子，這是產婦中風最常見的肇因之一。

4-7 經脈行經口腔的重要路線

心、肝、脾、腎、大腸、胃六條經脈，它們各自獨立，又互相牽扯，心經脈從各自的損益狀況，來平衡生命及健康的正負。

心經脈「上挾咽，繫目系」，最接近的脈管是頸內動脈（頸內靜脈較接近膽經脈）。肝經脈「循喉嚨之後，上入頏顙，連目系」，最接近的脈管是頸外動脈，「從目系下頰裏，環唇內」則是頸外靜脈。

肝經脈上額與督脈會於大腦（巔頂）之前，「上入頏顙，連目系」是頸外動脈，供應帶氧血液；「從目系下頰裏，環唇內」則是頸外靜脈輸送廢物回流心臟，當然無法將血管的循環與經脈循環全然畫上等號，如仔細觀察它們在身體的運作關係，則可了解到雖然各自作業，但都在團隊和諧分工下達到陰陽和平。

胃之消化與大腸之排泄，在兩條經脈分別入上齒和下齒中，可見腸胃間平衡和諧之象。脾之意與智，一如腎之精與志，都表現在舌頭。脾經脈「上膈，挾咽，連舌本，散舌下」；腎經脈「循喉嚨，挾舌本」。舌頭分為舌根、舌尖和舌本體，是主要味覺器官，在言語、咀嚼及吞嚥功能上都居重要地位；廉泉在舌骨下緣，擠壓廉泉、天突和天容，按摩廉泉可以改善吞嚥功能。

脾、腎之於人情，有「意志」的傳達作用，不僅只是意識與智慧、精氣與志氣的關聯。身體上有感覺就有動作，第十二對腦神經舌下神經負責舌頭動作，它來自延腦之舌下神經核，穿過舌下神經管之後，與迷走神經緊密相連；更重要的是，它倆走在頸內動脈與頸內靜脈之間，跨過這兩條血管的表面，鈎附在枕動脈，從外側橫過頸外動脈和舌動脈，在舌骨上方向上彎後行走於二腹肌和莖突舌骨肌之下，之後走在下頷舌骨肌及舌骨舌肌之間才抵達舌尖，支配舌內肌及舌外靜脈。人習慣感覺疼痛後，才去察看問題所在，而喉痛與牙痛常是隱臟了潛在生理機制的癥候而呈現不平衡。

舌本即是舌根，以會厭爲主，表現迷走神經與腦幹的運作功能，意識不清、腦智混沌，必然舌根乏力、言語不清晰，甚至語無倫次。脾之挾咽，即食道與消化（胃之濁氣）相連繫，腎之循喉嚨，即氣管與呼吸（肺之清氣）相牽繫。

小博士解說

頭顱後窩最大的特徵為有巨大的枕骨大孔，該孔位於顱後窩中央最低處，連接顱腔與脊髓腔，枕骨大孔外側的頸靜脈孔為舌咽神經、迷走神經和副神經（第九、十、十一對腦神經）進出顱腔的匣口，枕骨大孔的前方外側，有舌下神經管內口（與第十二對腦神經相關）。

經脈循行經口腔的重要路線與診治代表穴

經脈	經口腔重要循行路線	診治代表穴
脾經脈	屬脾絡胃，上膈，挾咽，連舌本，散舌下	大包穴
心經脈	從心系上挾咽，繫目系	大陵穴
腎經脈	從腎上貫肝膈，入肺中，循喉嚨，挾舌本	築賓穴
肝經脈	上貫膈，布脇肋，循喉嚨之後，上入頏顙，連目系，上出額，與督脈會於巔。其支者，從目系下頰裏，環唇內	中封穴
大腸經脈	貫頰，入下齒中，還出挾口，交人中，左之右，右之左	合谷穴
胃經脈	下循鼻外，入上齒中，還出挾口環唇，下交承漿	衝陽穴

第 9 至第 12 對腦神經示意圖

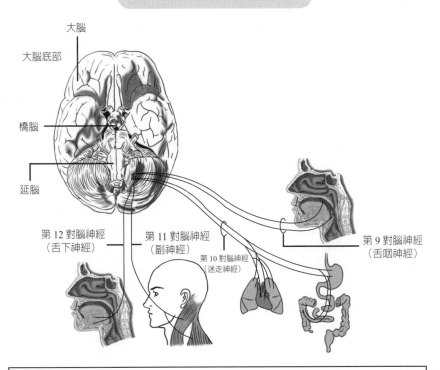

大腦

大腦底部

橋腦

延腦

第 12 對腦神經
（舌下神經）

第 11 對腦神經
（副神經）

第 10 對腦神經
（迷走神經）

第 9 對腦神經
（舌咽神經）

✚ 知識補充站

　　天容穴在下頷骨後緣凹陷中，壓診會痛，是近期「懶」的反應，懶得開口說話、懶得進食、懶得細嚼慢嚥。天突穴在胸骨柄上緣與兩鎖骨之間，其膚表光澤無紋，頭正視精明而神歛；灰黯乏力，枯黑多疹，多頭傾視斜、神飛渙散。

4-8 「手舞足蹈」六要穴

《內經·本輸》井穴「少商」，是肺經脈之所出，在身體解剖學上，屬手腳末梢的動脈與靜脈交接的匣口。《內經·繆刺論》：「邪客於手足少陰太陰足陽明之絡（心、腎、肺、脾、胃五絡），此五絡皆會於耳中，上絡左角（五絡上絡左率谷），五絡俱竭，令人身脈皆動，而形無知也，其狀若尸，或曰尸厥。刺其足大指內側爪甲上，去端如韭葉，後刺足心，後刺足中指爪甲上各一痏，後刺手大指內側，去端如韭葉……。」臨床上，休克、中風之證，刺隱白（足大趾）、少商（手大指）急救之。繆刺是刺血絡，以刺浮現之靜脈為主，不同於刺經脈之巨刺，相同的穴道位置，刺經脈與刺血絡不同的是經脈以動脈為主，絡脈以靜脈為主。

手腳俞穴是針灸治療要穴，同時是診斷要穴，尤其是六陰經：

1. 太衝（肝），大拇趾與第二趾縫間，是膽經脈終止（從大趾次趾內出其端還貫爪甲出三毛）。
2. 太白（脾），大拇趾內側，是脾經脈起始（起始大趾內側白肉際）。
3. 太溪（腎），腳內踝後方，是腎經脈別入之處（別之跟中）。

以上三穴活動量越大，所屬臟器越健康，骨肉肌膚色澤良好，「足蹈」是以此三穴為活動要區，諸如伸拇長肌、外展拇趾肌及脛骨後肌等，這些肌肉的活動能量與肌力，幾乎與生命力成正比。

4. 太淵（肺），大拇指掌骨後腕縫間，橈動脈診寸口脈處。
5. 大陵（心包），中指掌骨後腕縫間，臨床診治取代心經脈神門穴。
6. 神門（心），小指掌骨後腕縫間，尺動脈診孕脈處。

「手舞」則以此三穴為活動要區，即腕內側彎處，太淵與魚際之間的靜脈浮顯狀況，觀察肺經脈與胃、脾的寒熱現象。「手舞足蹈」要穴，皆與日常生活相關：

1. 手腕三陽穴區膚表乾淨有肌力，神采奕奕；枯黯乏力，精疲力竭。多按摩、轉動使人精神煥發。
2. 手腕三陰穴膚表乾淨有肌力，生命有活力；枯黯乏力，活得辛苦，多搓按、轉動讓人神采飛揚。
3. 太溪穴：在內踝後緣，多壓按，強化精氣、志氣。
4. 太衝穴：在第一、二蹠骨縫間，多壓按，安神魂。
5. 太白穴：在第一蹠骨外側前緣，多揉捏，提神醒腦。

小博士 解說

上半身氣多，上肢輔助吸氣較多；下半身血多，下肢輔助呼氣多。橫膈膜是吸氣主要肌肉，盆膈膜（尤其是提肛肌），是重要的呼氣輔助肌肉。太溪、太衝、太白三穴活動量越大，所對應臟器越健康，膚表色澤、肌肉狀況會全然反映，「足蹈」就是以此三穴為主要活動區，此區肌肉活動能力，幾乎與生命力成正比。

《內經‧本輸》十一臟腑對應穴道

臟腑	出為井	溜為滎	注為俞	過為原	動而不居為經	入為合
肺	少商	魚際	太淵	太淵	經渠	尺澤
心	中衝	勞宮	大陵	大陵	間使	曲澤
肝	大敦	行間	太衝	太衝	中封	曲泉
脾	隱白	大都	太白	太白	商丘	陰陵泉
腎	湧泉	然谷	太溪	太溪	復溜	陰谷
膀胱	至陰	通谷	束骨	京骨	崑崙	委中
膽	竅陰	俠溪	臨泣	坵墟	陽輔	陽陵泉
胃	厲兌	內庭	陷谷	衝陽	解溪	足三里
三焦	關衝	液門	中渚	陽池	支溝	天井
小腸	少澤	前谷	後溪	腕骨	陽谷	小海
大腸	商陽	二間	三間	合谷	陽溪	曲池

手三陽穴、手腕三陰穴、腳三陰穴

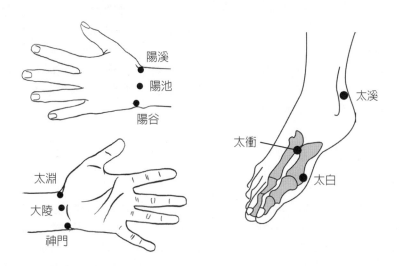

4-9 十二經脈交點是人的生命能量區

《內經・經脈》咽喉是十二經脈的重要交點，是人體生命能量區：

(1) 脾（上膈，挾咽）、(2) 心（上挾咽）、(3) 胃（循喉嚨，入缺盆）、(4) 腎（循喉嚨，挾舌本）、(5) 肝（循喉嚨之後，上入頏顙）、(6) 任脈（至咽喉）、(7) 陰蹻脈（至咽喉）。

生活習性影響口腔黏膜，「咽嗌」的感覺，從經脈循行診察何處引起喉嚨痛。

1. 心經脈病：「嗌乾，心痛」，渴而欲飲，為過勞過累，日久造成心經脈之病渴而欲飲。「從心系，上挾咽，繫目系」，為食道與消化系統功能失調。

2. 小腸經脈病：「嗌痛，頷腫」，不可以顧，肩似拔，臑似折，為營養不良，日久多見小腸經脈病之不可以顧，肩似拔，臑似折，是體力不支「精疲力竭」。

3. 腎經脈病：口熱，舌乾，咽腫，上氣，「嗌乾及痛」，煩心，心痛。是腎經脈之病口熱舌乾而已，「從腎上貫肝膈，入肺中，循喉嚨，挾舌本」，為氣管與呼吸系統功能失調。

4. 三焦經脈病：耳聾，渾渾焞焞，「嗌腫，喉痺」，三焦經脈病之耳聾，渾渾焞焞，當下過勞，「很累了」。

5. 肝經脈：「嗌乾、面塵、脫色」，肝經脈病之面塵脫色，長時期「過度勞累」。

五臟各對應一腑，三焦亦是一腑，腐熟水穀之氣，即自體免疫系統。喉癢或不順暢，不久多喉嚨疼痛，進而感冒發燒，甚至頸痛、四肢關節疼痛，是三焦自體免疫系統的反應。人體 600 個淋巴結，多散布在腋下、胸部與腹股溝，很重要的淋巴小節，則在耳鼻咽喉部與盲腸，是全身臟器最重要的防衛組織，腸胃道黏膜有黏膜下相關淋巴組織（MALT, Mucosa Associated Lymphoid Tissue），耳鼻咽喉部的淋巴小節與相關淋巴組織（BALT, Bronchus Associated Lymphoid Tissue），最先感應體外病毒，與反應體內臟器功能不良情形。口腔咽喉的癢與痛，常與外生殖器官感應，外生殖器官發癢，常是長瘡疹痘的徵兆，出現時多疼痛，快好時多會癢，人體消化器官、呼吸器官、排泄器官在 MALT 的機制下互有牽連。

小博士解說

人的體循環，五臟六腑心為之主，從左心室開始，動脈帶含氧血到微血管，脫氧化之後，再由靜脈帶回右心房，全身通暢。心經脈起於心中，主動脈從心臟出來，體循環的動脈血是帶氧的鮮紅色，透過微血管的交流後，失去氧氣，取得二氧化碳，就成了暗紅色，這在臉部及四肢末端望診上，血的色澤、量及流動速度，都反應該經脈所屬臟腑的疾病問題。

《內經‧經脈》有關經脈之重要交會點

巔頂 膀胱（上額交巔） 肝（與督脈會於巔）	目內眥 小腸經（至目內眥） 膀胱（起於目內眥） 陰陽蹻（交於目內眥） 胃（起於鼻之交頻中）	目外眥 小腸（至目銳眥） 三焦（至目銳眥） 膽（起於目銳眥）	目系 心（繫目系） 肝（連目系）
目 任（入目） 督（兩目之下中央）	鼻 大腸（上挾鼻孔） 胃（下循鼻外） 小腸（別頰上抵鼻）	舌 脾（連舌本，散舌下） 腎（挾舌本）	環唇 胃（挾口，環唇，下交承漿） 肝（從目系，下頰裏，環唇內）
耳前 胃（上耳前，過客主人） 三焦、膽（從耳後，入耳中，出走耳前）	耳上角 三焦（直上出耳上角） 膀胱（從巔至耳上角）	耳後 三焦（繫耳後，直上出耳上角） 膽（下耳後）	咽喉 脾（上膈，挾咽） 心（上挾咽） 胃（循喉嚨，入缺盆） 腎（循喉嚨，挾舌本） 肝（循喉嚨之後，上入頏顙） 任（至咽喉） 陰蹻（至咽喉）
入耳中 小腸 三焦、膽（從耳後，入耳中，出走耳前）	過客主人 胃（上耳前，過客主人） 三焦（出走耳前，過客主人）	大迎 胃（出大迎） 膽（下大迎）	
頰 大腸（從缺盆上頸貫頰） 小腸（別頰，上䪼，抵鼻） 三焦（以屈下頰，至䪼） 膽（抵於䪼，下加頰車）	兩骨 大腸（出合谷兩骨之間） 三焦（出臂外兩骨之間）	兩筋 大腸（上入兩筋之中） 小腸（出肘內側兩筋之間） 心包（下臂，行兩筋之間）	脅 心包（循胸出脅，下腋三寸） 膽（循脅裏，出氣街） 肝（上貫膈，布脅肋） 帶（起於季脅，回身一周）

✚ 知識補充站

　　痰有白痰、黃痰，其顏色及味道有異：痰多有腥臭味，或有點甘甜味；綠色濃痰有綠膿桿菌等，分類相當清楚。白色痰屬寒，以感冒風寒為多。黃色痰屬熱，兼有腸胃問題。黃痰嚴重時，痰既黏又稠，咳得很深，是肝腎不足或長期煩惱致內傷。工作時，會經常輕咳，多肺部有老化或纖維化現象，也不排除是心理壓力的反射。

4-10 《內經·經脈》論口與目的主病證

《內經·經脈》嗌乾、心痛、「目黃」、脇痛是心經脈是動病與所生病的症狀，都是出現在心臟血管疾病的初期；《內經·五閱五使》心病者「舌卷短」、「顴赤」則是完整的反應心臟血管疾病。

跑步時，臉色發白（說不出話來，舌卷短）、兩唇及雙頰泛紅（顴赤），出現二尖瓣顏貌，就是二尖瓣狹窄。二尖瓣閉鎖不全血液就會逆流，常會擺臭臉。心肺瓣膜關係血液運轉，心肺有四個瓣：二尖瓣、三尖瓣、主動脈瓣、肺動脈瓣；主動脈瓣與二尖瓣是一家人，肺動脈瓣與三尖瓣是一家人。西方醫學認為用聽診器聽心臟的聲音最清楚，血液通過二尖瓣時，從跳動的聲音可以了解二尖瓣是否有狹窄或閉鎖不全的情形。在擁抱對方時，心臟跳動的感覺也很明顯，如一下就感覺出對方心臟緊張跳動，大約是對方的營養及情緒不穩。睡覺姿勢反應身體狀況，睡覺時如果喜歡提高雙手表示氣息不夠，提高雙手可促使橫膈膜和背闊肌協助呼吸。

十二條經脈之是動病與所生病，其中有九條經脈都影響到眼白的清澈度，依序從大腸經脈「目黃，口乾，鼽衄，喉痺」，到心包經脈「心中憺憺大動，面赤目黃，喜笑不休」，多是與腸胃相關的體液問題。

心病者「舌卷短」、「顴赤」與「心中憺憺大動，面赤目黃，喜笑不休」都是心臟血管疾病的癥兆，改善消化道機能低下問題，是很重要的保健課題。

人每天體內約有九公升的水分，小腸吸收八公升，大腸只吸收一公升，而大腸的病證很多，大腸癌、大腸息肉、痔瘡等，死亡率比小腸高很多，小腸以十二指腸潰瘍較常見，其他疾病不多，而且十二指腸潰瘍一開始多因情緒失調引起。而大腸癌手術治療後似乎存活率很高，但五年內的死亡率也不低。通常，身體大腸右側主要負責吸收（水分），病證較少；大腸左邊負責排泄（屎），病證比較多。手左右兩側，在心臟出現問題時，也是左側手之痠麻疼痛反應相對明顯。

小博士解說

左心房、左心室病變的死亡率比右心房、右心室的高，且多在左心臟有問題後，右心臟才出現問題。例如：左邊的二尖瓣有問題後，右邊的三尖瓣才會出現問題。心房比心室小，心房外有心耳，是沒有靜脈的櫛狀肌，它可以加大心房的容量。

心耳的脈瓣是纖維環，類似橡皮圈圈住，疏於運動或活動不足者，其纖維環愈容易鬆弛，無法緊密覆蓋，一旦代謝廢物進入心房容易阻塞或積水，造成腦心血管病變。一旦，體內器官能低下，例如食道括約肌，進食時由它把關不讓食物回流，如果括約肌受傷或鬆弛，功能隨之減弱，即會出現偶發性打嗝或作噁，甚至出現胃食道逆流現象。

《內經‧經脈》有關口與目的病證

經脈／臟腑	病證
大腸	「目黃，口乾，鼽衄，喉痺」，肩前臑痛，大指次指痛不用
胃	洒洒振寒，「善呻，數欠，顏黑」，病至則惡人與火，聞木聲則惕然而驚，心欲動，獨閉戶塞牖而處。甚則欲上高而歌，棄衣而走，賁響腹脹，是為骭厥
脾	「舌本痛」，體不能動搖，「食不下」，煩心，心下急痛，溏瘕泄，水閉，黃疸，不能臥，強立，股膝內腫厥，足大趾不用
心	「嗌乾心痛，目黃」，脇痛，臑臂內後廉痛厥，掌中熱痛
小腸	耳聾、「目黃」、頰腫，頸、頷、肩、臑、肘、臂外後廉痛
膀胱	痔、瘧、狂、癲疾、頭顖項痛，「目黃淚出」，鼽衄，項、背、腰、尻、膕、腨、腳皆痛
腎	「口熱，舌乾，咽腫，上氣，嗌乾及痛」，煩心，心痛，黃疸，腸澼，脊股內後廉痛，痿厥，嗜臥，足下熱而痛
心包	手心熱，臂肘攣急，腋腫，甚則胸脇支滿，心中憺憺大動，面赤「目黃」，喜笑不休

心臟解剖圖

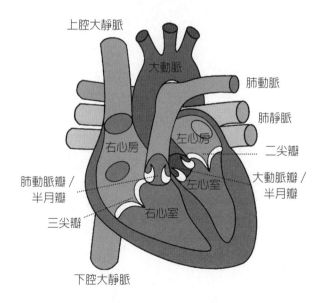

第 5 章

體質

　　從肢體（陰）靜態中，看生命（陽）動態，《內經》之〈陰陽二十五人〉、〈本藏〉與〈通天〉等篇章，論述體質體態，體質關係著病因，體態影響著病機。人的老化現象，端視風府穴（頭、頸活動度）、長強穴（腰、尻活動度）其皮表膚質變化。

《內經・天年》論年齡和生理的關係

歲數	臟腑之盛衰	生理現象
十歲	五臟始定，血氣已通，其氣在下	故好走
二十歲	血氣始盛，肌肉方長	故好趨
三十歲	五臟大定，肌肉堅固，血脈盛滿	故好步
四十歲	五臟六腑、十二經脈，皆大盛以平定，腠理始疏，榮華頹落，髮頗斑白，平盛不搖	故好坐
五十歲	肝氣始衰，肝葉始薄，膽汁始減	目始不明
六十歲	心氣始衰，善憂悲，血氣懈惰	故好臥
七十歲	脾氣虛	皮膚枯
八十歲	肺氣衰，魄離	故言善誤
九十歲	腎氣焦	四臟經脈空虛
百歲	五臟皆虛，神氣皆去	形骸獨居而終

人從五十歲開始，從肝氣衰→心氣衰→脾氣虛→肺氣衰→腎氣焦→五臟皆虛

5-1　五臟強弱看生命盛衰

望診肢體察知內臟功能與身心狀況及病因、病機，《內經》有相關篇章深入的論述，〈本藏〉看生活與生命損益（生命層次）；〈通天〉看生命貴賤（精神層次）；〈陰陽二十五人〉看生活富貧（物質層次）。綜合此三篇章，足以觀察體態、情性、病因，以及疾病病機的傾向。

《內經・本藏》以先天遺傳（基因，來自父母）為主，並從後天成長（個人）變化，看生活與生命損益（生命層次）。

1. 五臟皆小者：少病，苦焦心，大愁憂；身體狀況好，精神狀態多不開心，多精準而喜計較，自律神經失調患者最多；其次，CEO過勞症患者也有，屬於瀉心湯症候群。

2. 五臟皆大者：緩於事，難使以憂，行事舉止慢半拍，無憂無慮，小毛病多，也不太介意。

3. 五臟皆高者：好高舉措，好高騖遠，行事急躁，恆續力不足，與醫師討論與診治，難以落實。

4. 五臟皆下者：好出人下，多不計較。

5. 五臟皆堅者：無病，很少看醫生。

6. 五臟皆脆者：不離於病，善病消癉易傷，幾乎是藥不離手。

7. 五臟皆端正者：和利得人心，喜助人為樂。

8. 五臟皆偏傾者：邪心而善盜，難以為仁，頻頻反覆言語，說話不算數，見利忘義習以為常。

尾骶骨的長強穴區，愈強健者生命力愈旺盛，尾骶骨長強穴區的梨狀肌，愈豐厚強壯者，精力、體力、耐力愈好，愈不容易疲累，尾骶骨結構上不屬於骨盆，體位卻在骨盆腔中。

鳩尾穴的劍突骨，愈凸者鬥志愈強，心臟承受的耐力也愈強。劍突骨的高低大小反映一個人的心胸，高大者對任何情、事、物都較貪著；反之愈低陷者，愈清心寡慾，因無需求所以不會高突。

風府穴在枕骨與第一頸骨縫間，多壓按揉捏，促進腦部血液循環與橫膈膜吸氣功能，並增強免疫力，是治療感冒風寒、自體免疫疾病第一要穴。

長強穴在尾骶骨縫內，多扣按揉捏，改善腹盆腔循環與盆膈膜輔助呼吸功能，並增強性能力。人的脊椎骨有四個彎，頸彎、胸彎、腰彎、骶彎；《內經・癲狂》記載灸尾骶骨，療效可直通大腦，使腦舒順，有安神作用。

小博士 解說

《內經・本藏》以成長狀況來診察五臟六腑，因生活條件、營養攝食與活動狀況不同，內臟與骨骼的發展也隨之改變。

1. 劍突骨（髑骭骨）的大小、厚薄、正斜、結實、強弱，與心臟結構及血液運輸功能息息相關。

2. 肩胛骨、鎖骨、肋骨與頭骨等，則反應肺臟結構及呼吸功能。

3. 胸腔、胸骨、肋骨、骨盆則與肝臟關係密切，心主神、肺主魄、肝主魂，三臟與氣血循環相互牽引。

4. 脾臟與腎臟則從雙唇與雙耳來診察。

《内經・本藏》論六腑結構之強弱

皮（皮膚肌肉）	厚	薄	皮緩腹裏大	急	滑	皮肉不相離
大腸	厚	薄	大而長	急而短	直	結

脈	皮厚脈厚（靜脈動脈）	皮薄脈薄（靜脈）	皮緩脈緩（動脈）	皮薄而脈衝小（動脈）	諸陽經脈皆多紆屈（靜脈）
小腸	厚	薄	大而長	小而短	結

肉	肉䐃堅大	肉䐃麼	肉䐃小而麼	肉䐃不稱身	肉䐃不堅	肉䐃無小裏累	䐃多少裏累
胃	厚	薄	不堅	下（下脘約不利）	緩	急	結（上脘約不利）

爪（筋）	爪厚色黃	爪薄色紅	爪堅色青	爪濡色赤	爪直色白無約	爪惡色黑多紋
膽	厚	薄	急	緩	直	結

骨（皮膚紋理毫毛）	密理厚皮	粗理薄皮	疏腠理	皮急無毫毛	毫毛美而粗	稀毫毛
三焦膀胱	厚	薄	緩	急	直	結

風府穴、長強穴

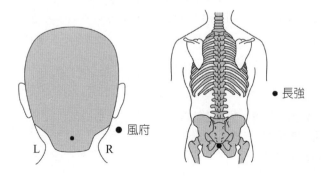

● 長強

● 風府

L　　R

5-2 儀容心態看生命貴賤

《內經‧通天》主論心理狀態，從儀容心態，看生命貴賤（精神層次）；以氣血陰陽多寡觀人之體態、心性、習性，以致健康安危。體內陰陽氣血不和諧，影響身心健康至鉅（意識層次）。古人有言：「言行舉止觀生死」，確有其理。

《內經‧通天》觀察太陰、少陰、太陽、少陽、陰陽和平五行人，觀察體態、情性與疾病傾向。《內經‧本藏》經脈者行血氣而榮陰陽，濡筋骨，利關節者也。衛氣者溫分肉，充皮膚，肥腠理，司開闔者也。志意者御精神，收魂魄，適寒溫，和喜怒者也。血和則經脈流行，榮覆陰陽，筋骨勁強，關節清利矣。衛氣和則分肉解利，皮膚調柔，腠理緻密矣。志意和則精神專直，魂魄不散，悔怒不起，五臟不受邪矣。寒溫和則六腑化穀，風痺不作，經脈通利，肢節得安矣。

〈通天〉以心理狀態為度，從儀容、心態看生命貴賤，偏屬精神層面，亦涉及營養攝取方面。

1. 太陽人

多陽無陰，體態挺俊，身體向後仰抬，氣色顯亮。充滿理想，有勇氣全力以赴，大而化之，什麼都可給予，厚道過度。隨意自得不拘謹，喜高談闊論，言過

其實，表面樂天，給人不踏實之感。

2. 少陽人

少陽多陰，重外表，站立時好仰天，行走時多搖擺，兩手雙臂搖甩過度。處事精細謹慎，崇尚藝術，善交際，易得意忘形。對外人比對自己人熱切，朋友成群，對自己手足卻無法平和相處。

3. 陰陽和平人

陰陽和諧平衡，體態和樂、和諧，氣色春天旭陽，生活平靜安穩，不介意個人名利，不驚恐憂慮，不過度興奮，一切順其自然，順應環境變化，人前人後行事一致，不與時爭，不與人爭，居所安靜。

4. 少陰人

多陰少陽，靜止時給人不安全感，活動時則讓人覺得危機四伏，行走時身體微微前傾似匍匐前進，氣色清而不淨。貪心好占便宜，斤斤計較，貪圖蠅頭小利，有幸災樂禍的個性，常懷嫉妒之心。小貪而賊心，見人有禍會竊喜。

5. 太陰人

多陰無陽，體態高大，挺拔而陰沉，氣色偏黑。陰氣太重，尖酸刻薄。貪得無厭，為富不仁，喜歡索取，貪且沒有仁心，不動聲色，只顧自己，不識時務，見風轉舵。

小博士 解說

《內經‧六節藏象論》論五臟臟象，臨床上，經脈的氣血循環，可視之為動脈、靜脈、淋巴循環及神經系統的總合，得據以評估身心健康。

1. 心神表現於臉面與血脈。
2. 肺氣魄表現於皮毛。
3. 肝魂表現於指甲與筋。
4. 脾胃、大腸小腸、三焦膀胱表現於雙唇與肌肉。
5. 腎精志表現於髮與骨。

《內經‧本藏》論五臟之大小高低與病變關係

五臟體位	心	肺	肝	脾	腎
小	赤色小理 （易傷以憂）	白色小理 （少飲不病喘喝）	青色小理 （無脇下之病）	黃色小理 （難傷於邪）	黑色小理
大	粗理 （易傷於邪）	粗理 （胸痺、喉痺、逆氣）	粗理 （苦膈中，脇下痛）	粗理 （浮肋疼痛不能快走）	粗理 （腰痛易受傷疼痛，俯仰不便）
高	無𩨚骬骨 （悗而善忘，難開口）	巨肩反膺陷喉（上氣喘息）	廣胸反骹 （息賁、氣息不暢）	揭唇 （假肋至 8、9、10 脇肋疼痛）	高耳 （肩背痛，仰俯不便）
下	𩨚骬骨小短舉 （易傷於寒，恐以言）	合腋張脇 （脇下痛）	合脇兔骹 （脇下空易受邪）	唇下縱 （排泄不暢）	耳後陷 （腰尻痛，仰俯不便）
堅	𩨚骬骨長 （臟安守固）	好肩背厚 （不病咳上氣）	胸脇好 （臟安難傷）	唇堅 （臟安難傷）	耳堅 （不病腰背痛）
脆（消癉易傷，多病）	𩨚骬骨弱小以薄	肩背薄	脇骨弱	唇大而不堅	耳薄不堅
端正	𩨚骬骨直下不舉	背膺厚	膺腹好相得	唇上下好	耳好前居牙車
偏傾（個性）	𩨚骬骨倚一方（操守不正，缺乏忠貞度）	脇偏疏（胸偏痛，易妥協放棄）	脇骨偏舉（脇下痛，情緒不穩）	唇偏舉（善腹滿脹，脾氣差）	耳偏高（腰尻痛，堅持度不夠）

✚ 知識補充站

　　人體循環系統有大循環、小循環與淋巴循環，體內組織液無法進入靜脈回到心臟，則進入淋巴管，經由胸管及右淋巴管，將淋巴液導流主靜脈系統，回到右心房（大幫浦）。三個循環系統受到許多調節系統的控制與調節，來維持所有器官的適當血管流量，特別是大腦及心臟，以維護人體健康。

5-3 外表長相看生活富貧

《內經‧陰陽二十五人》以身體長相為主，從外表長相看生活富貧（物質層次）。以木、火、土、金、水五行，根據人的臉型、體型、膚色、情感反應、性格靜躁，以及對季節氣候的適應能力等方面，將人分木、火、土、金、水五形人；每一形人再根據五音角、徵、宮、商、羽，以及經絡、氣血反映在頭面四肢的生理特徵，將每一類再細分為五，共二十五形，稱為「陰陽二十五人」。

1. 木形人

長方型臉頭小，肩背大，手足小，瘦長而高。樹木總是向上生長，向四周延伸，好似春天。胸懷開闊，明智可靠，積極向上，為勞心之人。有惻隱之心，具藝術氣質，多是公務人員，或藝術家。不服人，有頂撞與固執卻不太穩定的特質。

診治要穴：太衝穴。

2. 火形人

三角型臉小頭，臉上多橫肉，走路搖來擺去。熱烈而朝氣蓬勃，像火一樣往上延燒，有如夏天。勇於承擔風險，富冒險精神，自信心強，為人熱情、坦率，無所畏懼。好勝，個性剛烈、急躁，缺乏耐心，易罹患心肌梗塞、中風而危及生命。

診治要穴：大陵穴。

3. 土形人

圓型臉大頭，手腳美多肉，腿更美，肢體上下相稱勻和。穩定性高，不偏激。控局能力強，敦厚、誠信、好利於人，相當於長夏。思想不夠活躍，偏保守，追求目標的迫切感低，不喜權勢，多健康長壽。

診治要穴：太白穴。

4. 金形人

方型臉小頭，小肩背，小手足，骨節輕巧有力，尤其是腳踝。控制慾很強，似秋天，有威嚴。個性急而剛，走路、說話速度都快，清廉善為官職，不輕易向環境低頭。具有較強的獨立性和不妥協性；情緒急、刻板、固執，缺乏靈活度。

診治要穴：太淵穴。

5. 水形人

倒三角型臉大頭，臉部疙瘩、坑洞不平，大腹便便，手腳好動不安，比較柔弱，相當於冬天。下半身較上半身長，脊背修長。敏感、沉靜、城府較深，少敬畏心，善欺人，憂慮多變，意外事故或被害死的機率較高。易有泌尿系統、脊椎骨疾病。

診治要穴：太溪穴。

小博士 解說

《內經‧陰陽二十五人》以六陽經之上下氣血盛衰，觀察身體與疾病。膻中（心包）、巨闕（心）兩募穴診氣與血，膻中的胸骨區反應全身氣血循環，尤其是心臟的整體功能；巨闕的腹直肌肌肉區，反應全身營養狀況，及心臟的結構狀態。從靜態肢體中看生命動態；同時，分別透過太衝、太白、太溪、太淵、大陵五大穴來候診治療二十五形人之慢性痼疾。

《內經‧陰陽二十五人》論五形人體型與心性關係

五形人	木形人	火形人	土形人	金形人	水形人
體型	修長高瘦	散漫毛躁	渾圓圓滿	刻板方正	鬆垮邋遢
臉色	偏青	偏紅	偏黃	偏白	偏黑
頭	小	小	大	小	大
臉型	長臉	尖下巴 漂亮 或多橫肉	圓臉	方面	面不平 漂亮 或多坑洞
肩背	大肩背	好肩背 多肉	美肩背	小肩背	小肩背 下半身長
體腹	直身	好髀腹	大腹	小腹	大腹
手腳	小	小 好搖晃	腿美 小而多肉 手腳相稱	小 骨稍大 身體輕巧	動手足
人格特質、 習性	有才華 勞心勞事 力小多憂	輕財少信 考慮周詳 心性急躁	安心好助人 不喜權勢	身清廉 心性敏捷 冷靜	不畏天地 欺人傷己
喜好溫度	溫暖	溫暖	涼爽	涼爽	涼爽

＋ 知識補充站

　　《內經》之〈骨度〉與〈陰陽二十五人〉兩篇講述小頭與大頭，常人平均頭圍為二尺六寸，身高為七尺五寸；以個人之頭圍、身高相除所得數據大（大於 26/75 之值）則大頭，反之則為小頭（小於 26/75 之值）。

　　大頭分為：土形人與水形人，前者，安心好利人得善終，後者心不敬畏，善欺人，不得好死（戮死、被殺死）。

　　小頭則分為：木形人、火形人、金形人。木形人多是藝術家，金形人多是官吏，火形人性情急躁，多思慮，輕財貨，看事清楚，但不長壽，暴死（猝死、心肌梗塞、中風等）。

　　西方醫學則以頭骨最大寬幅乘以 100 之後，再除以頭骨最大長度，所得值在 74.9 以下為長頭型，75.0～79.9 為中頭型，80.0 以上為短頭型。

第 6 章

診法

《内經·異法方宜論》論治病之法各有異同，(1) 東方之域，魚鹽之地，海濱傍水，民食魚而嗜鹹，皆安其處，美其食，魚者，使人熱中，病皆為「癰瘍，其治宜砭石」。(2) 西方者，沙石之處，民陵居而多風，民不衣而褐薦，民華食而脂肥，邪不能傷其形體，「病生於内，其治宜毒藥」。(3) 北方者，其地高陵居，風寒冰冽，其民樂野處而乳食，「藏寒生滿病，其治宜灸焫」。(4) 南方者，天地所長養，水土弱，霧露之所聚，民嗜酸而食胕，「病攣痺，其治宜微鍼」。(5) 中央者，其地平以濕，天地所以生萬物也衆，其民食雜而不勞，病多「痿厥寒熱，治宜導引按蹻」。聖人雜合以治，各得其所宜，故治所以異而病皆愈者，得病之情，知治之大體。

人體内有兩個門脈循環，主導人體飲食與營養分配。飲食營養來自腹部肝門靜脈，生命營養來自腦下垂體門靜脈。「肝門靜脈」是維護肝臟最主要的血管命脈，也是全身的營養命脈，精神好壞會反饋於肝門靜脈循環。按摩和運動骨骼肌可以刺激相關臟器，改善肝門靜脈循環；藉由針灸、揉按太衝和行間，最養益肝門靜脈，尤其肝腦塗地、肝腸寸斷者最需要做此保養。

6-1　看手腳浮腫

心臟病造成身體的浮腫，多是對稱性；初階段，多自覺在午後下肢出現浮腫，到了夜間可大為改善，此多為左右兩心室，或右心室功能不良所致（肺動脈輸入肺臟不良）；若未治療改善，持續病化會瀰漫及大腿、外生殖器（下腔靜脈回流右心房功能不良），甚至全身。通常顏面及上肢貯留較少。

非心臟病的浮腫，多非對稱性，初階段變換姿勢或體位，多數在短時間即能改善，日久亦將影響心臟健康。

《內經‧玉版論要》：「病溫虛甚死。色見上下左右，各在其要，上為逆（下巴很黯），下為從（額頭稍黯）。女子右為逆（右鎖骨下靜脈區、腦部與身體右上部四分之一的淋巴回流），左為從；男子左為逆（左鎖骨下靜脈區、橫膈膜以下與左上部四分之一的淋巴回流），右為從。」溫病條辨：「病溫之人，精血虛甚，則無陰以勝溫熱，故死。」

《內經‧五色》：「循牙車以下者股也。中央者膝也。膝以下者脛也。當脛以下者足也。」多數疾病會在手腳、腋下或腹股溝出現一些癥兆。例如男性左側睪丸癌患的轉移機率，比右側睪丸癌高很多；男性的下頜骨角，即循牙車以下，該區顏

色沉濁而夭枯，多疾病不斷，否則將有大難臨頭；初期多腳腫或脹，或痠麻疼痛。

《內經‧五色》：「顴者肩也。顴後者臂也。臂下者手也。」女性右側的乳癌與肺腺癌的變化，比左側的變化大。女性的顴骨區顏色沉濁而夭枯，亦多數疾病不斷，否則也可能將面臨大難，初期多手或腫、脹，或痠麻疼痛。

氣血循環不順暢，腋下和腹股溝的淋巴結，是最容易出現癥兆的部位；腋下淋巴結腫與臉腫，和胸腔及心肺功能問題相關。腹股溝淋巴結腫與腳腫，和腹腔或肝、脾、腎功能相關。通常是下肢氣血循環障礙最先被發現，下肢循環，腳趾末端與腳趾背側之靜脈，延伸成兩腳背靜脈弓，(1) 腳外側部靜脈網的血流與腳背靜脈網，屬於小隱靜脈與足三陽經脈；(2) 腳內側部靜脈網的血流與腳背靜脈網，屬於大隱靜脈，是足三陰經脈流布的部位，小隱靜脈與大隱靜脈匯進腹股溝，分別成為腹股溝深與淺淋巴結。步行不便與腹股溝淋巴結的氣衝穴區如影隨形，氣衝穴區是股動脈的要塞；上肢不便與腋下淋巴結的極泉穴區形影相隨，極泉穴區是肱動脈的堡壘，手三陽經脈與手三陰經脈與極泉穴區息息共存。

小博士 解說

手三陽經脈與手三陰經脈，足三陽經脈與足三陰經脈，都會在四肢末梢交會與更遞，好比自律神經之交感神經與副交感神經兩系統，二十四小時運行不休，不同的是交感神經系統多白天作業，副交感神經系統多晚上作業，一旦亂序就開始生小病，日久將成大病。病色明顯而顏色又沉又夭枯，病多嚴重，非善加醫治不可；手腳稍腫，病色不明顯也不至夭枯，其病不甚嚴重，調理身體即可以痊癒。

《內經‧五色》論及五藏六府肢節之部，各有部分，沉濁為內，浮澤為外，色明不粗（略微），沉夭為甚，不明不澤，其病不甚。

極泉穴、氣衝穴

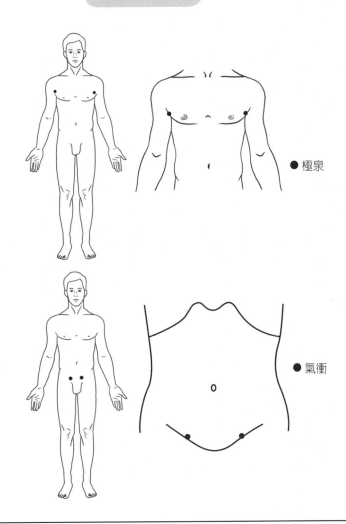

● 極泉

● 氣衝

＋ 知識補充站

　　《內經》「分而論之，參而合之」的診治概念，切診「動脈」之跳動，望診「靜脈」之顯隱，亦是秉此大前提。橫膈膜將體軀分割成胸腔與腹腔，晨起臉腫，消退得慢，問題多屬胸腔或心肺功能。晚上腳腫，次晨起床還腫，腹腔或肝、脾、腎功能多有障礙。腳腫時，按下去幾秒鐘內消除屬實證，需以瀉法治療。按下去很久才平復多屬虛證，需補法治療。檢查末梢水腫，以腳最明顯，因腳的靜脈瓣多，水腫現象很明顯。反之，手的靜脈瓣少，手的水腫現象較少。陰陽表裏虛實寒熱就在其間。

6-2 看六手經脈與三門穴

大拇指少商穴屬肺，食指商陽穴屬大腸，兩指間的虎口是合谷穴，合谷穴區色澤不佳，呼吸器官問題或排泄問題多，免疫力較低落，腰腳功能多不好。從左右手大絡（手背三門穴），觀察色澤變化與塌陷程度，壓按比較出最疼痛的門穴區，可以掌握到病證的來龍去脈。

1. 食指商陽穴屬大腸，中指中衝穴屬心包，兩指間的掌心處，有勞宮穴，掌背處為宮門穴區（手陽明大絡）。反應排泄問題或性功能問題多，此穴區多疼痛不堪壓按者，腰腳功能多虛弱，情緒也常起伏不定。

2. 中指中衝穴屬心包，無名指關衝穴屬三焦，兩指間的掌心處與掌背處都沒有穴道，兩指間的掌背處，為空門穴區（手少陽大絡），反應性功能問題或精神問題；此穴區多疼痛不堪壓按者，情緒常失調、容易疲憊。

3. 無名指關衝穴屬三焦，小指少澤穴屬小腸，兩指間的掌背處有液門穴與中渚穴，命名為液門穴區（手太陽大絡），多反應精神問題、心臟血管問題、營養問題；此穴區多疼痛不堪壓按者，容易疲憊、心情低盪、精力不足。

《內經·經絡論》：「經有常色，而絡無常變也。心赤、肺白、肝青、脾黃、腎黑，皆亦應其經脈之色也。陰絡之色應其經，陽絡之色變無常，隨四時而行也。寒多則凝泣，凝泣則青黑；熱多則淖澤，淖澤則黃赤；此皆常色，謂之無病。五色具見者，謂之寒熱。」

手陽明大腸經脈也行經手掌大拇指內側大魚際區，反映排泄狀況；太陽小腸經脈也行經手小指內側小魚際區，看吸收功能強弱。大小魚際亮麗無青絡，排泄、吸收皆好；大小魚際密布絲絡，色青色內黯，排泄、吸收都有礙。

魚際穴區屬肺經脈，肺邪氣盛有餘，肩背痠痛，小便數而欠（次數多而尿量少尿不乾淨），神志不堅，肺氣虛弱，呼吸氣不足；小便顏色大大改變，大拇指乏力又不靈活，可知性功能是有障礙，年輕夫婦如果如此，多有不孕症煩惱；年輕夫婦缺少運動習慣者，可藉由早晚操作易筋經或有氧運動來改善。

小博士 解說

手魚際區靜脈突顯，是肺呼吸與胃納食的問題；手魚際靜脈雜亂是胃的問題，手魚際靜脈單線突顯是肺的問題。手魚際穴動脈出去到商陽穴，靜脈回來到太淵穴，大拇指的內收拇肌與外展拇指肌的力道，等於其他四指肌肉力道的加總。生活與工作關係影響兩隻手的情況不同，與生命、疾病和壽命無直接關係。

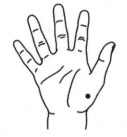

魚際穴

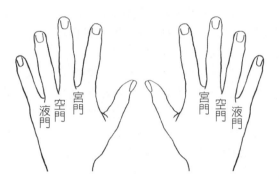

左右手大絡（手背三門）

宮門　空門　液門
液門　空門　宮門

六手大絡（手背三門）

經脈	相關穴道	相關大絡	相關病證
心包	1. 食指商陽穴（屬大腸）與中指中衝穴（屬心包） 2. 兩指間的掌心處有勞宮穴	手陽明大絡：食指與中指兩指間掌背處為宮門穴區	多排泄不暢或性功能障礙，腰腳功能弱，情緒起伏也大
三焦	1. 中指中衝穴（屬心包）與無名指關衝穴（屬三焦） 2. 兩指間的掌心處與掌背處都無穴道	手少陽大絡：中指與無名指兩指間的掌背處為空門穴區	多性功能有礙或精神問題，情緒多不好，容易疲憊不堪
小腸	1. 無名指關衝穴（屬三焦）與小指少澤穴（屬小腸） 2. 兩指間的掌背處有液門穴與中渚穴	手太陽大絡：無名指與小指兩指間的掌背處為液門穴區	心臟血管問題多，營養失調，容易疲憊、心情低落、精力不足

✛ 知識補充站

　　手腕外側 (1) 大拇指下方，有大腸經脈陽溪穴；(2) 無名指下方，有三焦經脈的陽池穴；(3) 小指下方，有小腸經脈陽谷穴。

　　手腕內側 (1) 大拇指下方，有肺經脈太淵穴；(2) 中指下方，有心包絡經脈大陵穴；(3) 小指下方，有心經脈神門穴。

　　手有八塊腕骨，多揮手，可運動內關和外關穴；多開口問好，可運動上關和下關穴。

6-3　看手指腳趾十二井穴

身上所有穴道，屬井穴最重要，十二條經脈的井穴，除了腎經脈的井穴在腳底心之外，其餘都在手腳四肢末端。十二經脈氣血運行狀況，全然「所出」（展現）於井穴，人一伸出手腳，便知道有沒有意願與本事。望診手腳穴道位置的形狀（結構）與色澤（功能），回溯每個穴道所屬經脈與臟腑，可以診出疾病病傳的來龍去脈，進而根據疼痛反應來拿捏，多可立即改善疼痛或不適。

一、手六經脈的井穴

1. 少商穴屬肺，在手大拇指外側指甲邊，主呼吸，治煩心、胸悶、氣短、咳嗽、喘渴、缺盆痛。
2. 商陽穴屬大腸，手食指外側指甲邊，主排泄，治牙痛、口乾、喉痺、目黃、鼻血、頸臂疼痛。
3. 中衝穴屬心包絡，手中指靠食指側的指甲邊，主心情，治煩心、心痛、手心熱、腕臂疼痛、面赤、目黃。
4. 關衝穴屬三焦，手無名指靠小指的指甲邊，主精神，治耳不聰、咽喉腫痛、眼尾痛、喉痺、頰痛。
5. 少衝穴屬心，手小指內側指甲邊，主心臟，治咽乾、心痛、目黃、脇痛、手心熱痛。
6. 少澤穴屬小腸，手小指外側指甲邊，主吸收，治肩背疼痛、咽痛、頷腫、目黃、耳不聰。

二、腳六經脈的井穴

1. 大敦穴屬肝，腳大拇趾內側趾甲邊，主睡眠，治腰痛、口苦、目黃、咽乾、男疝女帶、遺尿、小便不利、小腹腫脹、泄瀉、臉色不好。
2. 隱白穴屬脾，腳大拇趾外側趾甲邊，主脾氣，治手腳沉重、脾氣失調、不能臥、舌痛、食不下、胃痛、打嗝、水瀉、黃疸、腰僵硬、膝腫痛。
3. 厲兌穴屬胃，腳第二趾外側（或第三趾內側）趾甲邊，主胃口，治睡不好、情緒低落、驚悸、狂吼、嘴歪眼斜、上腹腫脹、膝腫痛、臉色不好、鼻血、頸腫、喉痺。
4. 竅陰穴屬膽，腳第四趾靠小趾側的趾甲邊，主消化，治腰脇轉痛、頭痛、眼尾痛、頷痛、口苦、嘆氣、臉色不好、肌膚乾燥、腳外側熱。
5. 至陰穴屬膀胱，腳小趾外側趾甲邊，主汗與尿，治頭痛、腰背痛、眼痛、目黃、狂癲、痔瘡、鼻血、肢節痛不靈活。
6. 湧泉穴屬腎，腳底心窩處，主體液，治臉色不好、驚悸、恐慌、咳喘、嗜臥、腳下熱或痛、脊痛、泄瀉、黃疸。

手六經脈井穴，反應出思考能力與胸懷氣度；腳六經脈井穴，觀察出個人的意志與行動力。根據病證種類，都可從十二經脈的井穴，反向思考其與生活習慣之間的關聯，治病同時調整生活步調，雙管齊下，大可提高治癒率。

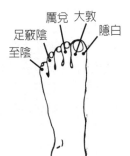
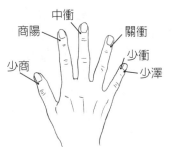
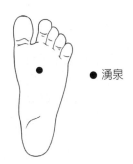

手腳井穴

十二經脈井穴的主要療效

經脈	井穴	主要療效
手太陰肺經	少商	咳嗽、氣喘、咽喉腫痛、發熱
手陽明大腸經	商陽	耳聾、齒痛、咽喉痛、中風昏迷
足陽明胃經	厲兌	失眠、扁桃腺炎、消化不良
足太陰脾經	隱白	腹脹、月經過多、癲狂、多夢
手少陰心經	少衝	心悸、胸脇痛、熱病、癲狂
手太陽小腸經	少澤	熱病、中風昏迷、乳汁少、目疾
足太陽膀胱經	至陰	矯正胎位、難產、頭頂痛
足少陰腎經	湧泉	頭痛、足心熱、休克、中暑
手厥陰心包經	中衝	心痛、中風昏迷、中暑、小兒驚風
手少陽三焦經	關衝	頭痛、目赤、咽喉腫痛、心煩
足少陽膽經	足竅陰	偏頭痛、目痛、耳聾、多夢失眠
足厥陰肝經	大敦	遺尿、月經過多、子宮脫垂

✚ 知識補充站

　　《內經‧繆刺論》：「邪客於手足少陰太陰足陽明之絡（心、腎、肺、脾、胃五絡），……五絡俱竭，令人身脈皆動，而形無知也，其狀若尸，或曰尸厥。」隱白穴（脾）、湧泉穴（腎）、厲兌穴（胃）、少商穴（肺），四穴區皆可放血舒緩腦心血管疾病。依臨床症狀表現，當如何選擇第一要穴以針灸治之；理論上，四穴都很重要，治療上，擇一取效，先取得患者信任，再強化治療效益；針對防治過勞死，由此著手，自能獲得確切療效！

6-4 看大拇指大拇趾杵狀指

《內經‧本輪》、《內經‧繆刺論》論及井穴「少商」是肺經脈之所出，「大敦」是肝經脈之所出，「隱白」穴是脾經脈之所出，井穴既是經脈、臟腑之所出，反映生命能量的成長與消耗情形。

「少商」在手大拇指末端，「大敦」與「隱白」在腳大趾末端，生理解剖學上，手腳末梢的動脈與靜脈交接的通道，活動量越大，包括運動及勞動，循環越好，休克、中風的機會相對減少，只要看到少商、大敦與隱白等所在之指甲末端表面有如沾塵不乾淨、血色亦不紅潤，顯示呼吸（少商）或消化（大敦、隱白）狀況不良，或兼而有之，少商穴區色澤枯黯，一定要加強有氧性運動，強化呼吸系統，同時注意空氣品質，避免長時間處於空氣汙染環境中，改善生活起居作息也是必要的；隱白穴區枯黯則要改善飲食習慣，調節營養攝取狀況。

望診手指與腳趾的指甲是否有杵狀指，指甲床與指節角度大於 160°，甚至達 190° 就是杵狀指，隨著角度增加，手大拇指反映肺功能與免疫問題也加大。人體老化常見慢性肺臟阻塞（COPD）與間質性肺炎，肺呼吸的基本功能弱化，嚴重者會導致死亡。老化過程中，指甲床與指節角度隨之醜化。愈努力、愈勤奮，勤於運動活動，能持之以恆者，手指愈如新蔥鮮蒜，也擁有較亮麗的生活。

年長者多器官衰退老化，體弱虛寒、血虛寒凝、手腳冰冷、四肢末梢如乾蔥老蒜，長久膽固醇累積在血管壁，下肢動脈逐漸狹窄，末梢血液循環不良，指甲床與指節角度就會醜化，尤其是大拇指指甲；五臟六腑累積的健康債務，多會在手大拇指與腳大拇趾的指甲上呈現。仔細觀察半月瓣（反映血液循環與心臟功能）、指甲角度（氣血運作與肺臟功能）、指甲色澤（生命活力與營養狀況）、周圍肉質（生活態度與品質、活動情形）即可明瞭。

人的手腳動作，控制於脊髓的「頸膨大」與「腰膨大」，由頸臂神經叢控制上肢，腰骶神經叢控制下肢，因為胸椎後彎造成的駝背，與前者關係很大；後者與腰骶椎後彎而彎腰關係密切。

小博士 解說

《內經‧繆刺論》：「邪客於手足少陰太陰足陽明之絡，此五絡，皆會於耳中，上絡左角（左率谷）」，五臟所屬絡經脈，只有肝經脈未會於耳中，五臟生尅，生息與共，肝心、腎肝為母子關係，《內經‧刺節真邪》「發矇」就是正午時候，藉著正陽之氣，針刺聽宮穴，疾偃鼻口，令氣貫耳咽管，讓患者耳聰；肝經脈與口咽及鼻竅和耳目息息相關。「疾偃鼻口」是導引按蹻療法之一，針刺與導引按蹻配合運用，是治已病；於心、腎、肺、脾、胃五絡，更是治肝腦末病，與肝腎陰虛之過勞百證。

指甲的望診

正常手指 160°

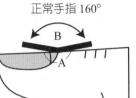

杵狀指 190°

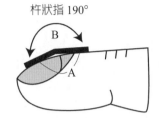

正常指

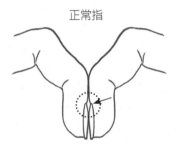

杵狀指

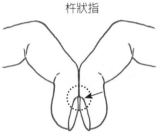

杵狀指是肺癌的警訊之一
手指密合度可做為初步判斷

＋ 知識補充站

　　《孟子・離婁章句上》：「存乎人者，莫良於眸子，眸子不能掩其惡。胸中正，則眸子瞭焉；胸中不正，則眸子眊焉。」頭暈眼花、耳不聰、目不明，如果隨著年齡增長而漸次發生，通常是正常的老化問題；但年紀輕輕，就頭殼、耳目症狀多，要防範疾病將至，甚至可能是大病一場。此時通過望診神色，以觀察肝病變及其變化為主：(1) 眼睛疲勞、(2) 視力低下、(3) 眼周青筋、(4) 眼睛的症狀、(5) 眼白顏色黃或紅、(6) 左頰紅、(7) 舌下靜脈曲張、(8) 鼻易出血、(9) 易怒、(10) 臉色青黑無光澤，來了解可能的疾病情況。

6-5 垂頭喪氣與頭傾視深看精神

人生活品質的指標與腦部及脊髓是一致的；人日常生活的動作，是與四肢及周圍神經共同作業，《內經》頭上五行二十五穴，與尻上五行二十五穴，是前述內容的基礎。

《內經》之〈背俞〉、〈血氣形志〉、〈刺熱〉等篇章都論析「背俞」，名稱一樣，所指部位各異，診治意義更是大不同。「駝背」是胸椎後彎，「彎腰」則是骶椎（含括第五腰椎與骶椎）後彎；胸椎與骶椎結構上自然往後彎，當椎間盤出了問題，或所屬脊髓神經及控制的內臟器官有狀況，多能溯源發現肇因於椎間盤損傷而造成彎腰駝背。

《內經·陰陽二十五人》所稱最理想的長壽「長相」是「圓面、大頭、美肩背、大腹、美股脛、小手足、多肉、上下相稱、行安地、舉足浮。」這還是與先天基因遺傳關係密切，氣血和順、愉悅樂觀者，生活自在、抗壓力強者多數如此。

《內經·通天》稱最理想的快樂長壽「體態」是「委委然（相貌雍容安穩），隨隨然（行止自得自在），顒顒然（昂首挺胸），愉愉然（心情愉快），暶暶然（眼睛明亮），豆豆然（品德不亂，氣血和順）。」此則以後天生活作息為主，時下，人人注重養生、保健、醫美……，自我要求高者，生活品質優良，才擁有如此長相、體態。

《內經·骨空論》言及脊椎上頂著頭顱骨，其間的風府穴，在枕骨與第一頸骨間正中的位置，脊椎下端的長強穴與尻部的八孔八髎穴，是灸治骶部副交感神經的重要穴區，最具養護神效。

《內經·脈要精微論》：「五藏者，身之強也，頭者精明之府，頭傾視深，精神將奪」，臨床上，視深包括了微露眼白的「瞳子高」，與大翻白眼的「戴眼」。《內經·三部九候論》：「瞳子高者太陽不足，戴眼者太陽已絕」，常常會翻白眼，多因精神不濟，很累了忍不住翻白眼，如果平時直接可看到白眼露出，早已長期過勞矣。來自椎動脈的大腦後動脈，與來自頸動脈的大腦前動脈集結而成腦底動脈，在腦部的下方，其組織很細；人在疲累時因後頸的頸動脈缺氧，就會覺得後頸痠；相較之下，前側的兩條頸動脈其血管很粗。當睡眠不足，疲累時眼眶會發黑、背部會痠痛，特別是膏肓區域，因這些部位的血管很細，其敏感度就會比頸動脈高，也較迅速感受到痠痛感。

小博士 解說

《內經·大惑論》：「五臟六腑之精氣，皆上注於目而為之精。精之窠為眼，骨之精為瞳子，筋之精為黑眼，血之精為絡，其窠氣之精為白眼，肌肉之精為約束，裹擷筋骨血氣之精而與脈並為系，上屬於腦，後出於項中。故邪中於項，……隨眼系以入於腦則腦轉，腦轉則引目系急，目系急則目眩以轉。……精散則視歧，視歧見兩物。」診察眼睛的症狀：(1) 上眼瞼腫：氣虛、濕痰多心血管疾病；(2) 眼瞼缺乏血色：血虛；(3) 下眼瞼腫：腎病或瘀血；(4) 眼下皺紋：腎氣不足；(5) 張眼睡覺：脾虛。

《內經・脈要精微論》論五臟者身之強也

部位	府	病證	穴道	經脈	穴道	經脈
頭	精明之府	頭傾視深，精神將奪矣	風府	督	天窗	小腸
背	胸中之府	背曲肩隨，府將壞矣	肩井	膽	肩髃	大腸
腰	腎之府	轉搖不能，腎將憊矣	帶脈	膽	陽關	膽
膝	筋之府	屈伸不能，行則僂附，筋將憊矣	梁丘	胃	足三里	胃
骨	髓之府	不能久立，行則振掉，骨將憊矣	絕骨	膽	三陰交	脾
得強則生，失強則死						

腦部構造及其功能

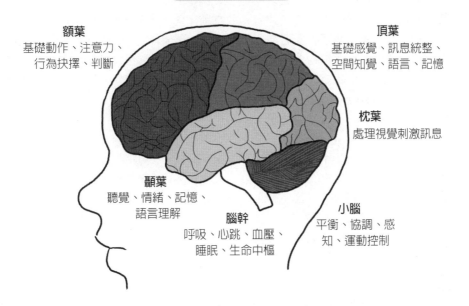

額葉
基礎動作、注意力、
行為抉擇、判斷

頂葉
基礎感覺、訊息統整、
空間知覺、語言、記憶

枕葉
處理視覺刺激訊息

顳葉
聽覺、情緒、記憶、
語言理解

腦幹
呼吸、心跳、血壓、
睡眠、生命中樞

小腦
平衡、協調、感
知、運動控制

✚ 知識補充站

　　人的腦部構造粗分為大腦、間腦、腦幹（中腦、橋腦和延腦）與小腦。腦幹上接間腦下接脊髓，位於大腦下方，小腦前方。腦幹負責調節複雜的反射活動，包括呼吸作用、心跳、血壓等，對維持人的生命有重大意義。十二對腦神經之中除了嗅神經和視神經外，腦幹含有動眼神經、滑車神經、三叉神經、外旋（外展）神經、顏面神經、聽（前庭蝸）神經、舌咽神經、迷走神經、副神經及舌下神經等十對處理腦神經訊息的神經核。因此，醫學常以腦死──「腦幹死亡」判定為一個人失去生命的準則。

6-6 耳提面命與胸腹事宜看臉色

《內經・五色》之望診重點，一是「五色獨決於明堂」，察看明堂（鼻）骨的色澤（反映生活結構）呈現；二是「常候闕中」，察看闕中（眉眼之間）色澤變化，及此區肌膚的動靜（顯現生命功能），透過這兩個步驟，身心狀態多能明白清晰的掌握。

「常候闕中」反映第十對腦神經（迷走神經）之功能，並觀察交感神經所主管之循環器官；自律神經系統之交感神經系統讓心跳加快，卻讓腸子運作減慢。「五色獨決於明堂」觀察副交感神經所主管之消化器官，自律神經系統之副交感神經系統讓心跳減慢，卻讓腸子運作加快。這兩個神經系統無法切割。呼吸與循環系統表現在「闕中」，與生命能量及精神活力相通；消化與排泄系統表現在「明堂」，與生活習慣及起居作息相關。

「闕中」，眼睛內側的睛明穴，和眉頭的攢竹穴，都屬膀胱經脈，與飲及汗、尿相關。「明堂」，眼睛正中下緣有胃經脈的承泣穴、四白穴，鼻翼有大腸的迎香穴，與食和屎相關。胃腸功能看鼻唇最準。從口腔到肛門都屬消化器官，病變狀態會反映在「明堂」。

「薄澤爲風（呼吸系統），沖濁爲痺（循環系統），在地爲厥。」「風者，百病之始。」(1)「常候闕中」，闕中對應肺，「薄澤」是淡淡的異色光澤，反映呼吸系統，血液循環已出現不順暢現象，是外感風邪或濕邪，或是肺痿或肺癰，以外因爲多，如病毒入侵。(2)「厥逆者，寒濕之起」（濕爲萬病之源），「在地爲厥」下巴或下頜骨下方區域看「沖濁」（循環系統：血脈不順暢或相當不順暢），多是虛勞腰痛、少腹拘急，多爲內因，如腦心血管疾病。

心經脈與肝經脈行經臉部的鼻骨、顴骨及上頜竇等部位，反應免疫功能；心肝或肝腦之「溫熱」或「氣血不順暢」，反應在鼻骨、顴骨及上頜竇，上方關係著「常候闕中」，下方連繫著「五色獨決於明堂」，臨床望診時應一併檢視。

小博士解說

綜觀《內經・五色》之望診，可歸納爲「臟腑」及「肢節」兩大領域：

1. 五臟六腑部分：

《臉部十觀診》(1) 闕中肺、(2) 下極心、(3) 直下肝、(4) 肝左膽、(5) 肝下脾、(6) 方上胃、(7) 中央大腸、(8) 挾大腸腎、(9) 面王以上小腸、(10) 面王以下膀胱子處。觀察其色澤差異，以顏色最差者所對應之臟腑爲主診。

2. 肢節部分：

《臉部十視診》(1) 庭首面、(2) 闕上咽喉、(3) 顴肩膊、(4) 顴後臂、(5) 臂下手、(6) 目內眥上膺乳、(7) 挾繩而上脊背、(8) 循牙車以下股，中央膝、(9) 膝以下脛，脛以下足、(10) 巨分股裏，巨屈膝臏。觀察其色澤差異，以顏色最差者所對應之肢節爲主診。

從臉部「十觀」診五臟六腑之安危

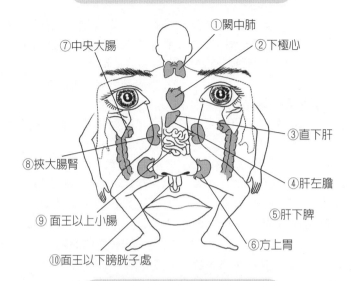

⑦中央大腸
①闕中肺
②下極心
③直下肝
④肝左膽
⑤肝下脾
⑥方上胃
⑧挾大腸腎
⑨面王以上小腸
⑩面王以下膀胱子處

從臉部「十視」診肢節之安危

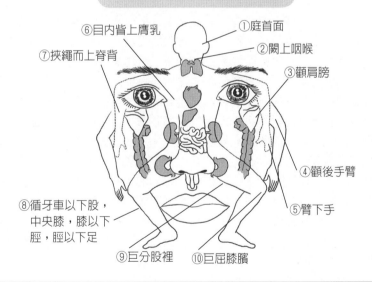

⑥目內眥上膺乳
①庭首面
②闕上咽喉
③顴肩膀
⑦挾繩而上脊背
④顴後手臂
⑤臂下手
⑧循牙車以下股，中央膝，膝以下脛，脛以下足
⑨巨分股裡
⑩巨屈膝臏

＋ 知識補充站

　　《內經・玉版論要》：「容色見上下左右，各在其要。其色見淺者，湯液主治，十日已。其見深者，必齊主治，二十一日已。其見大深者，醪酒主治，百日已。色夭面脫，不治，百日盡已。」根據臉上病色之深淺變化，其療程及用藥大不相同，為醫者當掌握其中契機，對證下藥給予適當的治療。

6-7 觀看耳朵的地位

《內經·五色》論及「挾大腸者腎」，即下頜骨與兩耳之外觀，包括耳朵位置、質地、色澤，都是望診腎臟功能的重點。

1. 兩耳的「位置」：觀腎臟位置，與先天體質及患腰痛之機率；耳陷下或二耳高低偏差過大者，易患腰痛。
2. 兩耳「質地」：耳之厚薄、堅緊、大小，觀腎臟之功能，堅緊結實而小者腰脊多強而有力，功能佳；脆薄、過大、過小者腰腎易受傷，且伴有消渴、躁擾不安。
3. 兩耳「色澤」：澤潤夭枯，觀腎臟現階段狀況，從而評估腰脊功能。

耳朵後方有乳突骨，前方有莖突骨，到舌頭之間有莖突舌骨肌與下頜舌骨肌；耳朵裏有砧骨、鐙骨、錘骨三小骨，都是結構很小的骨頭，但老化就從這裏開始。隨著年齡，聽神經在老化，耳咽管慢慢縮小而塞住，聽力隨之減弱。耳咽管與鼻咽相通，耳咽管下來之處的胸鎖乳突肌，這塊肌肉是展現生命力的關鍵，胸鎖乳突肌牽繫著乳突骨，耳咽管下乳突的蜂巢是空的，與耳咽管相通；更重要的是乳突骨部位有導靜脈，循環通暢者，到了八、九十歲，耳朵仍色亮結實，耳前、耳垂少皺紋，生活品質好。

諸多免疫系統疾病、腦心血管疾病，發病之初耳朵會起水泡或疹子，或出血或潰爛，但這個警訊常被我們忽略，或誤以為只是皮膚症狀。

顳骨區，太陽穴周圍，出現青筋，其多寡、深淺，反應身心問題的輕重緩急：
1. 顳骨區以胃經脈頭維穴為主，反應思考能力的問題。
2. 眉尾是三焦經脈的絲竹空穴，反應內心感情狀態。
3. 往下眼尾是膽經脈的瞳子髎穴，反應人際關係的問題。

耳朵前面，由上而下，有耳門、聽宮、聽會三穴，反應耳朵功能。
1. 屬三焦經脈的耳門穴（耳屏），生命原力（心意）。
2. 屬小腸經脈的聽宮穴（外耳輪腳），影響聽力（能力）。
3. 屬膽經脈的聽會穴（耳垂），理解力（溝通）。

耳朵正上方的顳部，有膽經脈與三焦經脈的穴道。大體上，耳後沒有毛髮的部位屬三焦經脈（原氣），耳後毛髮線區域屬膽經脈（中氣），比較左右耳朵附近的髮質與色澤，可檢視此二經脈之功能：
1. 膽經脈：從上而下，垂直線上，依序為頜厭、懸顱、懸厘、曲鬢、率谷等穴，髮質順柔或枯燥，反應精力與精神狀況；嚴重掉髮者，自體免疫功能失調機率相對高。
2. 膽經脈：順著耳朵的弧度，率谷後有天衝、浮白、竅陰、完骨，髮質枯燥，情緒低落，多負能量。
3. 三焦經脈：順著耳朵的弧度，耳尖的角孫穴，往下耳後有顱息、瘈脈、翳風，青筋多，循環系統與消化系統不良，孩童容易抽筋。

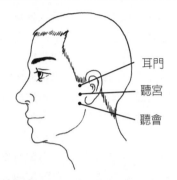

耳前三要穴耳門、聽宮、聽會

- 耳門
- 聽宮
- 聽會

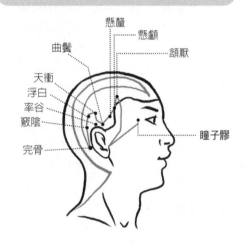

顳部與耳後診治膽與三焦經脈要穴

- 懸釐
- 懸顱
- 頷厭
- 曲鬢
- 天衝
- 浮白
- 率谷
- 竅陰
- 完骨
- 瞳子膠

＋ 知識補充站

　　耳朵看腎，腎主精志，開竅於耳，耳是腎的外部表現，耳堅者腎堅，耳薄不堅者腎脆，耳廓長耳垂豐滿，腎氣盛健。看耳朵正不正、貼得順不順、膚表乾不乾淨，可知這人腦筋清不清楚。耳垂豐厚又大者，思慮清楚有條理，耳朵小而豎立或不齊整者，相較之下腦筋較不靈活了。

　　臨床上，面對患者，觀其耳朵，有光澤、明亮者，可以坦白溝通病情；如果耳朵顏色黑黯者，話語點到為止。

　　太陽穴飽滿與否，反應腦神經功能；耳朵上方的髮際如果線條整齊無雜毛，膚表乾淨光亮者，腦筋清楚；蓬頭垢髮、膚表枯燥脫屑者，腦筋反應較遲鈍不靈光。

6-8 察看耳朵的本質

《內經‧口問》：「耳者，宗脈之所聚也」，耳朵質地顏色厚硬光亮者，先天體質好，薄軟枯黯者，先天體質不佳。

1. 耳輪，耳朵外緣的捲曲部分，望診肝腎目前功能狀況，枯萎焦黑最近多過勞；光滑明亮結實者，可持恆努力以赴，永續發展。

2. 外耳輪腳，外耳輪向上深入耳甲腔內的突起部，經過耳門穴區，耳輪腳將耳甲腔分為上耳甲腔與下耳甲腔；望診橫膈膜，枯萎焦黑多長期過勞；紅潤結實，精神飽滿；枯瘦乾澀，精疲力竭。

3. 內耳輪（對耳輪）位於外耳輪的內側，與外耳輪相對的隆起部位；望診脊椎骨，近耳垂處望診頸椎，近內耳輪上腳處望診骶椎。

4. 內耳輪上方有兩個分叉，向上分叉的一支為內耳輪上腳，望診膝踝關節。

5. 內耳輪上方腳，向下分叉的一支為內耳輪下腳，望診坐骨神經與交感神經系統。

6. 內耳輪上腳和下腳之間的三角形凹窩為三角窩，望診生殖與排泄系統，不孕或習慣性流產者，多見淺薄枯黯或蒼白如蠟，男性多精蟲活動力弱或少精蟲。

7. 外耳輪與內耳輪之間的溝道稱耳舟，望診頸臂關節，近耳垂處望診肩關節與肝腦情形，近耳尖處望診腕指關節與肝腸狀況。

8. 耳廓最底部，無軟骨部為耳垂，望診腦部與視覺、觸覺、味覺。

9. 耳輪腳以上的上耳甲腔，看心肺、呼吸系統及循環系統，以下的下耳甲腔看腹腔臟器、消化系統及泌尿生殖系統。

10. 外耳屏與內耳屏之間的耳屏間切跡，是掛置聽診器的位置。耳屏望診咽喉，耳屏紅潤結實，耳聰目明、聽力好；枯瘦乾澀，耳不聰目不明、聽力差。內耳屏望診食道與氣管，內耳屏紅潤結實，反應敏捷、理解力強；枯瘦乾澀，反應遲鈍、理解力差。

耳朵功能由四對腦神經運作，外耳由第十對腦神經控制；中耳有鼓膜，鼓膜有鏈骨、砧骨、鐙骨，由第五與第七對腦神經控制；內耳迷路由第八對腦神經控制。一個耳朵有四對腦神經控制，幾乎是腦幹的完整反應。耳朵內面蒼白或紅潤，反映內臟健康指數；上耳甲大，下耳甲較小，心胸傲慢、有氣魄，但行動力不足；從耳朵的形色可以觀測個人的身心健康狀態。

小博士 解說

頭耳的穴道群關係著免疫疾病，檢視耳朵表觀的形色，是掌握免疫疾病非常重要的一環，淋巴結也在這裏有所反應。耳朵上有很多穴道，穴位區域很小很密集，但都關連全身的臟腑器官，除了診斷之外，扎針、按摩耳朵，相當於運動全身經絡臟腑。

耳朵解剖圖

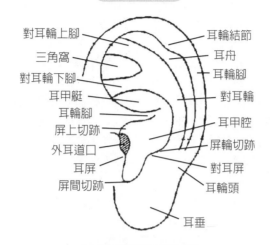

對耳輪上腳　　　　　　　　耳輪結節
三角窩　　　　　　　　　　　耳舟
對耳輪下腳　　　　　　　　　耳輪腳
耳甲艇　　　　　　　　　　　對耳輪
耳輪腳　　　　　　　　　　　耳甲腔
屏上切跡　　　　　　　　　　屏輪切跡
外耳道口　　　　　　　　　　對耳屏
耳屏　　　　　　　　　　　　耳輪頭
屏間切跡
　　　　　　　耳垂

耳朵重點按摩位置

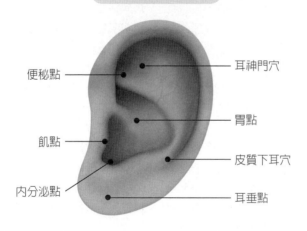

便秘點　　　　　　　　　　　耳神門穴

　　　　　　　　　　　　　　胃點

飢點　　　　　　　　　　　　皮質下耳穴

內分泌點　　　　　　　　　　耳垂點

✚ 知識補充站

　　耳朵是經脈匯集的部位，耳朵外形像一個蜷縮在子宮裏的胎兒，人體各器官組織在耳朵上都有相應的刺激點，多按摩有助健康。耳神門穴，位於三角窩內，調節自律神經、安定情緒、安神助眠、提高受孕機率。胃點，位於耳輪角，促進消化酶分泌，減少體內脂肪堆積。皮質下耳穴，在耳屏內側下緣，調節情緒、提升睡眠品質。便秘點，耳輪內側上方，促進腸胃蠕動，舒緩便秘。飢點，內耳屏中點，抑制食慾，阻斷飢餓訊息傳遞。內分泌點，內外耳屏交接處，調節內分泌，促進新陳代謝，產生飽足感。耳垂點則調節口、舌、咽、齒、頜、扁桃體等多項生理功能。

6-9 切脈部位寸關尺

寸口脈，太淵穴區，當腕關節橫紋外側；從列缺穴（腕後一寸五分）、經渠穴（腕後一寸）下行，向鼻煙窩走去；其橈動脈及其掌淺支都有小的伴行靜脈。臨床上，患者手腕置放在脈診墊上，醫生初持脈時，多會調整患者手腕，調整尺側橈側屈腕肌腱，與橈側拇長展肌腱，到最佳診脈位置，並望診伴行靜脈。

《內經・脈要精微論》：「尺內兩旁則季脇也，尺外以候腎，尺裏以候腹中。附上左（即關）外以候肝，內以候鬲；右外以候胃，內以候脾。上附上右（即寸）外以候肺，內以候胸中；左外以候心，內以候膻中。前以候前，後以候後。上竟上者，胸喉中事也；下竟下者，少腹腰股膝脛足中事也。」內與外，是診脈時指腹前方或偏外側為外，指腹後方或偏內側為內；在內的部位是表現功能的，在外的部位主要是診臟腑結構有無乖離不和之象。

《難經》診脈：(1)「十二經皆有動脈，獨取寸口，以決五藏六府死生吉凶之法。」(2)「寸口者，五藏六府之所終始，故法取於寸口也。」(3)「呼出心與肺，吸入腎與肝，呼吸之間，脾受穀味也，其脈在中。」

《內經・五藏別論》診脈：「氣口何以獨為五藏主，胃者水穀之海，六府之大源也。五味入口，藏於胃以養五藏氣，氣口亦太陰也。是以五藏六府之氣味，皆出於胃，變見於氣口。故五氣入鼻，藏於心肺，心肺有病而鼻為之不利也。凡治病必察其下，適其脈，觀其志意與其病也。拘於鬼神者，不可與言至德。惡於鍼石者，不可與言至巧。病不許治者病必不治，治之無功矣。」(1) 察色按脈，先別陰陽；(2) 審清濁，知部分；(3) 視喘息，聽音聲，而知所苦；(4) 觀權衡規矩，而知病所主。(5) 按尺寸，觀浮沉滑濇，而知病所生以治，無過以診，則不失矣。

左寸診察心臟結構、循環系統、左側上半身的功能狀況。左關診察消化附屬器官、肝臟、橫膈膜、情緒狀態。左尺診察左腎臟、腎上腺、左側下半身的功能狀況。

右寸診察呼吸系統、免疫系統、右側上半身功能狀況。右關診察消化器官、脾臟、胃、思考與智慧狀態。右尺診察右腎臟與腦下垂體的功能，及右側下半身的功能狀況。

小博士 解說

寸口脈分寸、關、尺三部位，主要比較：
1. 脈位，脈動的位置，寸脈與尺脈，關脈居其中。
2. 脈象，脈動的形象，滑濇、大小、浮沉。
3. 脈動的速度，疾徐、快慢。

臨床上，寸部診察胸喉中事，即頭面、胸腔與上肢，指太淵到魚際穴區，細察有無「外」離之脈，包括太淵到魚際的血絡（魚際診）；尺部診察少腹腰股膝脛足中事，即腹腔及下肢，指經渠穴到列缺穴，包括經渠到尺澤的血絡（尺膚診），比較寸部與尺部，嚴重者為病本，次者為標。

寸關尺的位置

三部	穴道	位置
寸	太淵	腕關節橫紋外側橈動脈中，橈側屈腕肌外側
關	經渠	橈骨莖突內緣，旋前肌中，太淵上量一寸
尺	列缺	橈骨莖突上方，肱橈肌與外展拇長肌之間，太淵上量一寸五分

《內經・脈要精微論》九脈象之病理

脈象	病理	脈象	病理	脈象	病理
長	氣治	大	病進	代	氣衰
短	氣病	上盛	氣高	細	氣少
數	煩心	下盛	氣脹	濇	心痛

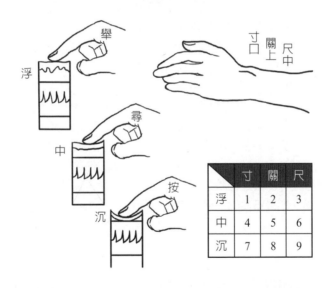

脈之三部九候

	寸	關	尺
浮	1	2	3
中	4	5	6
沉	7	8	9

✚ 知識補充站

　　氣口獨為五臟主，「有進斯有出」；靜脈血回流右心房多少，左心室的動脈血才能送出多少。肺臟定律則是「有出斯有進」，能吐氣才能吸氣。胸腔與腹腔透過橫膈膜，負責 70% 的呼吸功能；下肢六足經脈與氣口上下呼應，腰腳動作也因此與之隨時互動。

6-10 初持脈

《傷寒論》論及脈象：(1)「呼吸者，脈之頭也。」(2)「脈陰陽和平是寸口脈的寸關尺，大小浮沉遲數一樣。」(3)「脈浮沉遲數知表裏藏府之異。」(4)「初持脈，來疾去遲，此出疾入遲，名曰內虛外實也。初持脈，來遲去疾，此出遲入疾，名曰內實外虛也。」

《金匱要略》所論脈象：「寸口脈沉而遲，關上小緊數」，指初持脈寸口脈之象沉而遲，再進一步得脈有關上小緊數，此為「胸痹之病，喘息咳唾，胸背痛，短氣」、「咳即胸中隱隱痛，脈反滑數，此為肺癰」，都有胸痛，除了脈象有差異，後者多咳唾膿血。

初持脈是第一個感覺的脈動，血液從心臟出來與回去（進去）的快與慢，反應心臟的收縮與舒張，即初持脈於寸口，就好似聽診器置於胸口聆聽心臟跳動，初持脈也如手心貼上左胸口觸及心臟跳動，可以立即感受到心室收縮將動脈血液從主動脈輸出，彈動一下，彈動結束，就是心臟舒張；靜脈血液送回心臟，動脈的動是心臟收縮，動脈的動之後的靜是心臟舒張。

初持脈是診脈入門最重要的一環。初持脈，一是三指指腹一起觸寸關尺脈的第一個感覺。初持脈來急去遲為內虛外實；來遲去急為內實外虛，診表裏虛實。

初持脈，一是寸口脈與尺脈的各自表述，脈動瞬間出來微弱，回去較大，為表虛有汗與裏實不通暢；寸口微弱而頭大，即指腹一觸到脈動是大脈，按之脈象是微弱，胸腔的問題，表虛有汗。尺脈微弱而尾大，即指腹按之脈象是微弱，指腹離開的瞬間是大脈，腹腔臟器的問題，裏實不通暢。

《傷寒論》指「脈陰陽和平」是寸口脈的寸關尺，大小浮沉遲數一樣。《金匱要略》論脈象與病證：(1)「脈緊如轉索無常者，有宿食」；(2)「脈緊（寸口脈緊），頭痛風寒，腹中有宿食不化」；(3)「寸口脈浮而大，按之反濇，尺中亦微而濇，有宿食，大承氣湯」；(4)「脈數而滑者，實也，有宿食，下之愈，宜大承氣湯」；(5)「脈數而緊，乃弦，狀如弓弦，按之不移。脈數弦者，當下其寒；脈緊大而遲，必心下堅；脈大而緊者，陽中有陰，可下之。」

小博士解說

醫者初持脈一定要配合呼吸來診察患者的脈動，《內經‧平人氣象論》：「人一呼脈再動，一吸脈亦再動，呼吸定息脈五動，閏以太息，命曰『平人』。平人者，不病也。常以不病調病人，醫不病，故為病人平息以調之為法。人一呼脈一動，一吸脈一動，曰『少氣』。人一呼脈三動，一吸脈三動而躁，尺熱曰『病溫』，尺不熱脈滑曰『病風』，脈濇曰『痹』。人一呼脈四動以上曰『死』，脈絕不至曰『死』，乍疏乍數曰『死』。平人之常氣稟於胃，胃者，平人之常氣也，人無胃氣曰逆，逆者死。」

診脈基本手法及脈象

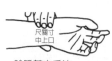

診脈基本手法

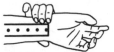

正常脈象
每分鐘脈搏 60 至 80 次，脈
動有充實感（緩和有力）

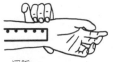

浮脈
輕觸即有脈動
病在皮表

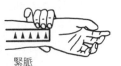

緊脈
脈動強而有力
急性病證

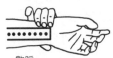

數脈
脈動快速
身體抵抗力升高

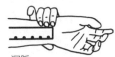

沉脈
用力壓診才有脈動
病在身體內部

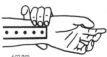

緩脈
脈動緩而弱
病情緩和

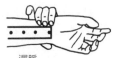

遲脈
脈動遲緩
身體抵抗力降低

初持脈

初持脈	虛實	代表藥方
出來快回去慢	內虛	小建中湯、理中丸、附子湯
	外實比內虛嚴重，但仍有內虛症狀	桂枝湯、麻黃湯、小青龍湯
出來慢回去快	內實嚴重	大陷胸湯、大承氣湯、抵當湯
	外虛比內實稍嚴重，但仍有相當內虛的成分	半夏瀉心湯、柴胡加芒硝湯、柴胡桂枝湯

➕ 知識補充站

　　《內經・脈要精微論》：「來疾去徐，上實下虛，為厥巔疾；來徐去疾，上虛下實，為惡風。」脈動的速度（疾徐快慢），來疾去徐，初觸到脈，脈走得很快，再仔細摸脈，脈即走得慢，上實下虛，為厥巔疾，如頭痛、思緒不清。來徐去疾，上虛下實，一觸到脈，脈走得很慢，再仔細摸脈，脈走得快，為惡風，即怕冷、怕風，陽氣受也。

6-11 少林銅人簿點斷

眼部之血絡，依其血行部位對時辰之感應變化，由此可確定因經脈、臟腑循環上之病變，所導致腰痛的脊椎病本部位。從眼睛血絡之顏色，可測知所感應的腰痛之輕重、病期之長短及預後狀況。其他經脈、臟腑依此類推。

1. 《少林銅人簿點斷》依據眼睛與十二經脈、十二時辰的關係，診治內傷。雖成書於文字教學不發達的時代，然置於現代，藉以為自己與親朋好友養護身心之用，仍彌足珍貴。
   (1) 眼白出現血絲與斑塊，多一時的症狀，以肺區域出現蒼白區塊機會最多。
   (2) 黑色是目前進行中，以肝、脾、腎區為多，膽、胃、膀胱與之呼應，病證後續發作機會大。
   (3) 咖啡色是過去病證的烙痕，以腹腔的症狀為多；胸腔的較少見。
   (4) 淡紅色是即將要發生，以心、小腸區域最常見。
   眼睛紅有可能是腦部有出血現象，尤其是內眼角或外眼角的眼白處，大多數會自癒，但狀況很嚴重者一定要覓眼科專業醫師詳加檢查。

2. 《少林銅人簿點斷》特別有益慢性生活習慣病者，宜日夜陰陽來運用。
   (1) 肝膽（11:00 pm～3:00 am）區域出現黑點，多腋下痛或肩頸僵，「熬夜或睡眠品質差」、「憂懼或易怒」。
   (2) 脾胃（7:00 am～11:00 am）區域出現黑點，多「飲食方面問題」，或「白天辛苦過勞」、「脾氣修養很差」，多胃部痛；如出現脾、胃兩點，多有潰瘍現象。五十歲以前血液循環較活絡，較準確；五十歲以後，人老眼珠黃濁，因老化致眼白部分多混濁，無法表達完整的血液循環狀況，可能失準。至於嬰幼兒時期即出現狀況，都因父母的生活作息不規律，或體質虛弱等烙下痕跡。
   (3) 腎膀胱（3:00 pm～7:00 pm）區域出現黑點，多腰痛或膝腳疼痛。
   (4) 心包絡三焦（7:00 pm～11:00 pm）區域出現黑點，多腹腔生殖器官有狀況，尤其是年輕女性。
   (5) 肺、大腸（3:00 am～7:00 am）肺區域出現蒼白區塊，多「飲食偏寒涼，呼吸問題多」，或「長時間呼吸道過敏」，或「壓抑、憂鬱」，常見於發育中的孩童。
   (6) 心、小腸（11:00 am～3:00 pm）區域出現紅絲，多「睡眠方面問題」或「晚上辛苦過勞」，或「心情情緒不好」。

傷著肝、膽、脾、胃之點斷位置圖

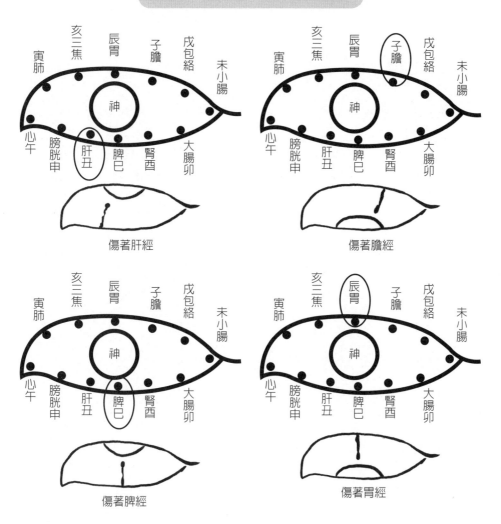

傷著肝經

傷著膽經

傷著脾經

傷著胃經

+ 知識補充站

　　頸內靜脈，分成顱內枝與顱外枝，顱外枝收集到面靜脈血，其缺少靜脈瓣，透過眼上、眼下靜脈與顱內的海綿竇相通；透過面深靜脈經眼下靜脈、翼靜脈叢與海綿竇相通。海綿竇症候群是受到面部感染、發炎、血管病變、外傷、腫瘤等因素造成，主要症狀為眼球疼痛、突出、眼肌麻痺、結膜水腫、眼壓增高、視力喪失等眼部疾病。下關、頰車、承泣、四白、巨髎、地倉等穴區之色澤變化、斑點呈現、肌膚彈性，都關係著眼睛與海綿竇的循環狀況。

第 7 章
辨 證

《內經‧刺節真邪》論及「刺有五節」：

1. 振埃者，陽氣大逆，上滿於胸中……。取之天容。其欬上氣窮詘胸痛者，取之廉泉。

2. 發矇者，耳無所聞，目無所見，刺此者，必於日中，「刺其聽宮，中其眸子，聲聞於耳」，此其輸也。

3. 去爪者，刺關節肢絡。……此病榮然有水，不上不下，「鈹石」所取，「形不可匿，常不得蔽」，故命曰去爪。

4. 撤衣者，盡刺諸陽之奇輸，末有常處。是陽氣有餘，而陰氣不足，……取之於其「天府大杼」三痏，又刺「中膂」，以去其熱，「補足手太陰，以去其汗，熱去汗稀」，疾於撤衣。

5. 解惑，大風在身，血脈偏虛，虛者不足，實者有餘，……「瀉其有餘，補其不足，陰陽平復」，用「鍼」若此，疾於解惑。

癌症發生與生理遺傳基因關係密切，或是生理節奏紊亂所致；生理時鐘紊亂罹癌機率升高，因此生活習慣的管理特別重要，一定要參酌《內經‧四氣調神大論》四季善養。治療癌症要配合腦部所有神經傳導物質的感受性，且與吸收排斥、分布、代謝、排泄都息息相關。豬苓湯、四逆散、黃連阿膠湯都具調養作用，依據醫生囑咐服用有一定之效果。

7-1 八綱辨證之陰陽

中醫辨證，主要有八綱辨證與六經辨證。八綱辨證是各種辨證的總綱，朝治療方向前進，選擇輕重緩急方式及處理策略，是從各種具體的證候中，抽象出來普遍規律的共通性，即任何一種疾病出現的症狀雖然錯綜複雜，中醫學中都可用八綱進行分析、歸納、應用：(1) 病位在表或裏；(2) 疾病性質為寒或熱；(3) 邪正鬥爭關係為實或虛；(4) 病證為陽類或陰類。

極為複雜的疾病病理變化及臨床表現，運用八綱對病情進行辨別歸類，可執簡馭繁。八綱辨證，每一綱均是獨特的內容，但不能截然分割。同一病人，可能病位在體表，同時有熱證，而身體正氣未衰仍實，病情應概括為表實熱證；此外，寒熱虛實夾雜的情況，臨床上也頗為常見。

陰、陽、表、裏、寒、熱、虛、實八個辨證的綱領；辨證過程以臟腑、經絡、氣血、津液、病因等為依據，通過望、聞、問、切四診所蒐集的症狀、體徵等資料，綜合、歸納、分析、推理、判斷、辨明其內在聯繫，及各種病變相互間關係，從而認識疾病，作出正確診斷及確立治則。

辨證和論治是理、法、方、藥兩大重要環節，不可分割。辨證「分而論之」認識疾病，論治「參而合之」針對病證，採取相應的治療手段和方法。辨證是治療的前提和依據，論治是辨證的目的，和檢驗辨證正確的客觀標準。

八綱中的陰陽兩綱，可以概括其餘六綱，陰陽是證候分類的總綱，陰陽有具體的辨證內容，是抽象的哲學概念，如陽氣、陰液、心陰、脾陽等；有具體的醫學內容，如陽盛證（實熱證）、陰盛證（實寒證）、陰虛證（虛寒證）、陽虛證（虛熱證），以及亡陽證、亡陰證、陽亢證、虛陽浮越證等等，是陰陽失調的病理變化。

基本上，凡見興奮、躁動、亢進、明亮等表現的表證、熱證、實證；症狀表現於外的、向上的、容易發現的；病邪性質為陽邪致病，病情變化較快等，都可歸屬為陽證。抑制、沉靜、衰退、晦暗等表現的裏證、寒證、虛證；症狀表現於內的、向下的、不易發現的；病邪性質為陰邪致病，病情變化較慢等，可歸屬為陰證。

小博士解說

《內經·金匱真言論》歸納八綱辨證，甚為簡要完備。

1. 人之身體：(1) 人之陰陽，外為陽內為陰。(2) 人身之陰陽，背為陽腹為陰。(3) 人身之藏府中之陰陽，藏為陰府為陽。肝心脾肺腎五藏，皆為陰。膽胃大腸小腸膀胱三焦六府，皆為陽。

2. 天地之於人體：(1) 東風生於春，病在肝，俞在頸項；春氣者病在頭，春善病鼽衄，春病在陰。(2) 南風生於夏，病在心，俞在胸脇；夏氣者病在藏，仲夏善病胸脇，夏病在陽。(3) 中央為土，病在脾，俞在脊；長夏善病洞泄寒中。(4) 西風生於秋，病在肺，俞在肩背；秋氣者病在肩背，秋善病風瘧，秋病在陽。(5) 北風生於冬，病在腎，俞在腰股；冬氣者病在四肢，冬善病痺厥，冬病在陰。

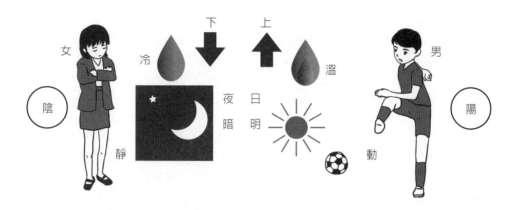

陰陽屬性圖示

病證類別歸納為陽證或陰證

人之內在為陰	人之外在為陽
腹部為陰	背部為陽
臟為陰	腑為陽
春病多在陰	夏病多在陽
冬病多在陰	秋病多在陽

✚ 知識補充站

《內經‧太陰陽明論》論陰陽表裏之不同形象：

1. 陽者，天氣也，主外；陽道實。犯賊風虛邪者，陽受之；陽受之，則入六府：(1) 入六府，則身熱不時臥，上為喘呼；(2) 喉主天氣，故陽受風氣，陽氣從手上行至頭，而下行至足，故曰陽病者上行極而下；(3) 傷於風者，上先受之（風為百病之始）。

2. 陰者，地氣也，主內。陰道虛。食飲不節，起居不時者，陰受之。陰受之，則入五藏：(1) 入五藏，則䐜滿閉塞，下為飧泄，久為腸澼。(2) 咽主地氣。陰受濕氣。故陰氣從足上行至頭，而下行循臂至指端；陰病者下行極而上。(3) 傷於濕者，下先受之（濕為萬病之源）。

7-2 八綱辨證之表裏

《傷寒論》「病在半表半裏」分「純裏證」、「非純裏證」，從脈辨表裏證：

1. 脈細而沉「陽微結」，「病在半表半裏」，「非純裏證」宜柴胡桂枝湯。
2. 脈沉緊頭汗不出，「純陰結」，「純裏證」宜柴胡桂枝乾薑湯（頭汗不出）。
3. 脈沉緊頭汗出「非純裏證」宜小柴胡湯，得屎而解（頭汗出）。

柴胡桂枝湯與四逆散都是常用藥方，四逆散治咳、心下悸、泄利等，柴胡桂枝湯治心下悶或欲嘔吐。《傷寒論》有關表裏辨證之條文：

126.「胃家實」瀉心湯群、承氣湯群為主，「純裏證」。

128.「汗先出不徹，胃家實」，「純裏證」。

133.「口津液，胃中乾，胃家實」，「純裏證」。

136.「胃家實脈遲，汗出多，微惡寒，表未解，可發汗，宜桂枝湯」，「非純裏證」。

137.「胃家實，脈浮無汗而喘，發汗則愈宜麻黃湯」，「非純裏證」。

143.「脈浮滑，表有熱，裏有寒，白虎湯」，「非純裏證」。

163.「嘔多雖胃家實不可改之」，「非純裏證」。

176.「胃家實，其人喜忘者，必有畜血，宜抵當湯下之」，「純裏證」。

187.「傷寒轉繫胃家實，其人濈然微汗出也」，「非純裏證」。

190.「食穀欲嘔，胃家實也，吳茱萸湯主之」，「純裏證」。

192.「胃家實，不能食，攻其熱必噦。胃中虛冷故也」，「純裏證」。

206.「胃家實，中風，脈弦浮大而短氣，病過十日，脈續浮者，與小柴胡湯；脈但浮無餘證者，與麻黃湯」，「非純裏證」。

《金匱要略》：「寸口脈浮而遲，浮即為虛，遲即為勞；虛則衛氣不足，勞則營氣竭。趺陽脈浮而數，浮即為氣，數即消穀而大堅（緊），氣盛則溲數，溲數即堅，堅數相搏，即為消渴。」

浮脈則熱，與浮即為虛，遲脈則潛，與遲即為勞，病理上大同小異，總是虛勞的脈象，反應出不同症狀，診脈確定病名前，要辨證虛實，再推敲表裏與寒熱，達到精確診治。

小博士 解說

「寸口脈浮而遲，水走於皮膚」是「表證」，以汗為主，要多活動與運動，讓交感神經負責心跳加速，正常化；「寸口脈弦而緊，水走於腸間」是「裏證」，以尿屎為主，要吃喝得宜，多休息，讓副交感神經負責肝臟儲蓄能量，正常化。是以，寸口脈不足時，要配合趺陽脈，才能達到預期的診治效果。如「寸口脈沉而遲，沉則為水，遲則為寒，寒水相搏。趺陽脈伏，水穀不化，脾氣衰則鶩溏，胃氣衰則身腫。」

趺陽脈反應肝臟與脾胃，即飲食和營養狀況。寸口脈反應肺臟與心臟，即呼吸和血液狀況。

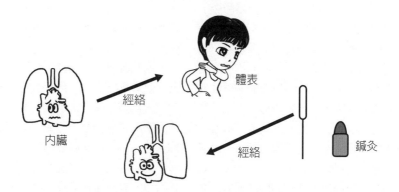

內臟與體表關係

經絡

體表

內臟

經絡

鍼灸

表裏辨證疾病位置、深淺、輕重

軀殼為表	臟腑為裏
皮膚為表	筋骨為裏
腑屬表	臟屬裏
經絡屬表	臟腑屬裏
三陽經屬表	三陰經屬裏

✚ 知識補充站

　　《傷寒論》條文 228.：「傷寒五、六日，頭汗出，微惡寒，手足冷，心下滿，口不欲食，大便硬，脈細者，此為陽微結。必有表復有裏也，脈沉亦在裏也。汗出為陽微，假令純陰結，不得復有外證，悉入在裏，此為半在裏半在外也。脈雖沉緊，不得為少陰病，所以然者，陰不得有汗，今頭汗出，故知非少陰也，可與小柴胡湯，設不了了者，得屎而解。」

7-3 八綱辨證之寒熱

中醫用水和火的特性歸納出陰和陽，藉以說明人體的病理變化。所有疾病的發生、病程發展，就是一種正（免疫）、邪（細菌、病毒、其他外來因素）抗爭的過程。在邪氣作用下，或本身機能病理性亢奮所致的陰或陽，任一方高於正常水準的病變，呈現陰盛或陽盛，即造成「陰盛則陽病，陽盛則陰病」、「陰盛則寒，陽盛則熱」等病理現象。

寒熱是辨別疾病性質的兩個綱領。寒證與熱證反映機體陰陽的偏盛與偏衰，陰盛或陽虛的表現爲寒證；陽盛或陰虛的表現爲熱證。《內經．陰陽應象大論》：「陽勝則身熱，陰勝則身寒。」《內經．調經論》：「陽虛則外寒，陰虛則內熱」，即「寒熱乃陰陽之化也」。寒證小便清長，熱證小便短赤；小便清澈而多（清長），邪多未傳裏，小便色濁而短（短赤），多邪在裏而病急。

寒熱辨證是通過四診，對與其相適應的疾病本身，熱證是指一組有熱象的症狀和體徵，寒證是指一組有寒象的症狀和體徵，如：

表寒證：發熱、惡寒重、口淡不渴、舌苔薄白潤、脈浮緊等。

表熱證：惡寒、發熱重、口微渴、舌邊尖紅赤、脈浮數等。

惡寒、發熱與寒證、熱證不同。惡寒、發熱是疾病現象，疾病所表現寒熱徵象有眞假之別，寒證、熱證是對疾病本質的判斷。

寒熱辨證，《內經．至眞要大論》論及「寒者熱之」、「熱者寒之」，寒證用熱劑，熱證用寒劑，治法迥然不同。

寒證是感受寒邪，或陰盛陽虛所表現的證候。多因外感陰寒邪氣，或因內傷久病，陽氣耗傷；或過服生冷寒涼，陰寒內盛所致。其證包括表寒、裏寒、虛寒、實寒等。惡寒喜暖，面色白，肢冷踡臥，口淡不渴，痰、涎、涕清稀，小便清長，大便稀溏，舌淡苔白而潤滑，脈遲或緊。（冷、白、稀、痛、踡）

熱證是感受熱邪，或陽盛陰虛所表現的證候。多因外感火熱之邪，或寒邪化熱入裏；或因七情過激，鬱而化熱；或飲食不節，積蓄爲熱；或房室勞傷，劫奪陰精，陰虛陽亢所致。熱證包括表熱、裏熱、虛熱、實熱等。惡熱喜冷，口渴喜冷飲，面紅目赤，煩躁不寧，痰、涕黃稠，吐血衄血，小便短赤，大便乾結，舌紅苔黃而乾、脈數。（熱、紅、乾、數、亂）

惡寒發熱及對寒熱的喜惡，口渴與否，面色的赤白，四肢的溫涼，二便、舌象、脈象等都是重要依據。

小博士解說

病之寒熱，辨證差異在口渴與不渴，渴而消水與不消水，飲食喜熱與喜冷，煩躁與厥逆，溺之長短赤白，便之溏結，脈之遲數以分之。口渴而能消水，喜冷飲食、煩躁、溺短赤、便結脈數，此熱也；口不渴而不能消水，喜飲熱湯，手足厥冷、溺清長、便溏、脈遲，此寒也。

寒證與熱證生理情況比診

比診	寒熱	口渴	面色	四肢	神態	痰涕	二便	舌象	脈象
寒證	惡寒喜熱	不渴	白	冷	踡臥少動	清稀色白	大便稀溏小便清長	舌淡苔白而潤滑	遲或緊
熱證	惡熱喜冷	渴喜冷飲	紅赤	熱	仰臥躁動	黃稠	大便乾結小便短赤	舌紅苔黃而乾	數

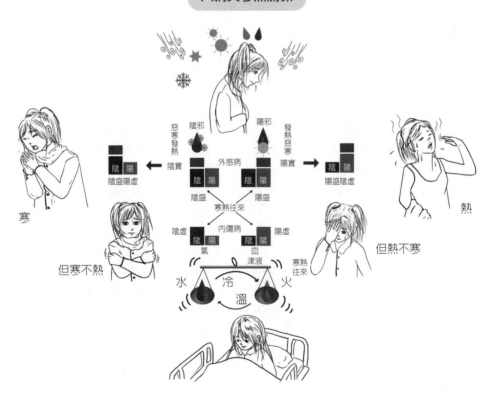

八綱與寒熱關係

7-4 八綱辨證之虛實

《內經·通評虛實論》論虛實辨證是辨別邪正盛衰的綱領，掌握病變過程中，人體正氣的強弱和致病邪氣的盛衰。

1. 邪氣盛則實，重實者，大熱病，氣熱脈滿，是謂重實，經絡皆實，是寸脈急而尺緩，滑則從，濇則逆。

2. 精氣奪則虛，脈氣上虛尺虛，是謂重虛，氣虛者言無常也，尺虛者行步恇然。脈虛者不象陰（寸脈按之不應手），滑則生，濇則死。寸脈急大堅，尺濇而不應也，如是者，從則生，逆則死。所謂從者手足溫也，所謂逆者手足寒也。

《內經·調經論》論證「百病之生，皆有虛實」，通過虛實辨證，瞭解病體的邪正盛衰，為治療提供依據。

實證是對人體感受外邪，或疾病過程中陰陽氣血失調而以陽、熱、滯、閉等為主，或體內病理產物蓄積的各種臨床證候。實證以邪氣充盛、停積為主，但正氣尚未虛衰，邪正鬥爭一般較為劇烈，表現為有餘、強烈、停聚的特點。致病邪氣的性質及所在部位的不同，實證的表現亦極不一致，常見發熱，煩躁、神昏譫語、胸悶呼吸氣粗、痰涎壅盛，腹脹痛拒按、大便秘結，或下利、裡急後重，小便不利，或淋瀝濇痛，舌質蒼老、舌苔厚膩，脈實有力。

虛證是人體正氣虛弱、不足，人體正氣包括陽氣、陰液、精、血、津液、營、衛等，故陽虛、陰虛、氣虛、血虛、津液虧虛、精髓虧虛、營虛、衛氣虛等都屬於虛證的範疇。虛證可由先天稟賦不足導致，或由後天失調和疾病耗損產生。如飲食失調、營血生化資源不足；思慮太過、悲哀卒恐、過度勞倦等，耗傷氣血營陰；房室不節，耗損腎精元氣；久病失治、誤治，損傷正氣；大吐、大瀉、大汗、出血、失精等致陰液氣血耗損等，均可形成虛證，其表現各有證候特點。

1. 五久勞傷：久行傷筋、久立傷骨、久坐傷肉、久臥傷氣、久視傷血，一生最忌，「過久」沒好命。

2. 四大過勞：勞心、勞力、房勞、懶勞，冬天嚴禁，不禁者春天易病腦心血管疾病。

3. 三大誤食：偏食、過食、少食，夏天最忌，不忌者，秋冬天腸胃易出病，免疫系統出問題。

4. 少火與少量最養生、輕愉，少量多餐多變化最養胃、延壽。

5. 壯火與大量，如暴飲暴食、過勞多易病。

食氣之火養生氣，一而盛、二而衰、三而竭。源源不絕之小火，四肢末端的井、滎、俞、原、經、合穴群，是出、溜、注、過、行、入，深深影響經脈入臟腑，手足靜脈回流心臟之機制。

小博士 解說

《傷寒論》有關辨證虛實之條文：

471. 脈有三部，尺寸及關。腎沉心洪，肺浮肝弦，寸口「虛實」見焉。審察「表裏」，三焦別焉。

473. 初持脈，來疾去遲，此出疾入遲，內虛外實。來遲去疾，此出遲入疾，內實外虛。

虛證傷陰傷陽之臨床證候比較

虛證	常見病證	病變
傷陽 陽虛	心陽虛證、脾陽虛證、腎陽虛證、心腎陽虛證、脾腎陽虛證	多見於病久體弱者，病勢較緩
傷陰 陰虛	肺陰虛證、心陰虛證、胃陰虛證、肝陰虛證、腎陰虛證、肝腎陰虛證、心腎陰虛證、肺腎陰虛證	病變可見於多個臟器組織

從左右手之大絡辨證虛實

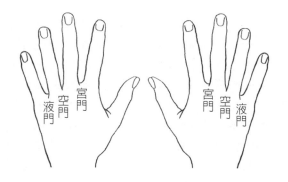

✚ 知識補充站

　　虛證的病機主要表現在傷陰及傷陽兩方面。傷陽者以陽氣虛的表現為主。陽虛證多見於病久體弱者，病勢一般較緩。臨床上其表現有各自臟器的證候特點。

　　傷陰者以陰虛的表現為主。陰虛證可見於多個臟器組織的病變，以並見各臟器的病狀為診斷依據。

　　從左右手之大絡辨證虛實，左、右手大絡（手背三門穴），觀察其色澤與塌陷程度，壓按左右手大絡，比較最疼痛的門穴區，可以掌握病證虛實，例如：左液門穴較痛或陷，為實證；右液門穴較痛或陷，為虛證；餘依此類推。

7-5 六經辨證之概念

深入拆解《傷寒論》552 條經文的內涵，欲融會貫通六經之首，就是要不斷的接觸，熟能生巧，即可靈活的施之於脈診。診脈人人言之鑿鑿，如：太陽之為病脈浮，少陰之為病脈微細等等；基本上，脈診以條文 472.、473.、479. 為要領，切忌急功好利，慢工始能出細活，建立自信，持之以恆。

《圖解中醫學概論》將六經之為病，分析為：

1.「太陽之為病，脈浮，頭項強痛，惡寒」與「少陰之為病，脈微細，但欲寐」，是陽表與陰裏之辨；「太陽之為病」是下視丘的初步感受，人不舒服之際，體溫的控制反應；「少陰之為病」是下視丘的進階感受，屬自律神經的迷走神經之控制反應。「脈浮」與「脈微細」是心臟力量的表現。

2.「陽明之為病，胃家實」與「太陰之為病，腹滿而吐，食不下，自利益甚；時腹自痛，下之，胸下結硬，自利益甚」，是自律神經的迷走神經與 S2～S4（骶骨）副交感神經的失控反應；「陽明之為病，胃家實」，多飲食方面與消化器官問題，如消化不良。「腹滿而吐，食不下，自利益甚」，是消化系統的急性症狀；「時腹自痛，下之，胸下結硬」，是消化系統出現慢性問題。

3.「少陽之為病，口苦、咽乾、目眩」與「厥陰之為病，消渴、氣上撞心、心中疼熱；飢而不欲食，食則吐蚘，下之利不止」；「口苦、咽乾、目眩」，多長時間飲食與消化附屬器官的問題；「消渴、氣上撞心、心中疼熱」則已致使新陳代謝系統出現急性問題；「飢而不欲食，食則吐蚘，下之利不止」，多新陳代謝系統發生慢性症狀。

為醫者不宜把診脈過度神奇化，用心診脈，「浮」是「初持脈」就有脈動感應，「微細」是初持脈不易找到脈動。脈是心臟跳動的表徵，從心臟生理學角度而言，脈有力就是心臟主動脈瓣工作效率佳，或說是主動脈瓣能大而有力的開張；反之，脈乏力就是心臟主動脈瓣乏力，只能小而無力的開張。正常人的主動脈瓣約 $3～5cm^2$（二尖瓣約 $4～6cm^2$），診脈的第一訊息，是來自主動脈瓣口徑的大小。換言之，《傷寒論》與今日的科學實證醫學是相通的。

小博士 解說

六經辨證為張仲景《傷寒論》之精髓；《傷寒論》的基本概念即為六經之始：

1. 三陽之證作息仿春夏秋，無厭於日，與雞俱興。
2. 三陰之證生息仿冬季，必待日光。
3. 六經辨證與十二經脈、奇經八脈循環，及四診皆為殊途同歸。

《傷寒論》552 條文中，提綱挈領的第 11 條：「寸口、關上、尺中三處，大小、浮沉、遲數同等，雖有寒熱不解者，此脈陰陽為和平，雖劇當愈。」張仲景《傷寒論》不僅教人用藥與針灸之道，更再三提示診治要講究平和不宜亂，人心平氣和，以和為貴，脈象也要陰陽平和。

《傷寒論》六經病主要病證

六經病	主要條文	條文註解
太陽病	1. 太陽之為病,脈浮,頭項強痛惡寒	2. 發熱汗出惡風,脈緩者為中風
陽明病	126. 陽明之為病,胃家實	127. 傷寒三日,陽明脈大 129. 若能食,名中風;不能食,名中寒
少陽病	214. 少陽之為病,口苦咽乾目眩	215. 少陽中風,兩耳無所聞、目赤、胸中滿而煩
太陰病	245. 太陰之為病,腹滿而吐,食不下,自利益甚;時腹自痛,若下之,胸下結硬	247. 自利不渴者,屬太陰,以其藏有寒故也 258. 太陰中風,四肢煩痛,陽微陰濇而長者,為欲愈
少陰病	260. 少陰之為病,脈微細,但欲寐	304. 少陰中風,脈陽微陰浮者,為欲愈
厥陰病	306. 厥陰之為病,消渴,氣上撞心,心中疼熱,飢而不欲食,食則吐蚘,下之利不止	307. 厥陰病,渴欲飲水者,少少與之愈 327. 下利有微熱而渴,脈弱者,令自愈 344. 厥陰中風,脈微浮為欲愈,不浮為未愈

➕ 知識補充站

　　《圖解中醫學概論》之宗旨,不外乎期望研究者能識之,更能用之,如《傷寒論》中 300.:「少陰病下利、便膿血,可刺。」320.:「傷寒脈促、手足厥逆,可灸之。」研讀《傷寒論》千萬遍的大有人在,可是臨證時要利用《傷寒論》醫論來「可刺、可灸」的則少之又少。

　　本書是為讓讀者除了可以善用張仲景的藥方之外,還可以參合運用其「可刺、可灸」之治則。同時,更一本初衷,再三提示醫者或患者,培養良好生活習慣,營造美好的生活品質,才能遠離病痛。

第 8 章

預防衰老病

　　生理時鐘遺傳因子，時時刻刻都在進行生理作業，負擔交感神經傳導與副腎皮質荷爾蒙分泌，以及睡眠、覺醒韻律和寒暖等環境因子。生理節律混亂會造成內分泌代謝與行動概日韻律無法同調，此時與睡眠息息相關，且有防治癌症效果的褪黑激素就很重要。節律週期紛亂日久，必會造成多重的韻律機構紛亂，對健康影響至鉅。

8-1 守護經脈是預防命脈傷損要道

十二經脈與十二時辰，涉及營氣、衛氣，即呼吸、血液循環系統，與胃腸新陳代謝速度密切相關，與生命品質的關係更深入。

《內經》十二經脈之於十二時辰運行，屬於正常養護經脈生理時辰；規劃健康正常的生活作息，要從十二經脈、十二時辰著手：

1. 亥時（9:00 pm～11:00 pm）是三焦經脈時辰，為睡眠次要時辰，亦是補養與入睡時間。
2. 子、丑時（11:00 pm～3:00 am）是膽、肝經脈時辰，為睡眠主要時辰，是睡眠與美容時間。
3. 寅、卯時（3:00 am～7:00 am）是肺、大腸經脈時辰，生活開始活動當值時辰，也是熟睡與晨動時間。
4. 辰、巳時（7:00 am～11:00 am）是胃、脾經脈時辰，開始補充營養當值時辰，是人體需求營養的時間。

《傷寒論》六經欲解時辰相應於十二經脈，是診治經脈病理的時辰，前者領軍生活作息，後者亦步亦趨或是產生病痛。多數人的休息時間，是六經欲解時辰的三陰欲解時辰與少陽欲解時辰，即亥、子、丑、寅、卯、辰（9:00 pm～9:00 am）之際，也是慢性疾病患者的修護時辰，更是絕大多數孕母的養胎時辰；臨床上，經常熬夜的孕母，嬰兒罹患過敏性疾病的機率會隨之增加。

通常，人會因年齡增長、季節遞換和體況變化，而改變睡眠時間：

1. 太陰欲解時辰：亥、子、丑（9:00 pm～3:00 am），修道人士的澄靈時辰，古代禪修的睡眠時間。
2. 少陰欲解時辰：子、丑、寅（11:00 pm～5:00 am），正常情況是上班族必要的睡眠時間。失常日久者多新陳代謝疾病纏身。
3. 厥陰欲解時辰：丑、寅、卯（1:00 am～7:00 am），過勞族必要的睡眠時間。失調日久者多腦心血管疾病。
4. 少陽欲解時辰：寅、卯、辰（3:00 am～9:00 am），夜貓族必要的睡眠時間。失常日久者多自律神經失調，病證纏身。

小博士解說

在西醫急救術發明之前，「生脈散」是中國自古以來，臨終前很重要的搶救藥劑。古來皇宮帝妃在彌留之際，常用生脈散強延最後生命，可說是「續命藥」。乾隆六十四年正月初三卯正一刻（5:00 am～7:00 am），乾隆帝臨終前，太醫進用「生脈散」搶救，以人參為君藥，用量達六錢之多，後於當日辰刻（7:00 am～9:00 am）駕崩。

同治十三年十二月初五日申刻（3:00 pm～5:00 pm），同治帝患天花病情危篤，彌留之際，太醫急用「生脈散」（高麗參五錢、麥冬五錢、五味子一錢）後，於當日酉刻（5:00 pm～7:00 pm）崩逝。

光緒三十四年十二月二十一日子刻（11:00 pm～1:00 am），光緒帝臨終前太醫擬生脈飲（人參一錢、麥冬三錢、五味子一錢）。

十二月應十二脈及時辰

經脈	肺手太陰	大腸手陽明	胃足陽明	脾足太陰
月份 / 時辰	正月（寅）	二月（卯）	三月（辰）	四月（巳）
經脈	心手少陰	小腸手太陽	膀胱足太陽	腎足少陰
月份 / 時辰	五月（午）	六月（未）	七月（申）	八月（酉）
經脈	心包手厥陰	三焦手少陽	膽足少陽	肝足厥陰
月份 / 時辰	九月（戌）	十月（亥）	十一月（子）	十二月（丑）

✚ 知識補充站

　　十二經脈與十二時辰（因應日夜、四季寒暑而有五臟之一日應四時）和內分泌系統及神經系統關係密切：

1. 寅、卯時辰（3:00am～7:00am）：肺、大腸經脈時辰，重視活動與陽光（氧氣時間）。肺主『魄』。

2. 辰、巳時辰（7:00am～11:00am）：胃、脾經脈時辰，重視補充營養（營養時間）。

3. 午、未時辰（11:00am～3:00pm）：心、小腸經脈時辰，重視舒暢與愉悅（調理時間）。

4. 申、酉時辰（3:00pm～7:00pm）：膀胱、腎經脈時辰，重視休息與享受（輕鬆時間）。

5. 戌、亥時辰（7:00pm～11:00pm）：心包、三焦經脈時辰，重視安寧與情趣（休息時間）。

6. 子、丑時辰（11:00pm～3:00am）：膽、肝經脈時辰，重視睡眠與美容（靈修時間）。肝主『魂』。

8-2 守護季節是預防意外病變要津

《內經・四氣調神大論》春分、夏至、秋分是晚睡早起，緩步於庭，無厭於日，健康無病的時候「生冷、黏滑、肉麵、五辛、酒酪、臭惡」等物宜適量食飲；秋分至冬至是早睡早起，是天地美食的季節，種類多，攝食量就要更加注意。

《傷寒論》張仲景的六經欲解時辰，與《內經》十二經脈之於十二時辰運行，各有立論，《傷寒論》六經欲解時辰以腦下垂體、間腦、內分泌、自律神經系統為主論，相當於腦脊髓液的新陳代謝速度，與生活問題的關係較大。

地球自轉軸與繞太陽公轉，地球的轉軸傾角大約是 23.44°，太陽每年春分（3月21日左右）直射點位於赤道，之後向北移行；夏至日（6月22日左右）到達北緯23度26'，再南移。秋分日（9月23日左右）回到赤道，再繼續南移。冬至日（12月22日左右）到達南緯23°26'，就立即再度向北移動，次年春分再回歸赤道。地球大部分位於海平線上的陵地，都集中在北半球，所以北回歸線與人類的接觸更緊密。

遵循《傷寒論》論傷寒「發熱」與「厥」之證以評估病程，在此，北（南）回歸線依舊有其臨床意義。《傷寒論》321.：「厥少熱多者，其病當『愈』，寒多熱少，陽氣退，故為『進』也。」

從《內經・熱論》到《傷寒論》都是論析陽與陰，人是陽，天地就是陰，生命的生理作業，評估心臟的脈動多是因應當事人、當地地域的觀點，體溫寒熱變化必受外界影響，是符合宇宙化、太陽昇落的觀點。

現代內科學有「時間內科學」的概念，是從以上的協調觀點出發，甚至自律神經方面的疾病，可靠心率變異分析（Heart Rate Variability, HRV）看出端倪，近來生理回饋儀、EEG 腦電波圖（2-32Hz）、HRV 心率變異（1～300 次／分）、EMG 肌電圖（3～32uV）回饋等都與生理時鐘息息相關，腦下垂體前葉釋出的褪黑激素是 24 小時律動的分泌，關係著睡眠及皮膚的品質。

小博士解說

養精蓄銳的時刻：「冬病在陰，夏病在陽，春病在陰，秋病在陽。」春脈弦、夏脈鉤、秋脈毛、冬脈石（四經應四時），血管的大小粗細張縮，受氣候溫度影響，夏天暑熱脈管多放鬆而呈鉤狀，冬天寒冷脈管多緊縮而如石，也會受室內空調溫度及人們的穿著影響。相對而言，因為手腳陰陽的互動關係，股動脈（下肢屬陰）比肱動脈（上肢屬陽）粗大，腹股溝（氣街）的脈動比腋下（極泉）更強更明顯。

內外相應的五臟功能系統表

自然界				陰陽	人體									
五方	五時	五氣	生化	五行	五臟	五腑	五體	五官	五華	五色	五音	五聲	五味	五志	變動
東	春	風	生	木	肝	膽	筋	目	爪	青	角	呼	酸	怒	握
南	夏	熱	長	火	心	小腸	脈	舌	面	赤	徵	笑	苦	喜	擾
中	長夏	濕	化	土	脾	胃	肉	口	唇	黃	宮	歌	甘	思	噦
西	秋	燥	收	金	肺	大腸	皮毛	鼻	毛	白	商	哭	辛	悲	咳
北	冬	寒	藏	水	腎	膀胱	骨髓	耳	髮	黑	羽	呻	鹹	恐	慄

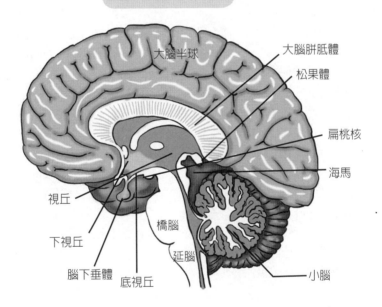

腦下垂體與下視丘

大腦半球　　大腦胼胝體　　松果體　　扁桃核　　海馬　　視丘　　橋腦　　下視丘　　延腦　　腦下垂體　　底視丘　　小腦

＋ 知識補充站

六經病治療大法各有宜忌，春宜吐、夏宜汗、秋宜下、冬宜和，清晨似春是交感神經啟動時間，傍晚似秋是副交感神經啟動時間，人體的基礎體溫與地面氣溫如日月相輝映。初春（風溫）、初夏（溫熱）、初秋（濕溫）、初冬（冬溫）等四初四溫病，是關鍵，溫度的起伏變化之外，氣流如春夏灑花，秋冬掃葉的情況變化之下，身體的現象也會隨之進退應對。

8-3 守護時辰與節氣延壽

《內經》論及節氣、時辰及經脈，有一套很實用的理論系統。〈四氣調神大論〉：「陰陽四時者，萬物之終始也，死生之本也，逆之則災害生，從之則苛疾不起，是謂得道。」〈生氣通天論〉：「自古通天者生之本，本於陰陽天地之間，六合之內，其氣九州九竅五藏十二節，皆通乎天氣。其生五，其氣三，數犯此者，則邪氣傷人，此壽命之本也。」

下午三時至十一時（申、酉、戌、亥）分屬膀胱、腎、心包、三焦經脈時辰，這階段若過勞或情緒不穩，大大耗損臟腑元氣。腎經脈、三焦經脈與原氣關係最緊密，這八小時是人體的「收斂」時間（秋病在陽）；中午過後，本態性高血壓患者，一定要休息、注意保養，避免引發中風。

下午十一時至上午七時（子、丑、寅、卯）分屬膽、肝、肺、大腸經脈，內傷嚴重者，在此「蓄藏」時間（冬病在陰）多睡不安穩，本態性高血壓患者，多數已有動脈粥狀硬化，或慢性腎臟病等傾向。

1. 十二時辰為子、丑、寅、卯、辰、巳、午、未、申、酉、戌、亥，二十四小時，每一個小時感應一個節氣，分為四季區：

   (1) 春生季：立春 3:00 am、雨水 4:00 am、驚蟄 5:00 am、春分 6:00 am、清明 7:00 am、穀雨 8:00 am。
   (2) 夏長季：立夏 9:00 am、小滿 10:00 am、芒種 11:00 am、夏至 12:00 pm、小暑 1:00 pm、大暑 2:00 pm。
   (3) 秋收季：立秋 3:00 pm、處暑 4:00 pm、白露 5:00 pm、秋分 6:00 pm、寒露 7:00 pm、霜降 8:00 pm。
   (4) 冬藏季：立冬 9:00 pm、小雪 10:00 pm、大雪 11:00 pm、冬至 12:00 am、小寒 1:00 am、大寒 2:00 am。

2. 正常的睡眠情況如下：

   (1) 一般人的睡眠時間：立冬 9:00 pm 到春分 6:00 am，八、九個小時內。
   (2) 新兵訓練營的睡眠時間：立冬 9:00 pm 到驚蟄 5:00 am，八個小時。
   (3) 修道人的睡眠時間：立冬 9:00 pm 到立春 3:00 am，六個小時。
   (4) 養老延壽最佳的睡眠時間：立冬 9:00 pm 到驚蟄 5:00 am，八個小時；加上小暑 1:00 pm 到大暑 2:00 pm，與處暑 4:00 pm 到白露 5:00 pm，一天到晚，最好睡十個小時以上，視同嬰兒，再配合上少量多餐多活動，得以延年益壽。

小博士 解說

人養生保健與時令氣候自然現象有密不可分的連結，人類生命活動隨著自然變化，因時制宜採取適當的預防與治療措施。冬至到春分夜長日短，是早睡晚起、好好休息的季節，體弱多病、素有慢性生活習慣病者更要早睡晚起，「必待日光」，避免或減少不必要的活動，適度恆律運動，不必大量運動。

《內經‧四氣調神大論》養生之道

四季	特性	天地現象	養生之道
春三月	發陳	天地俱生，萬物以榮	夜臥早起，廣步於庭，被髮緩形，以使志生，生而勿殺，予而勿奪，賞而勿罰，此春氣之應養生之道也 逆之則傷肝，夏為寒變，奉長者少
夏三月	蕃秀	天地氣交，萬物華實	夜臥早起，無厭於日，使志無怒，使華英成秀，使氣得泄，若所愛在外，此夏氣之應養長之道也 逆之則傷心，秋為痎瘧，奉收者少
秋三月	容平	天氣以急，地氣以明	早臥早起，與雞俱興，使志安寧，以緩秋刑，收斂神氣，使秋氣平，無外其志，使肺氣清，此秋氣之應養收之道也 逆之則傷肺，冬為殞泄，奉藏者少
冬三月	閉藏	水冰地坼，無擾乎陽	早臥晚起，必待日光，使志若伏若匿，若有私意，若已有得，去寒就溫，無泄皮膚使氣亟奪，此冬氣之應養藏之道也逆之則傷腎，春為痿厥，奉生者少

二十四節氣分布

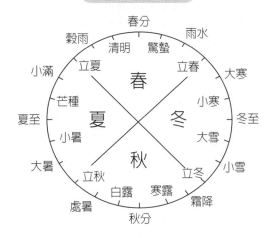

✚ 知識補充站

　　隨著春、夏、秋、冬四季變化，將當年冬至到次年冬至，整個回歸年時間分成十二等分，每個分點為「中氣」；再將中氣均分為二，其分點為「節氣」。十二中氣和十二節氣合稱為「二十四節氣」，二十四節氣分成四類：

1. 寒暑變遷：立春、春分；立夏、夏至；立秋、秋分；立冬、冬至。
2. 氣溫變化：小暑、大暑、處暑、小寒、大寒。
3. 降雨量：雨水、穀雨、白露、寒露、霜降、小雪、大雪。
4. 農事活動：驚蟄、清明、小滿、芒種。

8-4 老天留人，閻羅王不留人

《內經·陰陽二十五人》論五形人，因應四季天候變化，分爲二類，一類是能春夏不能秋冬，另一類是能秋冬不能春夏；簡單來說，前者不怕熱怕冷，後者怕熱不怕冷。天之留人，天無絕人之路，地之閻羅王不留人，地讓人走頭無路。《內經·陰陽二十五人》有三類小頭的人，其中兩類能春夏不能秋冬，即木形人與火形人；金形人雖屬小頭，但能秋冬不能春夏。能秋冬不能春夏者，包括大頭的人土形人與水形人。五形人統計比例上，火形人多猝死，水形人多意外死亡。

《內經》之〈本藏〉、〈師傳〉、〈通天〉、〈瘦夭剛柔論〉、〈逆順肥瘦〉等篇章都是分析人的體態、體質及其疾病傾向，與〈陰陽二十五人〉有些論點相左；然而，分而論之，再參而合之，對仲景所言即可有番體悟：「每覽越人入虢之診，望齊侯之色，未嘗不慨然嘆其才秀也。」

參照整合《傷寒論》相關條文，謹守天地法則，春宜吐，夏宜汗：

421. 大法「春夏」宜發汗，發汗要領：條文 422.、423.、424.、425.。

436. 大法「春夏」宜吐，引吐要領：條文 437.、438.、439.、440.。

441. 大法「秋冬」宜下，通下要領：條文 442.、443.、444.、445.、446.、449.、450.、451.。

人體最低溫約在傍晚（申、酉時辰，膀胱、腎經脈）之際，是副交感神經啓動時間，此爲「河間地黃飲子」治療瘖痱、舌強不能言、足廢不能用的最佳時段。河間地黃飲子的組成有熟地、棗肉、石斛、麥冬、五味子、石菖蒲、遠志、蓯蓉、官桂、炮附子、巴戟天、薄荷、生薑、大棗，主治中風證，亦是養護第九至第十二對腦神經的最佳藥方。有腦心血管病變者，依證服用，並配合早睡多睡，少量多餐多變化，效果很好。

一日內，在上午 11:00 至下午 3:00（午、未時辰，心、小腸經脈）是服用「易簡地黃飲子」，是改善新陳代謝、治療消渴的最佳時段。「易簡地黃飲子」組成有人參、黃耆、炙甘草、生地、熟地、天冬、麥冬、枇杷葉、澤瀉、枳殼，主治消渴證，配合早睡與早上適量運動，少量多餐多變化，持恆進行，效果很好，可說是現代過勞族群最佳的防治藥方。

小博士 解說

「易簡地黃飲子」與「河間地黃飲子」之適證變化，取決於個人之生活起居作息、情緒、工作環境，以及人際動態等因素之變化；勞心族群多適合易簡地黃飲子，勞力族群多適合河間地黃飲子；亦可能依證交互服用。

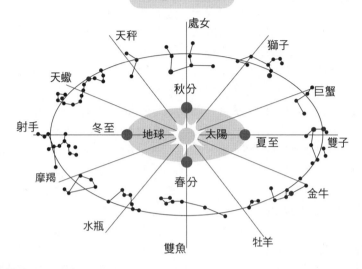

黃道十二宮圖

南北半球節氣的天氣變化

太陽位置	北移	南移	南移	北移
太陽直射	北回歸線	赤道	南回歸線	赤道
北半球	夏至	秋分	冬至	春分
天氣變化	一年中夜間最短的時候	天氣開始變涼的時候	一年中夜間最長的時候	天氣開始變熱的時候
南半球	冬至	春分	夏至	秋分
天氣變化	一年中夜間最長的時候	天氣開始變熱的時候	一年中夜間最短的時候	天氣開始變涼的時候

✛ 知識補充站

　　地球繞著太陽公轉構成的軌跡就是「黃道」，黃道吉日是十二宮中找到最適合活動的日子，太陽規律運行一年，背景星座依序為春分點的雙魚座，接著是牡羊座、金牛座、雙子座、巨蟹座、獅子座、處女座、天秤座、天蠍座、射手座、摩羯座、水瓶座等十二個星座，每個人誕生的日子都屬於一定的星座，這就是個人生命中的黃道吉日。

　　地球自轉，其垂直軸與繞太陽公轉的黃道面間有 23.5 度的夾角，地球繞行太陽公轉期間有春、夏、秋、冬四季變化；地球上的萬物作息隨之變化，有很明顯的週期性規律。古人生活賴以作息的二十四節氣，就是如此順應天時地利人和。

8-5 體溫與氣溫，體內與地裏

《內經・熱論》：「病傷寒而成溫者，先夏至日者爲病溫，後夏至日者爲病暑，暑當與汗皆出，勿止。」夏至是太陽直射北回歸線，先夏至日是立夏到夏至之間，是入夏；後夏至日是夏至到立秋之間，是出夏。出夏要出汗，入夏要養心潤肺。傷寒因傷時令之寒而得名也，溫病、熱病，亦隨時而易其名。

腦內在間腦前端部分的視丘叉上核，影響腎上腺素與褪黑激素的分泌週期，把身體各種節律同步化爲 24 小時的白天／黑夜週期；是以，服用藥物時間是很重要的。人體基礎體溫 36.5～37.5℃，通常最高是 5:00 am～6:00 am，最低是 5:00 pm～6:00 pm。

氣溫的高低取決於地面儲存熱量的多少，地面儲存熱量最多的時期，就是氣溫最高值出現的時間。人在生活型態上，多以爲中午時分（午時辰，心經脈）最熱。

正常體溫高低取決於體內儲存熱量多少，肛溫（直腸溫）是生理的基礎體溫，約 36.5～37.5℃（或 36.0～37.5℃），有 1～1.5℃的變化，通常肛溫最高溫約是

3:00 am～7:00 am（寅、卯時辰，肺、大腸經脈）。

養天地之正氣，順節氣之養生，治病於未然。

1. 生脈散（參麥味）：夏至到立秋，暑熱時候用的比較多。
2. 增液湯（元麥地）：立秋到秋分，秋燥時用的比較多。
3. 益胃湯（沙麥地玉冰）：夏至到秋分，暑熱與秋燥時用的多，適合暑熱與秋燥時期初期糖尿病患者。
4. 一貫煎（沙麥地、歸杞楝）：夏至到立冬，暑熱與秋燥和初冬時候用的比較多，調理慢性肝炎、慢性胃炎等最有效。

《溫病條辨》益胃湯治溫病下後汗出，復其陰。溫熱傷陰之病，當復其胃陰。十二經皆稟氣於胃，胃陰復而氣降得食，則十二經之陰皆可復矣。欲復其陰，非甘涼不可，湯名益胃者，胃體陽而用陰，取益胃用之義也。臨床上，醫生處方，睡前服增液湯合調胃承氣湯，與睡前服益胃湯，都要考慮生理時鐘的影響。

小博士解說

《溫病條辨》增液湯之元、麥、地三者合用，做增水行舟之計，故湯名增液，但非重用不爲功。增液湯治溫病體虛之當下者，不可行承氣者。服增液湯後週十二時（即 24 小時）大便不下者，增液湯合調胃承氣湯以微和。益胃湯之沙、麥、地三者合用，以益肺氣增腎水，加玉冰以和胃，合之爲益胃湯。

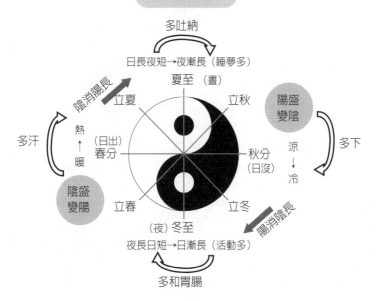

四季、天紀、地化、溫度、動作、五官之關聯

四季	春	夏	秋	冬
天紀	風	暑	燥	寒
地化	生	長	收	藏
溫度	溫	熱	涼	寒
動作	微動	多動	少動	不動
五官	眼睛（看）	舌（談、吃、喝）	鼻（嗅）	耳（聽聞）

＋ 知識補充站

　　天氣變化，鋒面通過時會降雨、氣溫忽冷忽熱或氣候不佳時，人也會感到不舒服。在台灣，當高氣壓通過時，氣喘發作頻率高，特別是秋季的移動性高氣壓；春、夏、秋、冬相應於肝、心、肺、腎，秋乃肺也。在秋高氣爽之際，氣喘患者的症狀會增多或惡化。

　　台灣在寒流來的時候，只要氣溫變化加大，因驟冷而猝死的人數會增加，溫差越大死亡人數越多；同樣的，炎熱的夏天，中暑機率也不低，台灣海島天氣濕熱，尤其在大台北盆地區域，免疫力低的人，常有皮膚過敏、眼鼻敏感等症狀，尤其在季節變化時會更嚴重。

8-6 導引吐納

　　西漢馬王堆三號漢墓出土的帛書〈卻穀食氣〉篇中，記載導引行氣的方法，和四時食氣的宜忌。根據月朔望晦和時辰早晚，以及不同的年齡特徵來行氣，講究呼吸吐納，儘量深呼吸來吐故納新。帛書〈導引圖〉是我國現存最早的醫療體操保健圖，有四十四個不同性別年齡人物的導引圖式，其動作姿態大致可分為三類：一為呼吸運動，二為活動四肢及軀幹的運動，三為持械運動。如「引聾」，即以導引防治耳聾，「引脾病」（引痹痛），即以導引防治痹證或腹痛。

　　「引聾」與《內經‧刺節真邪》言及：刺有五節之「發矇」者，耳無所聞，目無所見，刺此者，必於日中，「刺其聽宮，中其眸子，聲聞於耳」，此其輸也。刺邪以手堅按其兩鼻竅而疾偃，其聲必應於鍼也。兩者有異曲同工之妙。

　　「鷂式」與《內經‧刺節真邪》言及：刺有五節之「去爪」者，刺關節肢絡。腰脊者，身之大關節也。肢脛者，人之管以趨翔也。莖垂者，身中之機，陰精之候，津液之道也。故飲食不節，喜怒不時，津液內溢，乃下留於睪，血道不通，日大不休，俛仰不便，趨翔不能，

此病榮然有水，不上不下，鈹石所取，「形不可匿，常不得蔽」，故命曰「去爪」。兩者殊途同歸。

　　仰首「引痹痛」活絡下頜骨的肌肉群，與《內經‧刺節真邪》所言：刺有五節之「振埃」者，效果近似：陽氣大逆，上滿於胸中，憤䐜肩息，大氣逆上，喘喝坐伏，病惡埃煙，餉不得息，請言振埃，尚疾於振埃。取之天容。其欬上氣，窮詘胸痛者，取之廉泉。取之有數乎。「取天容者，無過一里。取廉泉者，血變而止」。兩者之療效並駕齊驅。

　　俯首「引痹痛」再激活下頜骨的肌肉群，與《內經‧刺節真邪》之刺有五節之「徹衣」有同工之妙，盡刺諸陽之奇輸，未有常處，是陽氣有餘，而陰氣不足，陰氣不足則內熱，陽氣有餘則外熱，內熱相搏，熱於懷炭，外畏綿帛近，不可近身，又不可近席。腠理閉塞，則汗不出，舌焦唇槁，臘乾嗌燥，飲食不讓美惡。取之於其天府大杼三痏，又刺中膂，以去其熱，「補足手太陰，以去其汗，熱去汗稀」，疾於「徹衣」。兩者殊途同歸。

小博士解說

　　「引痹痛」活絡下頜骨的肌肉群，並導引任、督二脈，帶動十二經脈，從肋骨下功夫。人的肋骨第一至第七肋是真肋骨，第八、九、十肋是假肋骨，三肋一起附著在第七肋骨上，第十一、十二肋骨是浮肋，共同保護五臟，也與五臟六腑之運作息息相關。

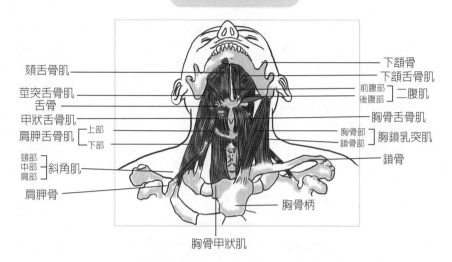

下頷骨肌肉群分布

頦舌骨肌
莖突舌骨肌
舌骨
甲狀舌骨肌
肩胛舌骨肌［上部　下部］
頸部　中部　肩部 斜角肌
肩胛骨

下頷骨
下頷舌骨肌
前腹部　後腹部 二腹肌
胸骨舌骨肌
胸骨部　鎖骨部 胸鎖乳突肌
鎖骨
胸骨柄

胸骨甲狀肌

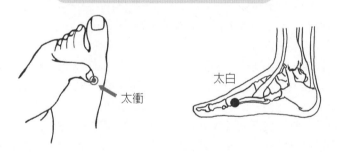

太衝與太白是導引按蹻主要動力穴

太衝

太白

＋ 知識補充站

　　導引按蹻主要動力區在第一蹠骨，大拇趾與第二趾之間的太衝穴，與脾經脈的太白穴，兩穴分別在第一蹠骨內側與外側。考古學上，第一蹠骨確定記錄著個人的成長、疾病變化，在 X 光線檢視下，一覽無遺。站立、行走、坐臥只要屈曲腳趾，當大拇趾用力，屈拇長肌與屈拇短肌即刺激太衝穴，忍耐到受不了時才放鬆，反覆再三，可以活絡大隱靜脈回流淺腹股溝鼠蹊部淋巴結的速率。

　　活動腳大拇趾，刺激伸拇長肌、外展拇趾肌和屈拇長肌，強化腳底第四層肌肉（腓骨長肌與脛骨後肌終止於第一蹠骨底下），可活絡肝、膽、脾、胃、腎、膀胱經脈相關的骨骼肌幫浦，促使相關靜脈順暢回流心臟，心臟也順利輸送動脈血以養肝、膽、胃。睡前，躺在床上翹起腳大拇趾 3 至 5 分鐘，還可提升睡眠品質。

8-7 帛書四十四式之鸛式

「鸛式」，瞻前顧後，展開四肢，通利關節經絡，有《內經・刺節眞邪》之「去爪」（張牙舞爪）功能。

初學「鸛式」每天早晚做一分鐘，掌握動作細節後，有空就操做，可搭配喜歡的音樂，時而輕快，時而緩慢，可令全身30～150ml的腦脊髓液都隨之起舞；通常人體四小時左右新陳代謝一次，是打通任督二脈的概念。動作要領：

1. 左腳向前跨大步，右腳在後，呈大弓箭步，左腳大拇趾逐漸用力抓地，讓大敦與太衝穴吃力；大關節要開展，尤其是肩關節與髖關節，同時靜心體悟膝關節、肘關節貫徹到踝、腕關節，直透手、腳末梢的踏實感。
2. 脊椎保持挺直，左手向前伸探，五指用力張開，以中指爲中心；右手舉高向上後方探伸，手指也全然張開；以丹田呼吸，著力於少商與少澤穴。
3. 手不動腳動，向右側轉，下半身骨盆帶動盆膈膜。雙手展開助益吸氣，調息多次，再換腳轉向左，漸漸轉動到極限，動作持穩就巧。
4. 腳不動手動，向右側轉，上半身肩胛骨帶動橫膈膜。動作越慢呼吸越完整，上半身轉動強化吸氣，下半身轉動強化呼氣。
5. 腳轉動，手也轉動，向右側旋轉如螺

絲漸漸栓緊，腳向右轉動，手也向右轉動，都轉到極限，多次調息；同時手腳極限伸展，栓緊會陰肌群，再緩緩換成手腳同時向左旋轉至極限，反覆體會。

《內經・刺節眞邪》：「腰脊者，身之大關節也。肢脛者，人之管以趨翔也。莖垂者，身中之機，陰精之候，津液之道也。故飲食不節，喜怒不時，津液內溢，乃下留於睪，血道不通，日大不休，俛仰不便，趨翔不能。」「去爪」是重要的針灸方法，相當於導引按蹻，如同今日的復健。「鸛式」原始、傳統，是開展奔放的動作；從瞻前顧後的動作，反覆操作，令全身肢節活動到盡致，小汗微出，甚至大汗淋漓，偶而稍感寒慄而戰，必然會苦盡甘來。

鸛式展開四肢、轉動脊椎，有伸展與輪轉作用，啓動十二經脈與奇經八脈，相較於引痹痛，前者以六陽經脈及督脈、衝脈、陽蹻脈、陽維脈爲主，後者以六陰經脈及任脈、陰蹻脈、陰維脈爲主。清晨醒來先做「鸛式」，接著做「引痹痛」，自我覽視身上經筋之「結」與肌肉的「起始、終止」，360個穴道、經脈的循行連貫不已，持之以恆就是進入《內經》「導引按蹻」之門。

小博士解說

《內經・刺節真邪》：「刺有五節：一曰振埃，二曰發矇，三曰去爪，四曰徹衣，五曰解惑。(1) 振埃者，刺外去陽病也。(2) 發矇者，刺府輸去府病也。(3) 去爪者，刺關節肢絡也。(4) 徹衣者，盡刺諸陽之奇輸也。(5) 解惑者，盡知調陰陽，補瀉有餘不足，相傾移也。」

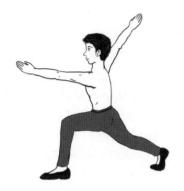

鶴式圖示

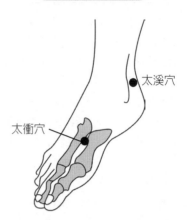

太溪穴與太衝穴

太溪穴

太衝穴

✚ 知識補充站

　　操作鶴式從肢節到皮膚，毛孔到爪甲，促進動靜脈瘻管及淋巴小節等循環，持之以恆助益胸腋下及腹股溝的 600 個淋巴結組織，進而強化免疫功能。

　　人的手腳膚表乾淨與否，反應手腳的動脈到末梢及靜脈回流心臟是否順暢，要末梢靜脈回流心臟功能健康，要動得巧，吃得妙，才能身心輕盈，少病多歡。

　　太溪穴與太衝穴是方便針灸、效果立竿見影的穴道，尤其是以「亥」時辰為主要治療時辰的患者，效果更彰顯，除非是不治之症；通常，治療女性以太衝穴為多，男性以太溪穴為多；灸治此二穴區，改善下腔靜脈循環。

　　養護太溪以晚餐前的申、酉時辰（3:00 pm ～7:00 pm）為最佳時辰，代表方為腎著湯（甘薑苓朮）與五苓散等。晚餐後的戌、亥時辰（7:00pm～11:00pm）則為養護太衝之主時，以四君子湯與防己黃耆湯等為代表方。

8-8 帛書四十四式之引痺痛

「引痺痛」導引任督，璀燦生命，仰首「引痺痛」，養督脈，開鬼門，潔淨腑；俯首「引痺痛」，養任脈，精自生，形自盛。「引痺痛」動作要領：

1. 兩手自然放置在身體兩側，上半身緩和，調整全身關節，兩腳十腳趾緊貼併攏。緩緩蹲下，男性須將外生殖器官擺在適當位置。

2. 右手抓抱左小腿外側，盡力去抓緊小腿肚承山穴區，若能夠抓到絕骨穴區或崑崙穴區，表示體態輕盈，罹患慢性生活習慣病機率小；反之，抱不到以上穴區，多是肥胖或是肢節僵滯，要防範罹患慢性病、糖尿病、高血壓、腦心血管疾病、肝病等。

3. 同時左手快速、有力的抓緊右肘天井穴區，此時多數人已感受到腹部受擠壓，右手也隨即抓緊左肘天井穴區。

4. 過程中，將兩膝懷抱在胸中，兩手交纏在併攏的兩膝下方。兩手隨著操作時間增加，儘量向下移以擠壓腹部，可以漸漸體會到十指抓緊時緩緩吸氣，呼氣時十趾用力抓地，尤其是大拇趾。

5. 漸漸吸氣時十趾用力抓地，可以感覺橫膈膜向下推移，呼氣時手再用力抱緊兩腿，頭頸盡力向上抬高；背部膈俞、膈關越吃緊，氣血循環會越順暢。所有痺痛隨之銷聲匿跡。

動作中，橫膈膜向下推移，背部膈俞、膈關繃緊之際，同時刺激胸部期門（肝經脈，乳下第六、七肋）、日月（膽經脈，乳下第七、八肋）、章門（肝經脈，第十一肋尖）、京門（膽經脈，第十二肋尖）之氣血循環，此四穴分別是肝、膽、脾、腎四經脈募集氣血的主要穴道。

1. 仰首「引痺痛」，頭緩緩仰抬至個人極限，與《內經・刺節眞邪》之「振埃」者，激活天容與廉泉，與「振埃」殊途同歸。

2. 俯首「引痺痛」，頭緩緩俯垂至個人極限，與《內經・刺節眞邪》之「徹衣」者，激活天府、大杼與中膂，又補足手太陰，以去其汗，熱去汗稀，與「徹衣」異曲同工。

小博士解說

「引痺痛」體會肋間外肌張開胸腔的感覺，膻中（任脈，兩乳之間），膻中在第四肋的兩乳間，是八會穴的氣會要穴；膈俞在第七脊椎旁開寸半，是八會穴的血會要穴。第二、三肋間的神藏（腎經脈）；第四、五肋間的神封（腎經脈），乳中（胃經脈，第四肋）、乳根（胃經脈，第五肋下，左側又稱胃的大絡虛里，診心尖跳動情形，即氧氣與營養集合，表現心臟情形）。

呼氣時，嘗試以上半身及兩大腿擠壓腹部，同時腳十趾抓緊地面，尤其是腳大拇趾，可刺激伸拇長肌、屈拇長肌、外展拇趾肌、屈拇短肌、內收拇趾肌及蹠方肌，強化大敦穴（肝經脈）、隱白穴（脾經脈）與湧泉穴（腎經脈），改善相關經脈的氣血循環。

引痺痛

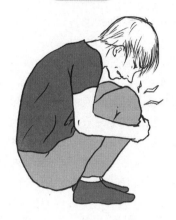

膻中、乳根、期門、日月、章門穴

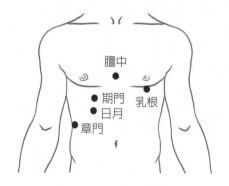

＋ 知識補充站

　　體質好的人，或操作多次動作熟稔者，腳十趾可以輕易抓緊地面，活絡厲兌（胃經脈，第二、三趾）、竅陰（膽經脈，第四趾）、至陰（膀胱經脈，第五趾）等足經脈的井穴；井穴是出發、出動的要穴，是動、靜脈交換的要區。經脈循行上，手腳末梢的井穴是出關，肘膝的合穴是入關，人的前臂與小腿，是腕肘與踝膝的槓桿，「引痺痛」與「鷁式」，就是刺激活絡末梢井穴以出關闢創天地，再強化肘膝合穴以入關再造健康。

8-9 手腕腳趾保健要穴

按摩健身祛病，隨時可用的經脈穴道有：

1. 手部最有效的是液門穴，範圍可擴及中渚穴、陽池穴、支溝穴。經脈循行上，風府屬督脈，風池屬膽經脈，液門、中渚屬三焦經脈。於頸臂神經叢方面，它們互相影響，左液門、中渚幾乎反應「太陽之為病，脈浮，頸項強痛」，右液門、中渚則反應「少陰之為病，脈微細但欲寐」。

臨床上，液門、中渚取代風府、風池，左液門較陷多衛氣不順暢，針左液門、中渚瀉之；右液門、中渚較陷多原氣不順暢，針右液門、中渚補之，方便、效果又快速，病人接受度很大，按摩手法得宜可代替針灸。液門、中渚對證治療，療效更顯著。

(1) 液門穴：手背紅腫、五指拘攣、腕部無力；驚悸妄言、頭痛目眩、耳暴聾、牙痛、咽腫等。取穴，伏掌，開指，小指與無名指縫間小凹陷，靠無名指側處。

(2) 中渚穴：熱病汗不出，臂指痛不得屈伸，頭痛目眩、耳鳴、耳聾、目生雲翳、咽腫等。位於第四、第五掌骨間中央處陷中，液門上一寸。

(3) 陽池穴：前臂諸肌之痙攣及麻痺，腕痛無力不可屈伸，感冒、風濕病、關節炎等。位於第四掌骨上端橫紋陷中。腕關節背面中央。

(4) 外關穴：感冒、發熱、頭痛。前臂及肘部不得屈伸，五指盡痛不能握物上肢痿症，耳聾、胸脇痛。位於陽池上量取二寸，支溝下一寸，當尺、橈兩骨之間。

(5) 支溝穴：熱病汗不出，肩臂痠重疼痛，上肢痿證或癱瘓，脇肋疼痛、嘔吐、大便秘結、四肢浮腫。位於陽池穴上三寸，外關上方一寸。

2. 按摩隨時可用經脈穴道，腳部按摩穴道最有效的是太衝穴，範圍可擴及大敦穴、行間穴、中封穴。

(1) 大敦穴：疝氣、遺尿、癃閉、經閉、崩漏，並疏肝解鬱，改善睡眠。足大趾外側，爪甲根部，去爪甲角一分許，再上分許，即足大趾第一與第二節關節之前，再偏向外側取之。

(2) 行間穴：眼中淚出，咳逆、心胸痛、胸脇脹、少腹腫、崩漏、腰痛不可俯仰、中風口眼歪斜、小兒驚風、癇疾等。足大趾次趾趾縫間，離趾縫約五分，按之凹陷。

(3) 太衝穴：恐懼、氣不足、胸脇滿痛、溏泄、小便不利、遺尿、疝氣，女子月水不通或漏血不止，脛痠踝痛、頭痛、眩暈、失眠、高血壓等。足大趾外側，趾縫上二寸間，歧骨縫間。

(4) 中封穴：臍痛、小腹腫痛、足厥冷、內踝腫痛、不嗜食、大便難，寒疝痿厥陰縮入腹相引痛、遺精。本處為兩肌（脛骨前肌與腓骨長肌）所封故名。兩大肌之外為解溪，大肌之內為商丘，大肌所封之中為本穴。

手部按摩健身祛病要穴

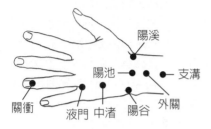

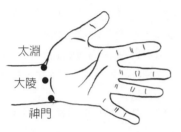

針灸、按摩腳部穴道改善足厥冷

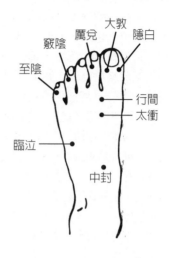

✚ 知識補充站

　　針灸左右液門、中渚穴，再加上行間與太衝穴；行間與太衝位於肝、膽與胃三經脈交流處，液門與中渚位於心、小腸與三焦三經脈交流處，對證治療，療效加成；臨床上，針灸三焦經脈與肝經脈所屬穴道，最能促進血液循環，有效增進身心健康。

　　《傷寒論》關於手足厥冷辨證之條文：

　　312. 手足厥冷，言我不結胸，小腹滿，按之痛者。冷結在膀胱關元。

　　313. 凡厥者，陰陽氣不相順接便為厥。厥者，手足逆冷者是也。諸四逆厥者，可下之。虛家亦然。

　　314. 不結胸，腹濡脈虛，復厥者，不可下，此亡血，下之死。

8-10 灸妙穴建奇功

「灸法」，用艾絨或其他藥物，放置在特定的穴位上燒灼、溫熨，借熱力透入肌膚，通過經絡的傳導，達治病和保健目的。艾灸屬於溫補，可溫經散寒、疏通經絡、預防早衰、防治疾病、提升免疫力，一年四季都適宜，自古即被視爲是保健養生的重要選擇。臨床上施灸的穴位及壯數，可斟酌病證、病況、體質、年齡，各適其宜。其他，如泡溫泉、吹風機熱風、熱敷、紫外線照射等，也可多元選擇，對證治療。例舉灸治常用的穴位：

1. 足三里：補脾益腎、調和氣血，足三里爲足陽明胃經脈合穴，多灸此穴預防中風與消化道疾病惡化，爲保健要穴。平時可單灸足三里，或配合絕骨穴。嚴重者採用化膿灸，「若要安，三里莫要乾」。灸此穴，還可改善老花眼，調整臟腑功能，促進新陳代謝，增加白血球、紅血球數量，增強免疫力，提高吞噬細胞功能。

2. 神闕穴：神闕又名臍中（即肚臍），溫補元陽、健運脾胃、益氣延年，對泄瀉、慢性腹瀉、繞臍腹痛、脫肛、皮膚過敏、皮膚搔癢、蕁麻疹有效。隔薑灸或隔鹽灸，每次 3 至 5 壯，每日 1～2 次，10 次爲 1 療程。以局部溫熱舒適，稍有紅暈爲度。對夏天手足燥熱濕氣，冬天手腳冰冷最有效。

3. 關元穴：臍下三寸的關元穴，補元氣、益腎固精、補氣回陽，通納衝任，養益自律神經系統，適合溫和灸、隔薑灸和附子灸。孕婦禁用。

4. 肺俞：背部第三胸椎左、右旁開一寸半，清心寧神，改善胸悶、呼吸不暢，多採用溫和灸法，每次 5～10 分鐘，隔日 1 次，每月不超過 10 次。

5. 中脘穴：肚臍上四寸，健運脾胃，補中益氣，助消化吸收，增強抗病力，改善胃脘脹痛、噁酸嘔逆。常用隔薑灸、溫和灸。每日 1 次，5 至 9 壯，連灸 10 天。

6. 氣海穴：腹部正中線，臍下一寸半。舒緩下腹部痛、閉經、崩漏、帶下、子宮脫垂，調理性功能失調、遺尿、遺精、滑精、陽痿，改善便秘、腹瀉、疝氣、失眠等。每日灸 1 次，每次 5 至 9 壯，連灸 7 至 10 天。

7. 三陰交穴：於小腿內側，足內踝尖上三寸，爲肝、脾、腎三足經脈交匯處。婦科病常用穴，補養脾土、充實氣血、促進運化，疏通下焦、紓解痛經、月經失調、祛濕消腫，改善睡眠品質，並有助孕效果。

8. 絕骨穴：在外踝直上三寸腓骨凹陷處，即懸鐘穴。緩解頸項強痛、偏頭痛、咽喉腫痛、胸脇脹痛，改善痔疾、便秘，對下肢痿弱麻痺、腳氣腫亦見效。治療上搭配足三里穴，更顯療效。

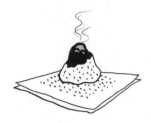

艾絨隔物灸

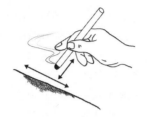

艾炷灸

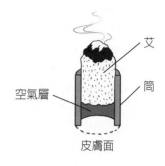

艾灸器溫和灸

艾

筒

空氣層

皮膚面

背部穴道圖

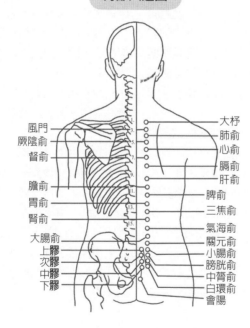

風門
厥陰俞
督俞

膽俞
胃俞
腎俞

大腸俞
上膠
次膠
中膠
下膠

大杼
肺俞
心俞
膈俞
肝俞
脾俞
三焦俞
氣海俞
關元俞
小腸俞
膀胱俞
中膂俞
白環俞
會陽

✚ 知識補充站

　　灸背部陷者，多為背部要穴，如大杼穴、風門穴、肺俞、厥陰俞、心俞、督俞、膈俞、肝俞、膽俞、脾俞、胃俞、三焦俞、腎俞、氣海俞、大腸俞、志室等，又陷又冰冷者，需多灸且久才見效。為了取得更好效果，可選用如薑、蒜、鹽等不同間隔物，透過其特性效益，更彰顯灸治效果。

8-11 宜灸與禁灸

《內經‧骨空論》：「灸寒熱之法，先灸項大椎，以年爲壯數，次灸橛骨，以年爲壯數。」大椎在頸椎與胸椎之間，旁有大杼與風門穴；橛骨即尾骶骨，有長強穴，旁有會陽、會陰、八髎等穴。長期食用安眠藥、止痛藥與抗生素者，當倦累或疲憊不堪時，灸以上穴道群中較冰冷與塌陷的穴區，可益氣活血、溫經散寒，促進代謝、降低藥物之副作用。

會陽穴屬膀胱經脈，在督脈長強穴旁，上方有重要的八髎穴，男女的盆膈膜功能狀況，多反應在這些穴區；女性子宮骶骨韌帶的活動力與老化狀態，更是明顯表露在此，穴區膚表光澤明亮者，健康輕愉；會陽穴區與八髎穴區枯黯乾澀者，相對多受病痛之苦。

《傷寒論》中與桂枝湯相關的四條條文 4.、5.、7.、414. 相互比較之後，可以了解桂枝湯具有和營（動脈）、衛（靜脈、淋巴），養護黏膜相關淋巴組織的效果；黏膜相關淋巴組織吸收良好與否，影響及藥效能否發揮；配合桂枝湯服法有相對必要條件。

4.「欲救邪風者，桂枝湯。」

414.「身痛不休者，當消息和解其外，宜桂枝湯小和之。」

7.「反煩不解者，先刺風池、風府，卻與桂枝湯則愈。」刺風池、風府，改善椎靜脈與頸外靜脈循環，間接助益胃腸肝門脈循環，讓桂枝湯藥效充分發揮。

灸之不當，如同「火逆」、「火邪」，並非所有病證都適合灸治，一如微針針人，不能活死人，一旦疏失還可能死活人。《傷寒論》論及不宜灸治之病證，以及如何解其不當：

380. 以火薰之，不得汗，其人必躁，到經不解，必圊血，名爲「火邪」。

384. 脈浮，宜以汗解，用火灸之，邪無從出，因火而盛，病從腰以下，必重而痺，名「火逆」也。

385. 脈不弦緊而弱，弱者必渴，被火者必譫語。弱者，發熱脈浮，解之當汗出愈。

386. 亡陽，必驚狂，起臥不安者，桂枝去芍藥加蜀漆龍骨牡蠣救逆湯主之。

379. 太陽傷寒者，加溫鍼必驚也。燒鍼令其汗，鍼處被寒，核起而赤者，必發奔豚，氣從少腹上衝心者，先灸核上各一壯，與桂枝加桂湯，更加桂。

387. 因燒鍼煩躁者，桂枝甘草龍骨牡蠣湯主之。

小博士解說

百會穴「百」表示數量多，「會」意為會聚。本穴在頭頂，是各條經脈會聚的部位，所以稱「百會」。肩膀疼痛，最簡單的方法就是戴一條圍巾；如在冬季還能緩解容易因氣溫變化而加重的高血壓症呢！

雙「門」：按揉郄門護心臟、推搓命門睡得香。會陽、會陰與百會，上下相應，針灸導引之，助益腰尻的副交感神經系統傳導，尤益腦脊髓液循環。

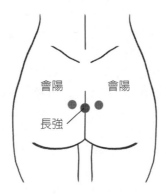

桂枝去芍藥加蜀漆龍骨牡蠣救逆湯與桂枝甘草龍骨牡蠣湯之比較

湯名	組成	煮服法	診治穴道
桂枝去芍藥加蜀漆龍骨牡蠣救逆湯	桂枝、炙甘草、生薑、大棗、熬牡蠣、蜀漆、龍骨	以水一斗二升，先煮蜀漆，減二升；內諸藥，煮取三升，去渣，溫服一升	太衝穴 太溪穴
桂枝甘草龍骨牡蠣湯	桂枝、炙甘草、熬牡蠣、龍骨	以水五升，煮取二升半，去渣，溫服八合，日三服	足三里穴 內關穴

✚ 知識補充站

「灸寒熱之法，先灸項大椎，以年為壯數；次灸橛骨，以年為壯數。」例舉禁灸病證：

1. 陰虛火旺之體質與病證，如陰虛癆、喀血、吐血、心悸怔忡、口燥咽乾等證。陽證如發高燒、神昏譫語、血壓過高，及中風實證、陽明胃實、脈象洪大弦數等。
2. 易筋經第三式歌訣「腳尖著地立身端」，刺激足三里、絕骨、坵墟、衝陽等穴，養益肝膽脾胃功能，促進下肢靜脈回流腹腔，持恆操作，效果比針灸還具長效。

8-12　三妙穴舒緩癌末痛苦

《內經・骨空論》：「腰痛不可以轉搖，急引陰卵，刺八髎與痛上，八髎在腰尻分間。」十年前開始有機會接觸「限量」癌末患者的醫療，提供的醫療照顧，爲數不少是被宣告放棄積極治療的患者。近年來，隨著圖解中醫著作系列陸續出版，有機會分享予讀者更多的理論與臨床實務，例如四十多年醫治「自體免疫疾病症候群」的臨床經驗，用藥、針、灸、砭和導引按蹻等醫療策略的交互應用，得以延續中西醫的接軌與交融，這些知識的累積經驗，多年來，鞭策自己繼續努力照護有緣的癌末患者，補中益氣湯（醫王湯）、半夏瀉心湯（補腦湯）、眞武湯（腎水湯）、人參敗毒散（免疫湯）、柴胡桂枝湯（舒節湯）……，顧名思義，對證下藥提供予患者。以下穴道之神奇妙用，對身處生死臨界的癌末患者亦有助益：

1. 太衝穴：正坐或臥，足大趾外側，趾縫上二寸間，歧骨縫間，動脈應手陷中。從大趾與次趾之間（太衝穴在第一、第二蹠骨之間），循趾縫往上，循壓至盡處是穴。去行間一寸五分。此處雖有動脈，並不顯著，按之痠脹或疼痛，病情嚴重者甚至觸碰不得。

2. 衝陽穴：從太衝穴向上，稍微外斜取寸許，即胃經脈之衝陽穴，有動脈應手（衝陽在第二、第三蹠骨之間）。常人沒有病痛，不宜灸衝陽穴，癌末患者，四肢厥冷，沒有胃口，食不下嚥，先灸「太衝穴」，不見改善，再灸「衝陽穴」。

3. 八髎穴：膀胱經的八髎穴，就是骶部的八個孔，常人，跌倒或老化，這些孔洞內的神經容易受挫，造成腰骶部異常痠痛或冰冷，導致子宮卵巢功能不理想，甚至造成頻尿、漏尿、閉尿等現象，或是肝癌末期的疝氣疼痛，灸「八髎穴」刺激骶部副交感神經傳導，可舒緩症狀、減輕疼痛。灸「太衝穴」改善肝經脈循環，同時再加上灸「八髎穴」，一併強化膀胱經脈，很神奇多數能發生止痛效果。

小博士 解說

　　膀胱經脈腳部要穴，進行重點式導引，可改善相關症狀，如瑜珈的大禮拜式、拜日式，易筋經第十、十一、十二式等，都強化腹盆腔功能。副交感神經在腹盆腔的運作，所占比例雖比交感神經大，但如交感神經功能低落，連帶影響副交感神經的正常運作；若是不加強強化骶部副交感神經，下半身會變得沉重，影響循環，造成腹盆腔諸多問題。

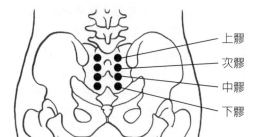

八髎穴是強化副交感神經要穴

上髎
次髎
中髎
下髎

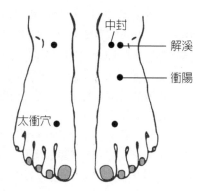

太衝、衝陽、解溪、中封

中封
解溪
衝陽
太衝穴

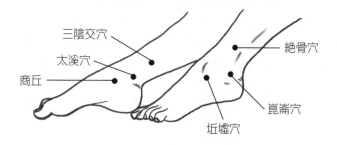

太溪、商丘、絕骨、坵墟、崑崙

三陰交穴
太溪穴
商丘
絕骨穴
崑崙穴
坵墟穴

✛ 知識補充站

　　膀胱經脈在腳部的要穴就屬崑崙穴，正當腳外踝凹陷處，與內踝後上方屬腎經脈的太溪穴，兩穴夾著腳跟上的阿基里斯腱；再結合腳踝周圍其他重要穴道，如膽經脈絕骨穴、坵墟穴，脾經脈三陰交，胃經脈解溪穴，以及腳踝正面的肝經脈中封穴，內踝上脾經脈商丘穴，腳踝有七塊骨頭，這些穴道都一一牽制著足踝的動作，是臨床上診治肝膽、脾胃、腎膀胱經脈相關病證的要穴。

8-13　灸三風穴祛風護腦

《針灸資生經》：「頻刺風門，洩諸陽熱氣，背永不發癰疽。」風門穴主治外感寒熱、咳嗽氣喘、胸背疼痛等證，是治療感冒、急慢性支氣管炎、肺炎的常用穴，刺激活絡頸背的神經管道，增強抗病力，縮短療程。

風池、風府、風門三穴，分別在胸鎖乳突肌與斜方肌上，同歸於第十一對腦神經副神經所管轄，與第九、第十對腦神經（舌咽神經、迷走神經）一併從頸靜脈孔與頸靜脈走出頭顱骨；中醫之針灸、導引與按摩，就是依此循行路徑啓動它們的循環運作。左右兩側頭面與上肢明顯不順遂者，針灸其異側，激活頸背的神經管道，尤其是能逆向刺激大腦胼胝體。胼胝體最後側的壓部，連接輔助運動區的纖維，傳送大腦兩個半球頂葉的體感信息，以及枕葉的視覺皮層之間的訊息，《傷寒論》論及：「……服桂枝湯與刺風府和風池……。」服桂枝湯刺激副交感神經系統的迷走神經傳導，是促進「消化機制」；刺風府和風池則刺激副交感神經系統的副神經，則屬強化「斜方肌與胸鎖乳突肌的生命機制」，兩者具骨牌效應，治療效果加成。

風池、風府、風門三風穴分別位於後項及上背部，是很容易被風邪侵襲的部位。「傷於風者，上先受之」，這些穴道暨因其部位易於感受風邪，同時又有祛風散邪、清熱解表的作用，是以以「風」爲名，爲治療內、外風證要穴；臨床上常用於治療外風侵襲、夾寒夾熱所致的發熱惡寒、鼻塞流涕、頭項肩背諸痛，或因內風妄動、痰濁蒙竅之頭暈目眩、振掉、神昏、語謇、癲、狂、癇等神志病證。

1. 風門：背部第一胸椎旁開一寸半，宣肺解表、祛風通絡，預防感冒，在感冒流行期間，每日清晨灸 1 次，每次 5～10 分鐘，連灸 7 至 10 天。

2. 風池：穴位於項筋（胸鎖乳突肌與頭後大直肌之間）兩旁，爲手足少陽與陽維之會，散風解熱、清腦開竅、明目聰耳。無論外感寒熱，偏正頭風外風內火，頭面五官病證皆可取之。

3. 風府：穴位於項後正中，是督脈、陽維與足太陽之會。風府是風邪聚藏之處，主治各種風證，激活脊椎相關的血管與神經功能。輕證如傷風、感冒、頭痛、眩暈等，重證如中風、舌緩、暴瘖不語、項強、目反視、半身不遂等，都可透過它來祛風清熱，減緩症狀。

小博士 解說

胼胝體是哺乳動物大腦的一個重要白質帶，連接大腦左右兩個半球，其中包含約二至三億根神經纖維，大腦兩半球之間的通訊多數是通過胼胝體進行的。較為低等的哺乳動物或脊椎動物是沒有胼胝體。

風池、風府、風門穴區是容易被風邪侵襲的部位

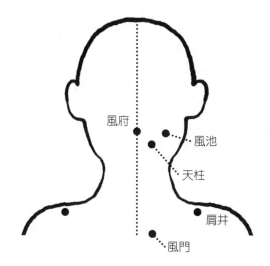

風府

風池

天柱

肩井

風門

✛ 知識補充站

　　胼胝體（腦梁）的結構與功能：

1. 胼胝體最前側的部分叫做「膝部」。膝部的軸突比較細，它們連接大腦兩側之間的前額葉皮質。

2. 胼胝體「喙部」指的是膝部下方向後延伸的部分，它的形狀像鳥的喙。

3. 胼胝體最後側的部分叫做「壓部」，壓部的纖維傳送大腦兩個半球「頂葉」的「體感信息」，和「枕葉」的「視覺訊息」。

4. 壓部和主體之間的部分往往相當窄，因此被稱為「峽部」。

5. 壓部和膝部之間的部分一般稱為「主體」。主體的軸突比較粗，它們連接大腦皮質「運動區」的不同部分。

　　女性比男性具有更強的敏感性，可以及時把敏感的意識轉化為行動，而男性則非常遲鈍。從生理角度看，連線左腦（理性思維）和右腦（感性思維）的腦梁線（信息的傳輸帶），男性比女性要細 20% 左右，雖然感知能力差距不大，但是，由於男性的思維傳輸帶比較狹窄，其傳輸狀況好比上網際網路，男性在使用窄頻撥接，而女性則是用寬頻光纖順暢上網。

8-14 灸關元穴與太衝穴

灸關元穴或百會穴，助益任脈與小腸經脈循環，改善腹腔與橫膈膜問題，有治本效果。臨床上，配合風府與風池，調理心經脈及小腸經脈循環，並改善相關臟腑之結構功能。當心臟有礙，呼吸不順暢時，心經脈及小腸經脈流布的手小指會僵硬不靈活，或是發麻，或呈現不佳膚色。心經脈及小腸經脈的結構好壞，多數是由遺傳基因與生活品質所決定。腰以上為天：橫膈膜以上，包括頭面、頸項、上肢、胸腔（心、肺）。腰以下為地：橫膈膜以下，包括腹腔（肝、膽、脾、腎、胰臟、胃、小腸、大腸、生殖器）及下肢。

灸太衝穴或行間穴，助益肝經脈與督脈循環，改善胸腔問題，以救急為主。臨床上，與百會、八膠配合治療更顯療效；肝經脈上額與督脈會於大腦（巔頂）之前，「上入頏顙，連目系」是與頸外動脈供應帶氧血液相關，「目系下頰裏，環唇內」則是影響頸外靜脈輸送廢物回流心臟；醫理上無法將血管運輸與經脈循環畫上等號，然而觀察它們在身體的運作關係，雖是各自作業，但也都在團隊和諧運作中取得陰陽和平。

十二「經筋」的循行路線，從四肢末端到體軀，十二「經脈」循行路線，是連絡著肢體與臟腑，都是腦部神經系統與內分泌系統的聯合作業，十二經脈一脈相傳循環不已，即是心臟、骨骼肌、呼吸三大幫浦在作業。與腦脊髓液、下視丘、腦下垂體等關係密切，透過去除大腦因為疲勞而產生的酸性物質，人才得以神采奕奕。腦脊髓液透過硬腦膜、矢狀靜脈竇，以靜脈血回流心臟，腦脊髓液的循環就如同任脈與督脈的循環一樣，更貼切的形容是脊椎骨的血液循環。

從十二「經脈」循行路線，可了解其作業幫浦之差異與協同關係：

1. 手三陰經脈是體軀到手指端，為三陽之根源，心臟幫浦。
2. 手三陽經脈是手指端到體軀（頭面部），為三陽之結，為骨骼肌幫浦，屬呼吸幫浦；十二「經筋」的循行路線，完全從四肢末端到體軀，就是骨骼肌幫浦在作業。
3. 足三陰經脈是腳趾端到體軀，為三陰之根源，是骨骼肌幫浦，屬呼吸幫浦。
4. 足三陽經脈是體軀（頭面部）到腳趾端，是三陰之結，為心臟幫浦。

小博士解說

心為陽中的太陽，肺為陽中的少陰，臨床辨證施治，心肺在橫膈膜以上為陽。肝為陰中之少陽，脾為陰中的至陰，腎為陰中的太陰，診治上，肝、脾、腎在橫膈膜以下為陰。腰（橫膈膜）以上，天，以氣為主；腰（橫膈膜）以下，地，以血為主。

灸百會與關元改善腹腔與橫膈膜循環

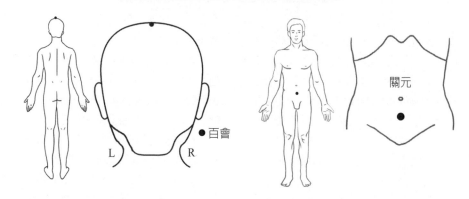

百會

L　　R

關元

灸太衝或行間改善胸腔問題

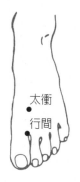

太衝
行間

灸八髎穴區助益腦脊髓液循環

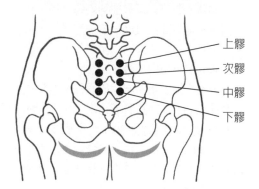

上髎
次髎
中髎
下髎

✚ 知識補充站

　　呼吸是一種身體換氣的行為，大氣與肺泡間的空氣流通，流入肺泡為吸氣，流出肺泡為呼氣。人體有三億個肺泡，肺泡與肺泡周圍微血管間有呼吸膜，用來交換氣體，肺泡周圍微血管得到氧氣（O_2），而失去二氧化碳（CO_2），此為外呼吸，又稱為肺呼吸。除了肺臟之外，全身微血管內血液與組織間的氣體交換，稱為內呼吸，讓失去二氧化碳的血液得到氧氣。細胞內因為產生腺嘌呤核苷三吟酸 (ATP) 時，消耗氧氣而排出二氧化碳稱為細胞呼吸。從內外呼吸來看，肺臟是負責氣體交換的重要角色，因此腰以上之天，以氣為主。

8-15　PAD、PVD及TIA

胃經脈循行「還出挾口環唇下，交承漿，卻循頤後下廉，出大迎，循頰車，上耳前」，此段胃經脈循行所經穴區的膚表呈現紫黑乾潚，多有腳部末梢動脈硬化（PAD）與末梢靜脈硬化（PVD）的現象。對證適量調理大秦艽湯，大秦艽湯以八珍湯爲主加減成方，治舌強不能言語，手足不遂。患病對象以體質虛弱或平素活動量少者機率較高。

大腸經脈「入下齒交人中，上挾鼻孔」，此段大腸經脈循經之穴區紫黑乾潚，多有手部末梢動脈硬化與末梢靜脈硬化的問題。對證適量調理補陽還五湯，補陽還五湯以當歸補血湯爲主加減成方，治半身不遂，口眼歪斜。以體質偏壯或平素活動量大者患病機率較多。

末梢動脈硬化、末梢靜脈硬化與暫時性腦缺血 (TIA) 都隨著老化出現，手腳懶得動多會造成 PAD 與 PVD，頭腦不用常會造成 TIA。無特別疾病的情況下，常覺得暈眩常是暫時性腦缺血；坐著及躺臥時腳會不舒服，起身走一走就恢復正常，是末梢靜脈硬化；起床時腳跟並不痛，一旦開始活動就痛，是末梢動脈硬化。腦心血管栓塞或硬化是漸漸形成，施以針灸、按摩和適當運動，可以減少四肢九竅閉塞的機率。

補陽還五湯治半身不遂（多血管栓塞），大秦艽湯治手足不遂（多血液循環不順暢），都能改善末梢動脈硬化、末梢靜脈硬化與暫時性腦缺血等老化問題。

靜脈從四肢末梢的井穴走向體軀，由肘部肱靜脈與膝部股靜脈將血液送回心臟。肱靜脈回流不良，肱動脈輸出血流量明顯減少時，手指手臂會麻痹、腫脹、疼痛；股靜脈回流不良，股動脈血液輸送到腳的量減少，四肢重滯、腳趾與小腿抽筋機會增加。

胸部與腹部「按診」，對診斷其所反映的臟腑非常重要，例如按腹部，初按稍感疼痛或僵滯，再加力按壓卻反而舒服，各有其臨床意義，其辨證與用藥如下：

1. 左天樞穴：左天樞比右天樞痛感強烈，小腹陰血虛弱，適合歸脾湯、當歸補血湯、補陽還五湯。
2. 右天樞穴：右天樞比左天樞痛感強烈，小腹陽氣虛弱，適合補中益氣湯、升陷湯、升陽益胃湯、大秦艽湯。

小博士 解說

末梢動脈硬化、末梢靜脈硬化與暫時性腦缺血，因病醫治，法異而功同，《內經·異法方宜論》有治法：(1) 癰瘍治宜砭石（放血、手術）；(2) 病生於內治宜毒藥（用藥）；(3) 臟寒生滿病治宜灸（溫熱治療）；(4) 病攣痹治宜微鍼（針刺）；(5) 痿厥寒熱治宜導引按蹻（運動、復健）。

末梢動脈硬化（PAD）

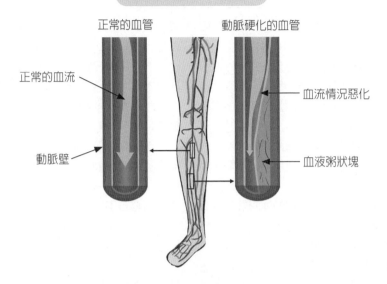

正常的血管　　　　　　動脈硬化的血管

正常的血流

動脈壁

血流情況惡化

血液粥狀塊

暫時性腦缺血（TIA）

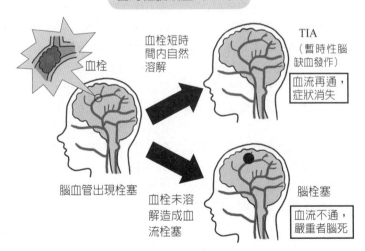

血栓短時間內自然溶解

血栓

TIA
（暫時性腦缺血發作）

血流再通，症狀消失

腦血管出現栓塞

血栓未溶解造成血流栓塞

腦栓塞

血流不通，嚴重者腦死

✚ 知識補充站

　　《內經‧三部九候論》延伸檢視中風的四大前兆：(1) 頭：暈眩？暈很久？(2) 臉：嘴臉歪、麻痺？(3) 呼吸：胸悶、頻打哈欠？(4) 四肢：走路不穩、手腳不靈活？出現以上症狀超過一星期，又個人有中風家族史、或其他心血管疾病病史、或有三高（高血壓、高血脂、高血糖或糖尿病），要特別注意可能是中風前兆。

8-16　肺臟阻塞與骨髓脊髓造血

龜鹿二仙膠（龜鹿杞參）與補肺阿膠湯（膠馬牛、糯杏甘）都有補血作用。對頭顱骨和脛骨的骨髓與脊髓的造血機能而言，龜鹿二仙膠較優勢。針對肩胛骨與胸肋骨的骨髓造血機能，則是補肺阿膠湯較優勢。肺勞與長期處在空氣嚴重污染環境中者，斟酌取少量補肺阿膠湯（關中者肺，兩眉之間色枯白或脫屑）以熱開水沖泡，頻頻漱口後緩緩嚥下，減緩肺功能老化，尤其是慢性肺梗塞與慢性間質肺炎患者，可舒暢肺呼吸、防老延壽。

龜鹿二仙膠（龜鹿杞參）治白血病、白血球減少症、神經衰弱、發育不良、性功能減退、再生障礙性貧血等。脾胃虛弱食少者不宜，服多效果未必好，可能還反造成胃腸負擔。必要時，一定要搭配調理消化道功能的補益劑，如三餐前少量服用六君子湯，晚餐後再酌量服龜鹿二仙膠（挾大腸者腎，色多灰黯），調理得宜，效果才會好。現代市售的龜鹿二仙膠品質普遍很好，在台灣製作的過程與品質都有一定管控。

七寶美髯丹（首苓膝歸杞菟破）適合對象以全臉下巴色澤最差者；益氣聰明湯（參耆升葛、蔓柏芍甘）則適合兩眉間的顏色最差者。適合七寶美髯丹與益氣聰明湯者，望診都是首面色澤差，如果額頭色澤也一併不好，需要再多觀察第二個部位。下巴外側下頜角區域反映股膝，如色澤也不佳，適合七寶美髯丹；咽喉反應區，即兩眉頭上緣的區域色澤也差，是益氣聰明湯。

七寶美髯丹與益氣聰明湯都治療頭面部病證，不同的是七寶美髯丹以榮髮鬚為主，是現代醫美妙方；益氣聰明湯治療耳不聰目不明，是改善自律神經失調要方。只憑望診無法直接據以治療，但是，確實可提高診斷精確率。

桔梗湯（桔梗、甘草）治慢性肺部老化，改善聲音嘶啞，清利頭目咽喉，助益橫膈膜之吸氣功能。小病、初病及大病之後，以中藥對證養護，可彌補西藥霸道急救之不足，即使以科學中藥沖泡熱開水服飲，也有一定效果，這是「緩中補虛」之理。緩中是帶著攻下藥勢緩和清理，補虛是進行好的補養。溫服桔梗湯治療肺癰慢性期（肺部老化初期症狀），如慢性支氣管炎、慢性阻塞性肺病等。桔梗湯延伸出來的活人敗毒散（人參敗毒茯苓草，枳桔柴前羌獨芎），對肺泡及相關的支氣管淋巴組織都有養益效果。

小博士 解說

慢性肺臟阻塞症狀多從「肺尖」開始損壞，間質性肺炎則多從「肺底」開始損壞。以慢跑為例，一開始即喘是支氣管的喘，跑到很累時的喘是肺泡的喘；一般人肺尖的呼吸量會比肺底低下。部分間質性肺炎會造成肺底基本呼吸功能效率降低，嚴重者會造成死亡，體內呼吸調節：(1) 大腦、延腦屬行動調節；(2) 延腦、頸動脈竇與大腦皮質屬化學調節；(3) 延腦到肺泡屬神經調節。擁有良好的生活習慣，才可強化大腦皮層、基底核及視丘和腦幹功能，緩和慢性肺臟阻塞的症狀。

臉部十觀診

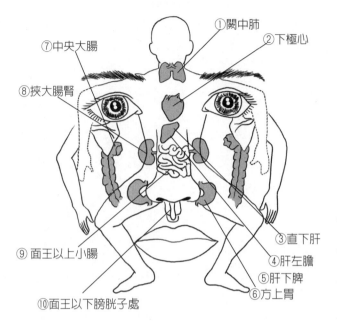

⑦中央大腸
⑧挾大腸腎
①闕中肺
②下極心
③直下肝
④肝左膽
⑤肝下脾
⑥方上胃
⑨面王以上小腸
⑩面王以下膀胱子處

(1) 補肺阿膠湯，闕中者肺，色澤枯白
(2) 龜鹿二仙膠，挾大腸者腎，多灰黯
(3) 七寶美髯丹與益氣聰明湯，首面、額頭色澤皆差

臉部十視診

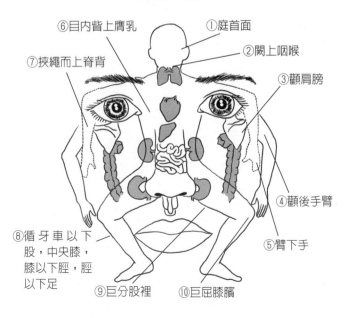

⑥目内眥上膺乳
⑦挾繩而上脊背
①庭首面
②闕上咽喉
③顴肩膀
④顴後手臂
⑤臂下手
⑧循牙車以下股，中央膝，膝以下脛，脛以下足
⑨巨分股裡
⑩巨屈膝臏

(1) 補肺阿膠湯，顴肩膀與顴後臂，色澤枯白
(2) 龜鹿二仙膠，巨分股裏與巨屈膝臏，多灰黯
(3) 七寶美髯丹第二個視診色澤差者是股膝、下巴外側下頷角區域
(4) 益氣聰明湯第二個視診色澤差者是咽喉，兩眉頭上緣區域

第 9 章
治 則

　　清者上注於「肺」，以呼吸器官鼻、咽、喉、細支氣管、支氣管、氣管、肺、胸膜為主，掌理呼吸之氣，清（空氣之氣）化為濁（血液之氣）。濁者下注於「胃」，以消化器官口、齒、舌、唾液腺、咽頭、食道、胃、小腸、肝、膽、胰臟、大腸、肛門為主，掌理飲食營養之氣，濁（飲食）化為清（營養）。

　　肺和胃氣盛、氣虛，因其經脈循行分布之別，臨證時之辨證比較：肺，氣盛有餘則肩背痛、風寒汗出、中風、小便數而欠；氣虛則肩背痛寒則之辨證、少氣不足以息、溺色變。胃，氣盛有餘則身以前皆熱；氣虛；則身以前皆寒慄。

　　十二經脈以應十二經水者，其五色各異，清濁不同。清濁相干，命曰亂氣。

　　受穀者濁，濁者注陽，濁而清者上出於咽。受穀者濁→胃→小腸→肝→心→營養精華→咽喉（腦）。

　　受氣者清，清者注陰，清而濁者則下行。受氣者清→肺→心→氧氣→全身。

9-1 得病之情，治之大體

《內經·異法方宜論》論治病之法各有異同，因地制宜是極為重要的概念：

1. **東方之域，魚鹽之地，海濱傍水，民食魚而嗜鹹，皆安其處，美其食，魚者使人熱中，鹽者勝血，病皆為癰瘍，其治宜砭石。**

《內經·熱病》：「心疝暴痛，取足太陰厥陰，盡刺去其血絡。」《內經·三部九候論》：「必先去其血脈而後調之，無問其病，以平為期。」

小腿通常是靜脈血絡浮現最多的部位，臨床上，只要小腿有血絡，針砭血絡凝集的部位，如黍米之粒，留針十分鐘後，再引出針（吸氣進針：快速，呼氣出針：緩慢），這不只是放血（砭）表層小隱靜脈的瘀血，多數較深處的大隱靜脈血也會隨之而出。感冒風邪將癒、聲音嘶啞者，針瀉崑崙，即使膚表不見血絡，大隱靜脈血多數會隨引針而出；地機、陽交、委陽、風市……，是血絡最常出現的部位，如果地機血絡多，反映肝腎負擔大，導致脾經脈循環不良。

2. **西方者，沙石之處，民陵居而多風，民不衣而褐薦，民華食而脂肥，邪不能傷其形體，其病生於內，其治宜毒藥。**

人體免疫機制中，分為自我認知性與自我耐受性，用藥善治者，治皮毛，進而肌膚、筋脈，以至五臟六腑。健康的個體，健全的免疫系統，不僅能有效辨認清楚外來致病菌，更要有自我耐受性，能區分敵我而不傷害自我個體。

3. **北方者，其地高陵居，風寒冰冽，其民樂野處而乳食，藏寒生滿病，其治宜灸焫。**

腳大拇趾有肝、脾經脈，小趾有腎、膀胱經脈；手大拇指有肺經脈，小指有心、小腸經脈，末梢的血液及淋巴液的循環狀況，即表現經脈與臟腑的生理現象。「滿病」之證出現疼痛時，灸太衝效果最彰顯，手不方便抓按時，只要深深吸氣，同時腳大拇趾用力捲曲，大拇趾用力時，吸氣力道也會隨之加強，此時，巨闕穴、鳩尾穴所在的腹直肌會與橫膈膜共同使力，進而促進腸胃功能，並提神醒腦。

4. **南方者，天地所長養，其地下水土弱，霧露之所聚，民嗜酸而食胕，病攣痺，其治宜微鍼。**

《內經·陰陽應象大論》：「善診者，察色按脈，先別陰陽；審清濁，而知部分；視喘息，聽音聲，而知所苦；觀權衡規矩，而知病所主。按尺寸，觀浮沉滑濇，而知病所生；以治無過，以診則不失矣。故曰：病之始起也，可刺而已；其盛，可待衰而已。故因其輕而揚之，因其重而減之，因其衰而彰之。」

5. **中央者，其地平以濕，天地所以生萬物也眾，其民食雜而不勞，病多痿厥寒熱，治宜導引按蹻。**

聖人雜合以治，各得其所宜，故治所以異而病皆愈者，得病之情，治之大體。

巨闕、鳩尾

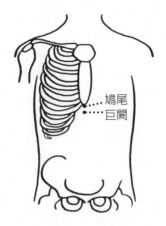

腿部較常出現血絡的穴區

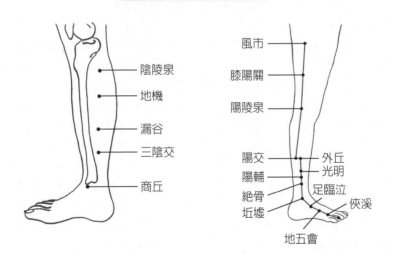

➕ 知識補充站

　　《內經‧陰陽應象大論》論如何辨證並施以補瀉：「形不足者，溫之以氣；精不足，補之以味。其高者，因而越之；其下者，引而竭之；中滿者，瀉之於內。其有邪者，漬形以為汗；其在皮者，汗而發之；其慓悍者，按而收之；其實者，散而瀉之。審其陰陽，以別柔剛。陽病治陰，陰病治陽，定其血氣，各守其鄉。血實宜決之，氣虛宜掣引之。」

9-2 肝膽相照，治之大方

《內經‧本藏》論述如何從色理、胸骹、胸脇、膚腹等觀察肝臟吉凶，及其辨證：

1. 青色小理者（氣色乾淨），肝小。肝小則藏安，無脇下之痛。
2. 粗理者（氣色黯然神傷），肝大。肝大則逼胃迫咽，則苦膈中，且脇下痛。
3. 廣胸反骹者（胸大脇小），肝高。肝高則上支賁切，脇悗為息賁。
4. 合脇兔骹者（胸小脇大），肝下。肝下則逼胃，脇下空，脇下空則易受邪。
5. 胸脇好者（胸脇和諧），肝堅。肝堅則藏安難傷。
6. 脇骨弱者（脇肋虛弱），肝脆。肝脆則善病消癉易傷。
7. 膚腹好相得者（脇腹和諧），肝端正。肝端正則和利難傷。
8. 脇骨偏舉者（左右脇偏頗），肝偏傾也。肝偏傾則脇下痛也。

肝應爪（指甲），爪厚色黃者膽厚，爪薄色紅者膽薄，爪堅色青者膽急，爪濡色赤者膽緩，爪直色白無約者膽直，爪惡色黑多紋者膽結也。肝膽相照，指甲反映肝臟，同時亦藉以觀察膽之安危。

「少商」在手大拇指末端，「大敦」與「隱白」在腳大拇趾末端，少商、大敦與隱白等穴區的膚色不清淨、不紅潤，顯示呼吸（少商）或消化（大敦、隱白）狀況不佳；手腳末梢的動脈與靜脈交接的通道循環越好，以上穴區的膚色越潔淨，病變的機會相對減少。少商色澤枯黯，要加強運動、改善生活品質及空氣品質，以強化肺呼吸功能；隱白枯黯則要改善飲食攝取、調節營養，以增進體能。

從手大拇指（肺經脈）與腳大拇趾（肝經脈、脾經脈）的指甲望診杵狀指，指甲床與指節角度大於 160° 就是杵狀指，甚至達 180°～190°，隨著角度加大肺臟功能與免疫問題也越大。但也不是絕對的，因健康問題、受傷、工作性質都可能令它們變形。

器官多隨年齡衰退老化，體弱虛寒、血虛寒凝、手腳冰冷、四肢末梢如乾蔥老蒜，膽固醇在血管壁累積，下肢動脈逐漸狹窄，末梢血液循環不良，指甲床與指節角度會隨著老化過程逐漸醜化、變形；尤其是，五臟六腑累積的症狀會在手、腳大拇指透露訊息；越勤勞、努力、持恆者，手腳指形變形相對減緩。觀察指甲的半月瓣（反映血液活動與心臟功能）、色澤（表現生命活力與營養狀況），以及周圍肉質（展現生活態度與品質、活動情形）即可明瞭其病證。

小博士 解說

《內經‧方盛衰論》：「必清必淨，上觀下觀，司八正邪，別五中部。」了解病情，同時要了解病人的體質體況，譬如醫治疥瘡，若忽略陰毛處的疥蟲就是肇因的話，就算醫了幾年也治不好。善治香港腳的黴菌藥，不是人人都適用，要先驗天門冬胺酸轉胺酶（GOT）、丙胺酸轉胺酶（GPT）後，確定其肝功能無虞後，再服用口服殺黴菌藥。所以，為醫者臨證時，不得失其條理、違背人情。

判斷杵狀指方法及其病證

判斷方法	症狀	病證
「沙姆羅斯窗」測試	1. 指甲彎曲幅度變得比平常大（沙姆羅斯徵兆） 2. 兩手食指第一指節及指甲靠攏，沒出現菱形縫隙，表示手指、指甲變形	常出現在心臟與肺部有問題的患者，包含肺癌病患
甲床與指節角度	1. 第一指節的角度正常角度小於 160° 2. 角度會愈來愈平，大於 160°，甚至達 180°～190° 為杵狀指	手指末端變粗大，暗示肺癌、心臟病；其中肺部疾病比例很高，尤其是肺癌。杵狀指是肺癌少數警訊之一

簡單測試杵狀指

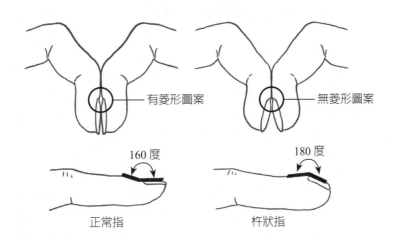

有菱形圖案　　　　無菱形圖案

160 度　　　　180 度

正常指　　　　杵狀指

➕ 知識補充站

　　中醫診斷一再強調「治未病，望而知之謂之神」，是歷代中醫師追求的境界。但是，有些病證則非西醫治療不可，如疥瘡。又，黴菌好發於體弱多病者身上，可能在體外，也可能在體內，一旦超過個人體能負擔（樹必自腐而後蟲生）即可能發病；防範之道，要先強化肝臟、腎臟功能，尤其是肝臟與腎臟的造血前驅因子，不但強化造血功能，同時也提升免疫力。藥食氣味陰陽薄厚，皆有其導向，以中藥治本或九補一攻，都是「標竿治療」。

9-3 治之五節，解惑而已

《內經‧刺節眞邪》：「刺有五節」，說明刺法理論中的針刺五節：振埃、發矇、去爪、徹衣、解惑之針刺部位、選用穴位、實施方法及所適應的病證：

1. 振埃者，陽氣大逆，上滿於胸中，憤䐜肩息，大氣逆上，喘喝坐伏，病惡埃煙，餉不得息，請言振埃，尙疾於振埃。取之天容。其欬上氣，窮詘胸痛者，取之廉泉。取之有數乎。取天容者，無過一里。取廉泉者，血變而止。此治療改善皮膚與呼吸困難的問題。

2. 發矇者，耳無所聞，目無所見，刺此者，必於日中，刺其聽宮，中其眸子，聲聞於耳，此其輸也。刺邪以手堅按其兩鼻竅而疾偃其聲，必應於鍼也。此治療改善耳、目與中樞神經問題。

3. 去爪者，刺關節肢絡，腰脊者，身之大關節也。肢脛者，人之管以趨翔也。莖垂者，身中之機，陰精之候，津液之道也。故飲食不節，喜怒不時，津液內溢，乃下留於睪，血道不通，日大不休，俛仰不便，趨翔不能，此病榮然有水，不上不下，鈹石所取，形不可匿，常不得蔽，故命曰去爪。此治療改善肢體與周圍神經問

4. 徹衣者，盡刺諸陽之奇輸，未有常處，是陽氣有餘，而陰氣不足；陰氣不足則內熱，陽氣有餘則外熱，內熱相搏，熱於懷炭，外畏綿帛近，不可近身，又不可近席，腠理閉塞，則汗不出，舌焦唇槁，腊乾嗌燥，飲食不讓美惡。取之於其天府、大杼三痏，又刺中膂，以去其熱，補足手太陰，以去其汗，熱去汗稀，疾於徹衣。此治療改善全身與自體免疫力問題。

5. 解惑，大風在身，血脈偏虛，虛者不足，實者有餘，輕重不得，傾側宛伏，不知東西，不知南北，乍上乍下，乍反乍覆，顛倒無常，甚於迷惑，瀉其有餘，補其不足，陰陽平復，用鍼若此，疾於解惑。此治療改善身心與自律神經失調問題。

十年前，糖尿病、高血壓最令人擔憂，唯恐一日上身就終生爲伍；近年來植物人、癱瘓者、失智者，隨著高齡化社會逐漸增加中，一旦躺下需要看護，臥榻長達 10 年、20 年的大有人在；要減少此病例比例，我們已推動照顧服務員制度，如何來提高「看護」的水平，已是一項重要課題，在本書中有不少資源確實值得運用與推廣。

小博士解說

時下護理之家，照顧癱瘓患者，最難照護的是屎尿失禁者，尤其是男性，其下體、睪丸腫大，外生殖器過度縮小以致排尿障礙，即使包裹尿布亦無法完全吸附尿液，輕者日久皮膚變枯黑，重者常致使睪丸浸泡在尿液中而潰爛。照顧者必須更用心、耐心的照護。

《內經‧血氣形志》論五形志

形體情志	治療方向	現實生活配合
形樂志苦，病生於脈	灸刺	外表快樂，內心痛苦，多腦心血管疾病，建議多安排遊山玩水度假
形樂志樂，病生於肉	鍼石	身心快樂，皮肉生病，針砭、三溫暖、烤箱、運動流汗
形苦志樂，病生於筋	熨引	身體辛苦，心理快樂，多筋骨疼痛，導引氣功、熱敷、烤箱、溫泉浴、海水浴，多樣性活動
形苦志苦，病生於咽嗌	百藥	身體辛苦，心理痛苦，五臟六腑多疾病，多需藥物治療
形數驚恐，經絡不通，病生於不仁	按摩醪藥	生活緊張忙碌，身體麻木不仁，需多按摩指壓；心理焦慮緊張，經絡不通者，則需藥膳調理

耳門穴、聽宮穴、聽會穴、天容穴、廉泉穴　　　**大杼穴**

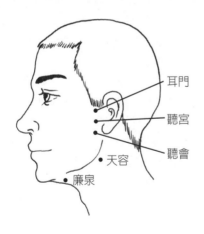

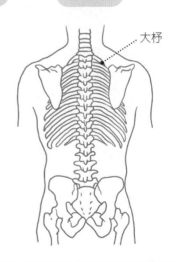

✚ 知識補充站

　　通常骨骼肌活動，會刺激大量交感神經的傳動，造成靜脈收縮，動員血液貯藏器的靜脈與細靜脈；主要的血液貯藏器是腹部臟器，特別是肝臟與脾臟的靜脈，以及皮膚的靜脈；溫服桂枝湯加熱粥，啟動腹部臟器的靜脈，服桂枝湯後覆被則激活皮膚的靜脈，令靜脈所含的廢物及毒素，可以從汗排出體外。

9-4 經絡是人體「活」通路

經絡是人體「活」的通路，只出現在活體上，包括人體皆有的神經、血管、淋巴管、肌肉、纖維等等。所以，人活的時候這些氣與能量互相運作，死了雖然還是有神經、血管、肌肉、纖維……，卻沒有經絡了；經絡與人的生命共存，看經絡就是看人的靈魂與生命訊息。

「欲而無貪」與「養心莫善於寡欲」，是先聖孔子與孟子的不老要訣，目的是讓心臟活潑有力。心肌是橫紋肌，與骨骼肌的結構一樣，但功能是內臟肌（平滑肌）；動脈硬化有化學性的血管內脂質細胞硬化，及物理性的血管壁形狀硬化、石灰化而喪失彈性。平時多運動，會減少身體物理性硬化；注意飲食及營養攝取，可以減少身體化學性硬化。如果都能注重養生，自是健康長壽。

《圖解中醫學概論》可說是《防治疫病手冊》。書中內容自始至終，傳述著一個重要觀念，人體生命韻律與地球自轉的節奏要和諧一致，身心才能趨於平和健康，最有效的方法是：

1. 接受「早晨」陽光的洗禮，要活動、運動。陽光的強度（照度）與持續日曬的時間，兩者的邊際效益越大，越能守住優質的生理韻律。清晨沐浴晨曦與運動，生理節奏可以前進一小時，紫外線的傷害也比中午時段低。

2. 再者，珍惜褪黑激素在「夜晚」正常分泌的機制，要維持休息、睡眠品質，促進生理節奏前進；反之，白天睡覺讓褪黑激素在白天作業，生理韻律會後退。

3. 第三要素是「飲食」，重視營養均衡，以早餐影響最大；早午餐、午晚餐，兩者之間隔都比晚餐與早餐的時間短，有此空腹時段，生理的治療效果相對大，所以早餐攝食的時間是很重要。又，飲食內容亦影響效果，溫熱的主食，同時攝取一定量的副食或多種類的副食、醣類與蛋白質，調理生理韻律的效果較大；綠茶與咖啡等含咖啡因食物，雖也助益生理韻律，但無法取代身體所需營養素，一面吃飯一面喝咖啡或茶，是不健康的；除非大啖高脂重味，飯間喝茶解油膩；或是特殊的飲食風味，食間喝茶以區隔食物口味。

小博士解說

《內經·陰陽應象大論》：「邪風之至，疾如風雨，故善治者治皮毛，其次治肌膚，其次治筋脈，其次治六府，其次治五藏。治五藏者，半死半生也。天之邪氣（細菌、病毒），感則害人五藏；水穀之寒熱（陰濕、陽燥），感則害於六府；地之濕氣（陰霾、陽毒），感則害皮肉筋脈。故善用鍼者，從陰引陽，從陽引陰，以右治左，以左治右，以我知彼，以表知裏，以觀過與不及之理，見微得過，用之不殆。」是以，善於治病的醫生，能掌握致病因素，知道病邪之所在，施予適切的治療。

《內經 · 金匱真言論》論五臟之陰陽

五臟	陰陽之別
心	背為陽，陽中之陽
肺	背為陽，陽中之陰
腎	腹為陰，陰中之陰
肝	腹為陰，陰中之陽
脾	腹為陰，陰中之至陰

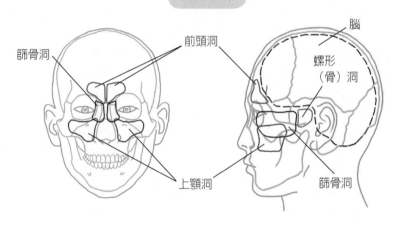

鼻腔結構

✚ 知識補充站

　　經絡是人體「鼻腔活動」的通路，鼻腔內有黏膜，是氣管的起始部，同時負責嗅覺與構音。鼻腔黏膜下分布著豐富的血管，具空調作用；鼻腔上部的天庭區域以篩板與大腦額葉作分界，通過這些區域的血管，特別是上矢狀靜脈竇、海綿靜脈竇，以及淋巴管、神經的交流，鼻與腦和經絡因此密切關聯。

9-5 好「心肝」是「感心」

　　「心肝」是華人非常重視的事，「肝心」（甘心）、「肝腎」對於日本人而言，是「很重要的事」。心臟從主動脈輸出的肝動脈，因為脾產生一種「脾缺氧素」，此物質通過肝臟後，賦予心臟對抗氧能力，可以有效防止缺氧所致的心力衰竭。

　　時常按揉胸腹，可以活化鳩尾穴、巨闕穴（心募穴）、中脘穴（胃募穴）、期門穴（肝募穴）、日月穴（膽募穴）及臍旁二寸大腸募穴的天樞穴（屬胃經脈）。透過運動或按摩以上穴道區，及腹部肌肉群和肋間肌，可輕愉身心，改善肝臟病、腎臟病、心臟病、糖尿病。

　　《內經·五癃津液別》歧伯曰：「水穀皆入於口，其味有五，各注其海。津液各走其道，故三焦出氣以溫肌肉、充皮膚，為其津，其流而不行者為液。」

　　成人全身分布的脂肪細胞數量，女性比男性多，是男性的 1.4 倍。而脂肪細胞的大小與數量，決定體脂肪的量。脂肪細胞過多，會阻礙人體氣血循環，導致胰島素無法正常分泌，是造成隱性糖尿病與心臟病的罪魁禍首。

　　保健講排毒，體內第一毒就是過量的脂肪細胞。人在空腹時，血糖正常，進食後出現血糖值不正常，就是隱性糖尿病，有此現象者其罹患腦心血管疾病的機率是常人的 2 到 3 倍。平常血壓正常，但只要情緒緊張、急躁或失眠，血壓即會升高，這是隱性心臟病現象。壓力、緊張也會使血糖值升高，即使空腹，飯後血糖值高，如果馬上工作，血糖會更高，所以飯後要散步、走路，休息片刻。

　　超音波只能測定全身皮下脂肪厚度，無法測定內臟脂肪量，核磁共振則可測定皮下及內臟周圍蓄積的脂肪。病理學家 Komiya S.，1984 年依此測定五個年齡層的兩種脂肪比例：中高年期 50 到 54 歲是體脂肪最高峰期，男人的乳房會出現女性才有的脂肪量，就是肝臟脂肪過多，所以檢查天池、淵液的胸大肌區域的肌肉脂肪量，並且早晚自我診斷。

　　《內經》十二時辰十二經脈，好用但不見得實用；《傷寒論》六經欲解時辰，看似不實用，卻可以隨時隨地藉此提醒自己，因為它是根據《內經·順氣一日分為四時》衍生的概念，好記好用，春生（早晨），要吃得最好，夏長（白天），要動得量多，秋收（傍晚），要順氣一日分為四時想得最開，冬藏（夜晚），要靜得最悠閒。

小博士 解說

　　睡眠要「頭涼腳暖」；食不語、寢不言，進食時，讓以食道及口腔肌肉為主的消化器官能夠充分活動；此時，如果言語，用及氣管與聲帶，將無法好好進食，腦部即無法真正放鬆休息，以致容易煩躁，睡眠品質也隨之越不好，嚴重者壓力大到甚至想不開；例如，美國社會比墨西哥進步，壓力相對加大，美國自殺人口也相對比墨西哥多。

脂肪與生活關係及調理藥方

年紀（歲）	9～14	19～23	40～49	50～54	61～77
皮下脂肪	最少	少	多	最多	小
內臟脂肪	最少	少	多	最多	中
生活活力	大	最大	中	小	最小
生命壓力	最小	中	大	最大	小
健康危險度	最小	小	中	最大	大
肥胖危險率	10%	20%	30%	50%	40%
飯前調理藥方	四君子湯	六君子湯	異功散	小建中湯	補中益氣湯
飯後調理藥方	保和丸	柴胡桂枝湯	半夏瀉心湯	三黃瀉心湯	人參敗毒散
針灸按摩	足三里 合谷	曲池 衝陽	外關 絕骨	坵墟 神門	五里 箕門

天溪（脾）、淵液（膽）、天池（心包）

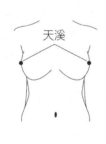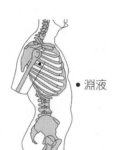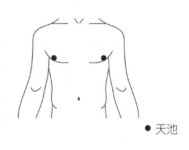

＋ 知識補充站

　　天池（心包）、天溪（脾）、淵液（膽）該三區域靜脈多寡、脂肪多少，反映消化狀況與造血功能的良莠。

1. 天溪穴：乳頭旁四指幅，診治腋下淋巴結相關疾病，尤其是乳房病變。
2. 淵液穴：在腋窩下四指幅，診治消化吸收方面疾病。
3. 天池穴：乳頭旁二指幅，診治心臟血管方面疾病。

9-6 十男九疝，十女九帶

《內經‧繆刺論》：「邪客於手足少陰太陰足陽明之絡，此五絡，皆會於耳中，上絡左角（左率谷），五絡俱竭，令人身脈皆動，而形無知也，其狀若尸，或曰尸厥。」人病脈不病為內虛，需要休息與調養，稍不留意，將導致成過勞狀態。脈病人不病，古稱「尸厥」，生不如死，行尸走肉，三高族（血壓、血脂肪、膽固醇）很有可能病化到「尸厥」。從耳後可以略觀一二，率谷穴至完骨穴區出現青筋或紅絲，這都是健康警示的紅燈，不可掉以輕心。

繆刺是刺血絡，即靜脈之浮現者為主，不同於刺經脈之巨刺，同樣的穴道位置，刺經脈與血絡不同的是，經脈以動脈為主，絡脈以靜脈為主。

「丈夫㿗疝，婦人少腹腫」，肝經脈起與大趾、過陰器、上出額，經過生殖器與腦，臨床上，長期臥床者，會出現垂足、陰囊腫大、陰莖縮小、漏尿、滲便等現象，長年缺乏活動的情況下，腿部靜脈流動緩慢，來自腿部的外髂靜脈無法帶動來自生殖系統的內髂靜脈回流，導致睪丸靜脈回流受阻，致陰囊腫大；且陰莖海綿體的平滑肌不再充血，肌肉逐漸萎縮，陰莖縮小。

內髂靜脈收集來自骨盆腔中靜脈的血液，有直腸靜脈叢、膀胱靜脈叢，加上男性的前列腺靜脈叢、女性的子宮與卵巢靜脈叢，這些靜脈叢中沒有瓣膜，血液容易囤積，女人有分泌物（白帶），男人容易痔瘡，這些靜脈叢均相通，其中一器官有狀況，會連帶影響附近的器官組織。

腳靠腰，頭靠頸，腰椎與頸椎活動量很大，腰椎功能好，膝腳靈活；頸椎功能好，血液通暢，肘手靈活，四肢不會厥逆或燥熱；大腦、間腦、腦下垂體、下視丘等運作良好，睡眠品質自是提高。生活中日間的手腳活動，坐姿、立姿、行走姿態，以及夜間的睡姿，與頸椎、腰椎都相關；同時，床、枕頭、被毯的種類，甚至與床的方向都脫離不了關係。

《內經‧三部九候論》：「九候之相應也，上下若一，不得相失。一候後則病，二候後則病甚，三候後則病危。所謂後者，應不俱也。」人老，血管先老，動脈粥狀硬化並非全身血管同時出現，動脈粥狀硬化好發於不同部位，且因人而異。其部位：(1)腹部的大動脈及髂動脈；(2)胸部；(3)大腿骨、膝部；(4)腦部；(5)脊椎部。運動不足，無法通暢運轉氧氣而在動脈循行路線上某處塞住，產生動脈粥狀硬化，出現「所謂後者，應不俱也」之現象，其病化之部位是不同的。

小博士解說

天南地北，地球暖化後，水蒸氣上天成積雲加多加厚，從南上北的空氣又濕又熱，北下的氣溫多寒冷，天災破壞了生態環境，也影響周遭人事物，因應環境，今人要自愛，除生態環境影響身心健康之外，自我健康管理不當，更是造就病痛的主因，面對自己的健康和生活，不宜無為而治，要盡力而為。

歲數與調養規劃

歲數	正常標準	常態	改善規劃
四十	不惑	活動不再靈活	多活動、運動
五十	天命	行動不再方便	恆常活動、運動，不超過個人極限
六十	養腦益身	上七竅和下二竅皆越來越不順暢	行萬里路，讀萬卷書，聰耳明目
七十	從心所欲，欲不逾矩	肢節諸竅皆不盡如意	盡己所能，遊山玩水，藝術欣賞，蒔花養卉，不超過體能極限

手腳井穴圖示

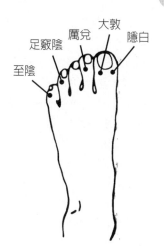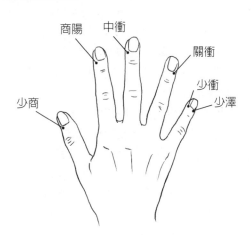

➕ **知識補充站**

　　血海與梁丘二穴，關係著股內收肌與股外側肌兩組大腿肌群；血海以股內收肌為主，反映造血功能、膽紅素值等，並與脾氣相關；此區鬆垮為表虛，且軟弱，不擅表達個人之喜怒哀樂；僵硬者有瘀滯，脾氣容易失控。按摩指壓血海穴區，舒緩壓力，調節脾氣，改善血液循環。

　　梁丘以股外側肌為主，反映胃腸、消化功能、胃泌素分泌等。此區鬆垮為表虛，多食慾不振；僵硬者有瘀滯，容易腸氣腹脹。按摩指壓梁丘穴區，促進食慾助消化、調整腸胃蠕動，對急性腸胃炎有一定療效。

9-7　遵循示從容、疏五過、徵四失

醫療服務品質攸關患者的生命，人命關天，爲醫者臨證當戰戰兢兢，《內經》論述醫者常犯之過失，放之今日亦爲醫者要正視之警示，當銘記之。

《內經·示從容論》言明爲醫者診察要循法守度，從容面對患者。

黃帝曰：「夫從容之謂也，夫年長則求之於府，年少則求之於經，年壯則求之於藏。……夫聖人之治病，循法守度，援物比類，化之冥冥，循上及下，何必守經。……譬如天之無形，地之無理，白與黑相去遠矣。是失吾過矣。……明引比類從容，是以名曰診輕，是謂至道也。」

《內經·疏五過論》陳明爲醫者治病可能犯五種過失。

黃帝曰：嘗貴後賤，雖不中邪，病從內生，名曰「脫營」。嘗富後貧名曰「失精」，五氣留連，病有所并。……「良工所失」，不知病情，治之一過也。

凡欲診病者，必問飲食居處，暴樂暴苦，始樂後苦，皆傷精氣，精氣竭絕，形體毀沮。……「不知補瀉」，不知病情，精華日脫，邪氣乃並，治之二過也。

善爲脈者，必以比類，奇恒從容。「知之爲工，而不知道」，此診之不足貴，治之三過也。

診有三常，必問貴賤。貴脫勢，雖不中邪，精神內傷，身必敗亡。始富後貧，雖不傷邪，皮焦筋屈，痿躄爲攣。醫不能嚴，不能動神，外爲柔弱，「亂至失常」，病不能移，則醫事不行，治之四過也。

凡診者，必知終始，有知餘緒，切脈問名，當合男女。粗工治之，亟刺陰陽，身體解散，四支轉筋，死日有期，「醫不能明」，不問所發，惟言死日，亦爲粗工，治之五過也。

《內經·徵四失論》認爲爲醫治病不能周全者，多由於精神意志之不專注，常發生四種過失。

黃帝曰：夫經脈十二，絡脈三百六十五，此皆人之所明知，工之所循用也。所以不十全者，精神不專，志意不理，外內相失，故時疑殆。診「不知陰陽逆從」之理，治之一失矣。

受師不卒，妄作雜術，謬言爲道，更名自功，「妄用砭石」，後遺身咎，治之二失也。

不適貧富貴賤之居，坐之薄厚，形之寒溫，不適飲食之宜，不別人之勇怯，「不知比類」，足以自亂，不足以自明，此治之三失也。

診病不問其始，憂患飲食之失節，起居之過度，或傷於毒，不先言此，卒持寸口，何病能中，「妄言作名」，爲粗所窮，此治之四失也。

小博士 解說

醫者診病要遵循四種常規：1.必知天地陰陽，四時經紀；2.五藏六府，雌雄表裏，刺灸砭石，毒藥所主；3.從容人事，以明經道，貴賤貧富，各異品理，問年少長，勇怯之理；4.審於分部，知病本始，八正九候，診必副矣。

診病不審，是謂「失常」，謹守此治，與經相明。上經下經，揆度陰陽，奇恒五中，決以明堂，審於終始，可以橫行。

閉口肌肉群：咬肌、顳肌、內翼狀肌

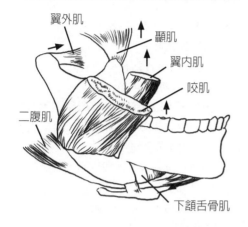

- 翼外肌
- 顳肌
- 翼內肌
- 咬肌
- 二腹肌
- 下頜舌骨肌

唾液腺分泌影響吞嚥功能

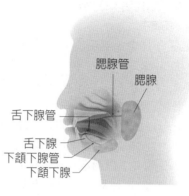

- 腮腺管
- 腮腺
- 舌下腺管
- 舌下腺
- 下頜下腺管
- 下頜下腺

下頜部位診治要穴

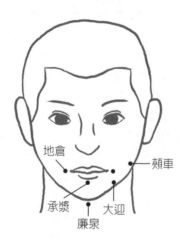

- 地倉
- 頰車
- 承漿
- 大迎
- 廉泉

✚ 知識補充站

　　中醫臨床上，面對病患時醫師吞嚥的感覺，可以感應十二對腦神經和消化與腹腔機能的情況，主要是下頜骨的肌肉群，尤其是閉口肌肉群，與腦部循環息息相關。下頜骨肌肉群包含舌骨上肌群、舌骨下肌群、咀嚼肌、咬肌、翼內肌、顳肌、翼外肌、二腹肌、下頜舌骨肌、骸舌骨肌、莖突舌骨肌、胸骨舌骨肌、肩胛骨舌骨肌、甲狀舌骨肌、環狀舌骨肌等，此刻醫師吞嚥是否順暢，與病患有互為連動關係，細為體會有助掌握病情。

9-8 以痺、厥、耳論治本或治標

醫者臨證，當先治本或治標？

《內經・周痺》

1. 眾痺各在其處，更發更止，更居更起，以右應左，以左應右。非能周也，更發更休也。刺此者，痛雖已止，必刺其處，勿令復起。

2. 周痺在於血脈之中，隨脈以上，隨脈以下，不能左右，各當其所。痛從上下者，先刺其下以過之，後刺其上以脫之，痛從下上者，先刺其上以過之，後刺其下以脫之。風寒濕氣，客於外分肉之間，迫切而為沫，沫得寒則聚，聚則排分肉而分裂也，分裂則痛，痛則神歸之，神歸之則熱，熱則痛解，痛解則厥，厥則他痺發，發則如是。

3. 周痺內不在藏，而外未發於皮，獨居分肉之間，真氣不能周；刺痺者，必先切循其下之六經，視其虛實，及大絡之血結而不通，虛而脈陷空者而調之，熨而通之，其瘛堅轉引而行之。

《內經・厥病》

1. 厥頭痛

(1) 面若「腫起而煩心」，取之足陽明太陰。

(2) 頭脈痛，「心悲、善泣」，視頭動脈反盛者，刺盡去血，後調足厥陰。

(3) 貞貞「頭重而痛」，瀉頭上五行，行五，先取手少陰，後取足少陰。

(4) 「意善忘」，按之不得，取頭面左右動脈，後取足太陰。

(5) 「項先痛，腰脊為應」，先取天柱，後取足太陽。

(6) 「頭痛甚，耳前後脈湧有熱」，瀉出其血，後取足少陽。

(7) 頭痛不可取於腧者，有所擊墮，惡血在於內，若肉傷，痛未已，可則刺，「不可遠取」也。

(8) 頭痛不可刺者，大痺為惡，日作者，「可令少愈，不可已」。

(9) 頭半寒痛，先取手少陽陽明，後取足少陽陽明。

(10) 真頭痛，頭痛甚，腦盡痛，手足寒至節，「死不治」。

2. 厥心痛

(1) 「與背相控」，善瘛，如從後觸其心，傴僂者，腎心痛也，先取京骨、崑崙。發鍼不已，取然谷。

(2) 「腹脹胸滿」，心尤痛甚，胃心痛也，取之大都、太白。

(3) 痛如以「錐鍼刺其心」，心痛甚者，脾心痛也，取之然谷、太溪。

(4) 色蒼蒼如死狀，「終日不得太息」，肝心痛也，取之行間、太衝。

(5) 臥若徒居，心痛間，「動作，痛益甚」，色不變，肺心痛也，取之魚際、太淵。

(6) 真心痛，手足清至節，心痛甚，旦發夕死，夕發旦死。心痛不可刺者，中有盛聚，不可取於腧。

3. 耳

(1) 「耳聾」無聞，取耳中：「耳鳴」，取耳前動脈。

(2)「耳痛」不可刺者，耳中有膿，若有乾
　　耵聹，耳無聞也。

(3)「耳聾」取手小指次指爪甲上與肉交

者，先取手，後取足。

(4)「耳鳴」取手中指爪甲上，左取右，右
　　取左，治先取手，後取足。

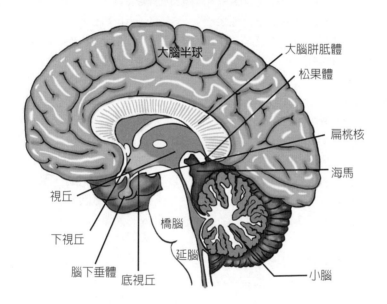

大腦與腦幹解剖圖

大腦半球

大腦胼胝體

松果體

扁桃核

海馬

視丘

下視丘

腦下垂體　　底視丘

橋腦

延腦

小腦

✚ 知識補充站

　　《內經·病本》論宜先治其標之證：

1. 中滿：「先病而後中滿者，治其標。」

2. 大小便不利：「有客氣，有同氣，大小便不利，治其標。」

3. 病發而不足：「病發而不足，標而本之，先治其標，後治其本。」

　　大腦皮質、基底核及延腦都與生活相關。基底核與大腦皮層、視丘和腦幹相
連，控制自主運動、整合調節意識活動和運動反應，參與記憶、情感和獎勵學習等
高級認知功能。小腦控制肌肉運動，延腦負責呼吸，是生命中樞。小腦弱，四肢不
協調；腦幹及延腦弱，呼吸多不順暢；健忘或反應遲鈍者大腦較弱。腦幹優質者，
生活機能相對好。

9-9 厥、痛、心、腹、腰

末梢動脈硬化、末梢靜脈硬化與暫時性腦缺血等老化問題將衍生出另類症狀，令十二經脈（中樞神經與周圍神經）的「厥」、「痺」、「痛」也會慢慢出現，導致慢性衰老或過勞症候群，令心臟結構加速老化，常產生出退行性疾病等。《內經》〈雜病〉、〈刺腰痛〉等篇章論證多類衍生的病證。

1. 厥

(1) 厥挾脊而痛者，至頂，……，腰脊強，取足太陽膕中血絡。

(2) 厥胸滿面腫，唇漯漯然，暴言難，甚則不能言，取足陽明。

(3) 厥氣走喉而不能言，手足清，大便不利，取足少陰。

(4) 厥而腹嚮嚮然，便溲難，取足太陰。

2. 頭臉部

(1) 嗌乾，口中熱如膠，取足少陰。

(2) 喉痺不能言，取足陽明；能言，取手陽明。

(3) 齒痛，不惡清飲，取足陽明；惡清飲，取手陽明。

(4) 聾而不痛者，取足少陽；聾而痛者，取手陽明。

(5) 顑痛，刺足陽明曲周動脈，見血，立已。不已，按人迎於經，立已。顑痛，刺手陽明與顑之盛脈出血。

(6) 喜怒而不欲食，言益小，刺足太陰。怒而多言，刺足少陽。

(7) 衄而不止，衄血流，取足太陽；衄血，取手太陽。不已，刺宛骨下；不已，刺膕中出血。

3. 心

(1) 心痛引腰脊，欲嘔，取足少陰。

(2) 心痛腹脹，嗇嗇然，大便不利，取足太陰。

(3) 心痛引背，不得息，刺足少陰，不已，取手少陽。

(4) 心痛引小腹滿，上下無常處，便溲難，刺足厥陰。

(5) 心痛，但短氣不足以息，刺手太陰。

(6) 心痛，當九節刺之，按，已刺按之，立已。不已，上下求之，得之立已。氣逆上，刺膺中陷者與下胸動脈。

4. 腹部

(1) 小腹滿大，上走胃，至心……，小便不利，取足厥陰。

(2) 腹滿，大便不利，腹大……，喘息喝喝然，取足少陰。

(3) 腹滿食不化，腹嚮嚮然，不能大便，取足太陰。

(4) 腹痛，刺臍左右動脈，已刺按之，立已。不已，刺氣街，已刺按之，立已。

(5) 少腹滿，刺足厥陰……，補中益氣湯或加人參敗毒散。

(6) 大便難刺足少陰……，腎氣湯或加味消遙散。

5. 項腰部

(1) 項痛不可俛仰，刺足太陽；不可以顧，刺手太陽也。

(2) 腰痛痛上寒，取足太陽陽明。痛上熱，取足厥陰。不可以俛仰，取足少陽。中熱而喘，取足少陰膕中血絡。

(3) 足太陽脈，令人腰痛，引項脊尻背如重狀，刺其委中出血。

(4) 足少陽令人腰痛，如以鍼刺其皮中，循循然不可以俛仰，不可以顧，刺少陽成骨之端出血。

(5) 足陽明令人腰痛，不可以顧，顧如有見者，善悲，刺陽明於䯒前三痏，上下和之出血。

(6) 足少陰令人腰痛，痛引脊內廉，刺少陰於內踝上二痏。

(7) 足厥陰之脈，令人腰痛，腰中如張弓弩弦，刺厥陰之脈。

(8) 腰痛引少腹控䏚，不可以仰，刺腰尻交者，兩踝腫上。以月生死爲痏數，發鍼立已，左取右，右取左。

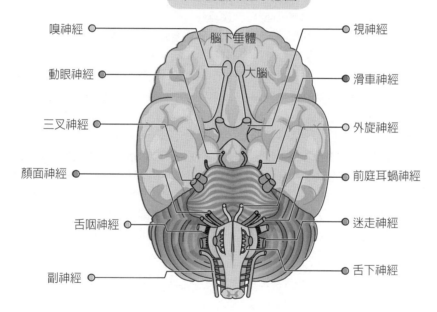

十二對腦神經示意圖

嗅神經　脑下垂體　視神經

動眼神經　大腦　滑車神經

三叉神經　外旋神經

顏面神經　前庭耳蝸神經

舌咽神經　迷走神經

副神經　舌下神經

✚ 知識補充站

　　腦部由上而下有大、間、中、橋、延、小腦等組織，大腦與間腦有第一、二對腦神經，其他十對腦神經連接腦幹。延腦有延髓是呼吸中樞，有第八至第十二對腦神經，橋腦有第四至第八對腦神經，中腦有第三、四對腦神經。第十一對腦神經是副神經，負責胸鎖乳突肌與斜方肌。十二對腦神經互為影響，與生命現象一起運作。《內經·雜病》與《內經·刺腰痛》之診治，與十二對腦神經息息相關。

9-10　ARDS成人呼吸窘迫症候群

COVID-19 新冠肺炎有很多無症狀感染者；像流感一樣，不少人在有生之年，多會患上一次以上的新冠肺炎，嚴重者會罹患成人呼吸窘迫症候群（Adult Respiratory Distress Syndrome, ARDS）：就是肺的過激反應。各種病毒和細菌，一些非感染類的病症，都可以導致此症候群。

全身營養與吸收，是食物在小腸經絨毛吸收營養後，分別由兩條管道進入血液循環。一是水路，一般小分子的水分、短鍊脂肪酸、胺基酸、單醣、水溶性維生素 B 群和 C，以及藥物或毒素，經由肝門靜脈送到肝臟，再由肝靜脈經過下腔靜脈回心臟；水路之有微飲之短氣（輕證呼吸不順暢）苓桂朮甘湯主之。另一是油路，將人體吸收的脂肪類物質中極大分子的營養物質，輸送到淋巴管，包括長鍊脂肪酸、乳糜微滴，脂溶性維生素 A、D、E、K 等，再匯集到胸管，經過上腔靜脈回到心臟；油路之有微飲之短氣（輕證呼吸不順暢），腎氣丸主之。

出現類似流感的症狀，如發燒、乾咳、喉嚨痛，沒有神藥特效藥，居家休息，和家人嚴格隔離是上策。檢測並不能改變什麼，即使測出來是陰性，那測試也可能是假陰性，多睡覺多休息十分有利於康復；但長期臥床可能導致肺栓塞，可透過多運動來防範。至少每四個小時起床一次，在家慢走一刻鐘左右，臥床時也多變換姿勢，如動動腿，抬高手、轉脖子，改換睡姿，時不時趴著睡也有療效。上呼吸道有礙之溢飲，小青龍湯主之；下呼吸道有礙之溢飲，大青龍湯主之。

絕大多數得了新冠肺炎者，多無症狀或者輕症就自癒了；新冠肺炎嚴重到要進負壓隔離病房上呼吸器的比例是相對較少，但並不是全數能活了下來，目前的醫療科技還是有其侷限。喘不過氣，射干麻黃湯、定喘湯、清肺排毒湯；配合灸八髎與關元穴，或有救命之效。病情嚴重到要上呼吸機，不是因為病毒本身，是因為成人呼吸窘迫症候群，就是肺的過激反應。

小博士 解說

根據醫療統計，有基礎病者更容易罹患成人呼吸窘迫症候群，但也有年紀輕無基礎病者，因成人呼吸窘迫症候群去世之案例；部分高齡患者有多種重症的基礎病，如腎病需長期靠透析維持功能者，心衰、肺阻滯，因基礎病嚴重住院，都檢查出得了新冠肺炎，但是「輕症」，能順利出院了。

本輸十穴的位置

《內經·本輸》	所屬經脈	穴道	脈動穴道位置
缺盆之中	任脈	天突	頸前正中線上，鎖骨正中的凹陷處
一次，任脈側之動脈	足陽明	人迎	挾喉之動脈，其腧在膺中
二次脈	手陽明	扶突	次在其腧外，不至曲頰一寸
三次脈	手太陽	天窗	當曲頰
四次脈	足少陽	天容	耳下曲頰之後
五次脈	手少陽	天牖	出耳後上加完骨之上
六次脈	足太陽	天柱	挾項大筋之中，髮際（頸後大直肌）
七次脈，頸中央之脈	督脈	風府	後頸髮際線正中直上約一寸
腋內動脈	手太陰	天府	尺動脈在五里，五腧之禁也
腋下三寸	手心主	天池	在腋下三寸，乳後一寸窩

人迎、扶突、天窗、天容、天牖

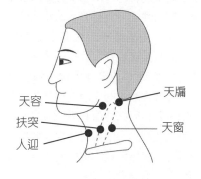

天容
扶突
人迎
天牖
天窗

天柱

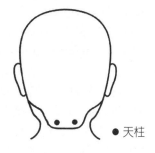

● 天柱

✚ 知識補充站

　　《內經·本輸》論治呼吸不順暢：(1) 七次脈，頸中央之脈，督脈也，名曰風府，治短氣（輕證）；(2) 腋內動脈，手太陰也，名曰天府，治氣促（中度）；(3) 腋下三寸，手心主也，名曰天池，治氣喘（重證），對證壓按或針灸之。

　　《傷寒論》：「……服桂枝湯與刺風府和風池。」

　　《金匱要略》：論治 (1) 短氣（肺動脈有礙），有微飲，苓桂朮甘湯主之，腎氣丸主之；針灸風府、風池。(2) 溢飲（靜動脈有礙），小青龍湯主之，大青龍湯主之；針灸足三里、然谷。(3) 喘不過氣（肺泡有礙），射干麻黃湯、定喘湯、清肺排毒湯；針灸巨闕、關元、太淵。

9-11 性交死的急救刺環跳灸八髎

臀部組織重點是上前腸骨棘與軟組織。跌打損傷傷及臀部，重點處是在於膽經脈的前腹區之五樞、維道等穴，是疾病戰前區。

腸骨稜（腸骨上部邊緣部，腹肌群附著處）到肚臍之間，有維道穴到歸來穴，診斷盲腸發炎情形，也是性愛挑逗激情區。腸骨稜後方，延續著尖銳、突起的上後腸骨棘，直接往下有下後腸骨棘，該區有居髎穴，在五維穴下後方三寸，五維穴在第十一肋尖章門穴下四寸八分，在屈腿股橫紋盡端處，闊筋膜張肌前緣。環跳穴在髖骨臼與股骨頭的關節縫隙中，臀大肌與梨狀肌下緣，通常以腸骨稜與尾骶骨連線的上三分之二處。

中國古來性教育不彰顯時代，母親教導初嫁女兒，防止與丈夫在新婚之夜，因缺乏性經驗，又興奮過度而導致脫陽，可能有致命之險（性交死，古人稱為「馬上風」），為母者會再三叮嚀，如果有此狀況，馬上以髮束上的髮簪，毫不遲疑用盡力量刺入臀部肉最多處，就是環跳穴區；因刺激到馬尾神經、坐骨神經與尾骶骨的副交感神經等，阻斷副交感神經的失控。現代醫技發達，但也忽略了古來的珍寶要穴及經脈。

臨床上，針灸或按摩八髎穴，兩臀夾得越緊者普遍生命潛力越大，年少又有活力者更不可輕忽此潛在優勢。居髎、環跳、承扶、殷門、五里、箕門等穴都是珍貴名穴，此穴群對不孕症候群也有助益。

環跳穴區皮膚光澤、肌肉有彈力，女人都是魅力無窮，男人亦是性能力強。反之，此穴區肌膚枯瀿乏力，體力不濟，究其原因大多是慵懶成性，疏於運動鍛鍊。

維護副交感神經系統，比維護交感神經系統更重要。自主神經系統受下丘腦的控制，是大腦皮質與下丘腦的邊緣系統。副交感神經（S2～4骶骨第二至第四椎）主司性愛行為能力及繁殖功能。

自主神經系統的最高中心是邊緣系統，大腦系統負責本能及情緒。當本能或情緒增加時，心臟自然會受到擊打和出汗，每個人產生的思想、行動和智慧並不相同，對相同的外部刺激會產生不一樣的反應。我們的大腦如何獲得「個性」，構成腦幹中有序網絡的神經元，就需要持續的學習、鍛鍊與修養。

小博士解說

正常的感覺神經會引起某種感覺，但是自主神經系統通常不會。自主神經系統中，離開中心的下行神經束被分成兩個系統：交感神經系統和副交感神經系統。

1. 除了脊髓的頂部和底部之外，交感神經系統的神經來自整個胸部和上腰部。
2. 副交感神經系統的神經來自兩個區域，即腦幹和脊髓底部的骶脊髓。

環跳穴、居髎穴、維道穴

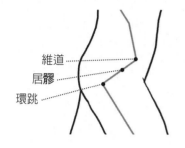

維道
居髎
環跳

針灸或按摩八髎穴促進副交感神經系統

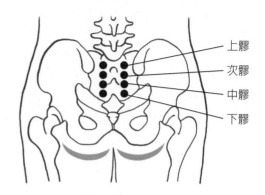

上髎
次髎
中髎
下髎

✚ 知識補充站

　　《內經‧骨空論》：「腰尻不可以轉搖，急引陰卵，刺八髎與痛上，八髎在腰尻分間。」會陽穴屬於膀胱經脈，在督脈的長強穴上方，再往上有八髎穴，男女的盆膈膜的狀況，多如實反映在此片穴區；女性子宮骶骨韌帶的結構功能及老化狀態，在此區域更是一覽無遺。此區域膚色光澤、膚質不粗糙脫屑者，其相關器官組織健康，男女皆是；相形之下，枯黯乾澀者，生殖器官、泌尿組織之罹病率相對較高。

　　大多數內臟和器官受到交感神經和副交感神經兩系統雙重控制，兩者在相同的內臟器官和器官上，進行相互對立的行動。當副交感神經導致 (1) 瞳孔收縮、(2) 抑制心臟和肺活動、(3) 激活胃和腸道活動時，交感神經則 (1) 打開瞳孔、(2) 刺激心肺活動、(3) 放鬆胃和腸道活動時，它們已經相互改變。當交感神經刺激兩個神經系統，副交感神經抑制它，產生這些相反效果。然而，如果神經系統激發它，交感神經就會抑制它仔細聽取解釋。當我們出生之際，血壓上升，心率上升，汗水流出，而交感神經不斷於內臟器官和器官作用，以保持它們的穩定和功能，以維持我們生命的常態運作。

第 10 章

方劑

　　中醫治病大前提是絕對不要害人或礙人，脈診是四診之末，確也是「救人」登堂之鑰。就論寸口脈的浮與沉，脈浮考慮服用麻黃湯等類，以「發汗排邪」；脈沉「絕對不宜」服用麻黃湯等，可斟酌四逆湯等，以溫裏回陽。

　　醫者應用「方劑」要從「顧表劑」登堂入室，貫穿到「養護劑」，反覆覽讀，前「顧」後「養」，醫術在其間。關於運用方劑，如《傷寒論》之旋覆代赭石湯、半夏瀉心湯、甘草瀉心湯、生薑瀉心湯、黃連湯與小柴胡湯之適證，皆有類似症狀，即屬「橫膈膜」症候族群。再者，如瀉心湯類、調胃承氣湯、理中湯等之應用，辨證胃中虛、胃中不和，也各有不同之臨床對證。

　　吸促與吸遠，非純粹呼吸系統症狀，常是肺、心或肝病變症狀之一；如胸痺與肺痿多屬呼吸道或氣管症狀，少數是食道或血管問題；病屬於肺痿，要培養有氧運動習慣；消化道問題，當促進胃腸蠕動；病在中焦，則要養護胃腸，施治有方，選擇最適宜者，而非單一用藥。同時，辨證虛、實、補、瀉，和用藥處方一樣，都是為醫者不容疏失的；許多藥方的組成有相同藥物，藥味歌訣要「默而識之、分論參合」，其中的辨證運用，是《傷寒論》運用複方最佳典範。

　　本章節所列方劑之運用，除了思考處方，再搭配壓按比診左右手背之三門穴區（手三陽大絡），診斷將臻於精確，對證下藥，彰顯療效。

10-1　顧表劑

10-2　風氣劑

10-3　清裏劑

10-4　治濕劑

10-5　益神劑

10-6　養護劑

10-1　顧表劑

　　《傷寒論》條文中關於「顧表」之劑有：

　　254. 太陰病，脈浮者，可發汗，宜桂枝湯。重點在「脈浮」。

　　255. 本太陽病，醫反下之，因而腹滿時痛者，屬太陰也，桂枝加芍藥湯主之。太實痛者，桂枝加大黃湯主之。

　　256. 太陰為病，脈弱，其人續自便利，設當行大黃、芍藥者，宜減之，以其人胃氣弱，易動故也。重點在「脈弱」。

　　初期感冒，服用一升的桂枝湯後，「再服用」一升餘（甚至二升）的熱稀粥，「再溫覆」取微似汗；藉食療改善生理機轉，以治久咳或初期感冒，食療方法立意深遠，是要調整作息，改善腸胃機能。

　　解表劑之適證，確診「脈浮」與「脈弱」是非常重要的，(1)「脈浮」而「脈不弱」則「發汗，宜桂枝湯」；(2)「脈浮」而「脈弱」，因「脈浮」，「發汗，宜桂枝湯」，但是「脈弱」多伴腹痛，「腹滿時痛者，桂枝加芍藥湯」，「腹滿而太實痛者，桂枝加大黃湯」。設當行大黃、芍藥者，宜對證酌減之。

　　肺臟居五臟最高位，藥過重則過病所，少用有病重藥輕之患，故從銀翹散或普濟消毒飲「時時清揚法」最為珍貴，一如少量頻服與臨臥服飲，都有助肝臟與肺臟養護。溫病忌汗，汗之不惟不解，反生他患。醫生用藥要導其所便，更要開其所苦，中藥處方妙在用心、關心，不可掉以輕心。

　　本章例舉顧表、風氣、清裡、治濕、益神、養護等六大類方劑，每一類之次分類例示一至三種功效相近者，簡述其主治及診治穴。臨床上，醫者在望、聞、問、切之餘，就同質性之方劑，可透過診治穴之壓按比診，依穴區其皮表膚質顏色、軟弱塌陷、疼痛反應……等，進一步辨證，精確掌握病情，據以對證下藥。

　　每一診治穴，兼具診斷與治療之功；此章每節導言表格中所列之穴道示例，與文中所提之「主要壓診治療穴」或有不同，此係以不同角度衡量，或以不同藥物配伍比較，希冀能啟發更多的治療管道。臨證時，每位醫者亦得就實際狀況，或是個人經驗，舉一反三，選擇不同穴道或方劑之配伍運用，最終目的就是要有療效。施予藥物或針砭有多元選擇，亦可多管齊下，既能彰顯療效，更可縮短療程。

　　以下各類方劑及其診治穴壓診之適用，依此類推。

顧表劑

分類	藥方	主治功效	診治穴示例
10-1-1 溫營衛劑	桂枝湯	解肌祛風、調和營衛	風府、右太淵
10-1-2 溫表裡劑	荊防敗毒散	發汗解表、散風祛濕	左液門、右肺俞、風府
	人參敗毒散	解表祛濕、益氣扶正	右液門、左肺俞、風府
10-1-3 解表裡劑	九味羌活湯	發汗祛濕、兼清裡熱	左、右肺俞
	小青龍湯	解表蠲飲、止咳平喘	左、右太淵
10-1-4 理表裡劑	香蘇散	理氣解表、妊娠氣鬱	右太淵、右經渠
	參蘇飲	益氣解表、宣肺化痰	左太淵、左經渠
10-1-5 宣清熱劑	麻杏甘石湯	宣肺泄熱、止咳平喘	肺俞、膈俞
	升麻葛根湯	升陽解肌、透表解毒	肺俞、胃俞
10-1-6 疏清熱劑	銀翹散	辛涼透表、清熱解毒	肺俞、心俞
	桑菊飲	疏風清熱、宣肺止咳	肺俞、肝俞

10-1-1 溫營衛劑：桂枝湯

桂枝湯是《傷寒論》開路先鋒，單方服用機會不多，臨床上多再加其他藥味，提高療效與適證範圍，減少服完藥還要搭配熱稀粥、躺臥蓋薄棉被一、兩小時，取微似汗的要求。古今迥異，因應時下多變的生活型態，酌情活用，療效不變。

(1) 組成：桂枝、生薑、白芍各三兩，炙甘草二兩、大棗十二枚

(2) 煮服法：服桂枝湯後，啜熱稀粥（粟米、粳米），溫覆一時許，取微汗，中病即止，不必盡劑，無汗再服。

(3) 功用：解肌發表，調和營衛。具抗炎、解熱、鎮痛、鎮靜作用，可雙向調節汗腺分泌、體溫、免疫功能、腸蠕動，及抑菌、抗病毒等。

(4) 主治：
① 外感風寒表虛證，證見頭痛發熱、汗出惡風、鼻鳴乾嘔、苔白不渴、脈緩或浮弱者。
② 治感冒、高熱、流行性感冒、呼吸道發炎、自汗、低熱、奔豚氣、小兒瘦弱。
③ 人工流產後發熱、妊娠嘔吐、痛經崩漏、產後拘攣、陰癢、產後腹痛或惡露不絕者。

(5) 注意事項：
① 太陽壞病、傷寒表實證、濕熱內蘊者、內熱盛者等均禁用；孕婦依醫生囑咐服用。
② 汗出惡風、倦怠乏力、氣短懶言等，屬肺胃氣虛、表衛不固，不宜使用。
③ 服藥期間忌食生冷、黏膩、酒肉、臭惡之物。

小博士解說

桂枝湯因有生薑、甘草、紅棗而珍貴。生薑與甘草都是根莖類的根，甘草的乾燥根及地下根狀莖，性味甘平，可滋潤緩和其他藥物的「烈性」；生用止痛、解毒，治胃腸潰瘍，炙用改善脾胃功能、心悸、咳嗽。紅棗營養豐富，尤其富含微量礦物質，配合生薑、甘草效益更大。

桂枝湯是《傷寒論》第一方，《傷寒論》117方中，方名有桂枝者39方，桂枝湯加味有17方，桂枝湯減味再加味有5方，非桂枝湯加減味有17方，掛名而無實有2方（桂枝去桂加茯苓白朮湯、桂枝附子湯去桂加白朮湯）；另外加減方中，四逆散若「悸者」加桂枝，小柴胡湯若「不渴，外有微熱」加桂枝，理中丸若「臍上築（腎氣動）」加桂枝，因此117方之中，用到桂枝的共42方之多。在臨床處方上，「桂枝」扮演十分重要的角色。

《傷寒論》條文3.：「太陽中風，陽浮而陰弱；陽浮者熱自發，陰弱者汗自出，嗇嗇惡寒，淅淅惡風，翕翕發熱，鼻鳴，乾嘔者，桂枝湯主之。」惡風、惡寒、發熱是下視丘、腦下垂體和延腦生命中樞的反應；鼻鳴、乾嘔是支氣管淋巴組織與消化道淋巴組織的反應；特別是「鼻鳴」，常是體內免疫力出問題的初期徵兆。

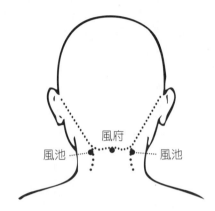

風府、風池是頭後診治風寒要穴

風府

風池　　　　　風池

《傷寒論》服飲桂枝湯十大步驟及要領

步驟	要領
一	五味藥比例一樣，不分君、臣、佐、使
二	微火煮藥，不宜用大火
三	適寒溫服一升（200～300ml）
四	服已須臾（片刻），喝熱稀粥一升餘（300～400ml）以助藥力
五	溫覆令一時許（薄被蓋全身約 2 小時），遍身漐漐微似有汗（微微冒汗）者更佳
六	不可令如水流漓，病必不除。一服汗出病差，停後服，不必盡劑（出汗後不必再喝藥，可以再喝熱稀粥）
七	若不汗，更服，依前法；又不汗，復服，當小促其間（縮短服藥與服熱稀粥的間隔），半日許，令三服盡（頻頻服飲）
八	若病重者，一日一夜周時觀之（白天、晚上都要服藥水與熱稀粥）
九	服一劑盡，病證猶在者，更作服；若汗不出者，乃服至二、三劑（慢性病證者可以長期服用）
十	禁生冷、黏滑、肉麵、五辛、酒酪、臭惡等物（病證改善後可酌食肉麵、五辛，但仍不宜過量）

✚ 知識補充站

　　《傷寒論》依據條文 7. 先刺風池、風府穴，再服桂枝湯效果更好；臨床上對證下針，針崑崙穴或液門穴，取代風池、風府穴。

　　《傷寒論》條文 240.：「熱入血室，小柴胡湯主之。」單單服用小柴胡湯就見效。《傷寒論》條文 239.：「熱入血室，刺期門，隨其實而瀉之。」配合刺太衝，再服小柴胡湯效果更彰顯。

10-1-2 溫表裡劑：荊防敗毒散、人參敗毒散

1. 荊防敗毒散

(1) 組成：荊芥、防風、羌活、獨活、柴胡、川芎、前胡、桔梗、枳殼、甘草、茯苓各一錢五分。

(2) 煮服法：水煎溫服，日服三次。

(3) 功用：發汗解表、祛風止痛。具解熱、抗炎、抗病原微生物、鎮痛、鎮靜、鎮咳、祛痰等作用。

(4) 主治：
　①外感風寒濕邪、怕冷、發熱、頭痛、項強、肢體痠痛、無汗、舌苔薄白、脈浮緊而濡。
　②時疫瘧疾、痢疾、瘡瘍具有風寒濕表證者。

(5) 注意事項：體虛過勞者當慎用。服藥期間忌生冷、油膩之物。

2. 人參敗毒散

(1) 組成：川芎、柴胡、前胡、桔梗、枳殼、茯苓、羌活、獨活、人參各一兩，甘草半兩。

(2) 煮服法：上述藥物研為粉末，每服二錢，入生薑、薄荷煎。或用水煎服，並加入生薑、薄荷少許。

(3) 功用：益氣解表、散風祛濕。具解熱、抗炎、護肝、鎮痛作用。

(4) 主治：
　①正氣不足，外感風寒濕邪，證見憎寒壯熱、頭痛項強、肢體痠痛、無汗、鼻塞聲重、咳嗽有痰、胸膈痞滿、舌苔白膩、脈浮或浮數而重取無力。
　②治氣虛外感風寒濕邪證、感冒、流行性感冒、痢疾、過敏性皮炎、皮膚搔癢症、濕疹、蕁麻疹、支氣管炎。
　③風濕性關節炎、急性病毒性肝炎。

(5) 注意事項：
　①此方藥性偏辛溫香燥，外感風寒濕邪為宜，若不夾濕不宜；陰虛液燥忌用。
　②暑濕或暑熱蒸迫腸中成痢疾、泄瀉者不宜；濕不兼風而兼熱者，也不宜。
　③但熱不寒，口渴引飲，舌紅少津等陰虛液燥之證，忌之。

小博士 解說

　　針對新冠肺炎 COVID-19，國家中醫藥研究所研發了「臺灣清冠一號」，即係以此「荊防敗毒散」為處方基礎，加減其組成。針對感染流感「高危險群」的老人與幼兒，人參敗毒散具高度防治效果。

　　衍生自桔梗湯（桔梗、甘草）的人參敗毒散，對肺泡及相關黏膜下淋巴組織，療癒效果突出。《金匱要略》條文 92.：「咳而胸滿，出濁唾腥臭，吐膿如米粥為肺癰，桔梗湯。」桔梗湯對氣管方面症狀，主要是改善聲音嘶啞；桔梗開暢咽喉、清利頭目、開胸利膈，促進橫膈膜吸氣運動。

　　感冒時，診斷手背之三門（手三陽大絡），右液門較痛為人參敗毒散，左液門較痛為荊防敗毒散。

荊防敗毒散、人參敗毒散、桔梗湯之比較

藥方	適應症與應用	主要壓診治療穴
荊防敗毒散	1. 「氣不虛」體況不虛之外感風寒濕邪證 2. 惡寒發熱、頭痛項強、肢體痠痛、腮腫 3. 時疫瘧疾、痢疾、瘡瘍有風寒濕表證者 4. 夏秋兩季防治流行性感冒最佳藥方	1. 壓診左液門穴痛 2. 左氣衝穴區比右氣衝穴區腫脹或疼痛
人參敗毒散	1. 體質性之「氣虛」外感風寒濕邪證，如小兒、年老體弱，病後、產後受風寒濕邪 2. 時下流感、咳嗽、鼻涕、支氣管炎、蕁麻疹、濕疹 3. 冬春兩季防治流行性感冒最佳藥方	1. 壓診右液門穴痛 2. 右氣衝穴區比左氣衝穴區腫脹或疼痛
桔梗湯	1. 風邪熱毒客於少陰，上攻咽喉，咽痛喉痺 2. 風熱鬱肺，致成肺癰，咳嗽 3. 胸滿振寒，咽乾不渴，時出濁沫，氣息腥臭，久則吐膿	1. 壓診右液門穴痛 2. 左液門穴次痛

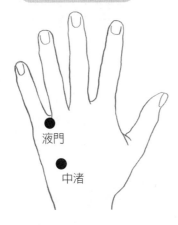

液門穴、中渚穴

液門

中渚

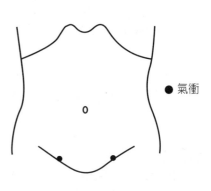

氣衝穴

● 氣衝

0

＋ 知識補充站

　　小病、初病、大病癒後，以中藥對證養護，可彌補西藥之不足，即使以科學中藥拌熱開水服用，仍具相當效果。「咳而胸滿，咽乾不渴，桔梗湯」是「緩中補虛」以緩和清理，帶著攻勢下藥，進行好的補養以收功。溫服桔梗湯或人參敗毒散，可治療肺癰慢性期，如肺部老化初期的症狀，以及改善慢性支氣管炎、慢性阻塞性肺病等。

10-1-3 解表裡劑：九味羌活湯、小青龍湯

1. 九味羌活湯

(1) 組成：羌活、防風、蒼朮各一錢五分，生地、甘草、川芎、黃芩、白芷各一錢，細辛五分。

(2) 煮服法：水煎服。

(3) 功用：解表祛濕，兼清裏熱。具解熱、鎮痛、抗炎、抗菌、抗病毒、鎮靜、調節免疫力等作用。

(4) 主治：

①外感風寒濕邪、惡寒、發熱、無汗、頭痛項強、肢體痠疼、鼻流清涕、口苦微渴。

②治外感風寒濕邪、普通感冒、流行性感冒、急性蕁麻疹、風濕性關節炎、坐骨神經痛。

③晨醒脊背僵硬、畏寒，速以溫熱藥水用力漱口二十下後嚥下，症狀改善即停服。

(5) 注意事項：

①急證熱服急汗，並「以羹粥投之」助藥力；慢證溫服緩汗，可配溫熱羹湯、稀粥服之，亦可不用湯粥輔助。

②無風寒濕邪忌用；陰虛氣弱者慎用。

2. 小青龍湯

(1) 組成：麻黃去節、芍藥、細辛、乾薑、炙甘草、桂枝去皮各三兩，半夏、五味子各半升。

(2) 煮服法：以水一斗，先煮麻黃，減二升，去上沫，內諸藥，煮取三升，去渣，溫服一升。

(3) 功用：解表化飲、止咳平喘。過敏性鼻炎與慢性支氣管炎重要的藥方。具有平喘、擴張外周血管、調節溫度、抗過敏等作用，改善腎上腺皮質組織、肺功能，促進血液循環。

(4) 主治：

①惡寒發熱、無汗、咳喘，痰多而稀或痰飲咳喘，不得平臥，或身體疼重、頭面四肢浮腫、舌苔白滑、脈浮者。

②治痰涎清稀、流行性感冒、百日咳、慢性支氣管炎、哮喘、肺炎、過敏性鼻炎、老年性肺氣腫。

(5) 注意事項：風熱咳喘實證、陰虛乾咳無痰禁用。體弱者不宜久服。

小博士 解說

　　射干麻黃湯亦是治療 COVID-19 新冠肺炎名方，小青龍湯去桂枝、芍藥、甘草，加射干、紫菀、款冬花、大棗。《金匱要略》條文 86.：「咳而上氣，喉中水雞聲，射干麻黃湯主之。」宣肺祛痰，下氣止咳，治慢性支氣管炎、支氣管哮喘。病無實熱，脾虛便溏及孕婦禁服。

　　觸診風府穴、風池穴和天柱穴，感覺其膚表溫度與濕度變化，溫度高與濕熱感嚴重時，切忌大汗。九味羌活湯與小青龍湯等，調整上矢狀靜脈竇之運作，以微微出汗為要。

汗法注意事項：

1. 汗法應注意邪正虛實。虛者不宜汗之，邪實微汗之或大汗之。

2. 外感達邪不可以大汗。微汗之兼調理營衛。

3. 溫病高燒，不宜發汗。

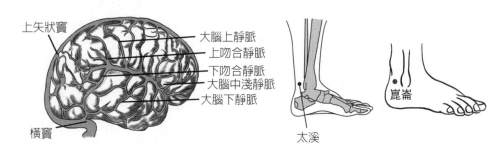

上矢狀靜脈竇

上矢狀竇
大腦上靜脈
上吻合靜脈
下吻合靜脈
大腦中淺靜脈
大腦下靜脈
橫竇

太溪穴、崑崙穴

崑崙
太溪

小青龍湯與大青龍湯之比較

藥方	適應症與應用	主要壓診治療穴
小青龍湯 －以桂枝湯為本	1. 表不解，心下有水氣，乾嘔發熱而欬 2. 或渴、或利、或噎、或小便不利，少腹滿，或喘者 3. 咳嗽、氣喘、慢性支氣管炎、支氣管道痙攣	1. 壓診右液門、右中渚穴較痛 2. 太溪穴比崑崙穴痛
大青龍湯 －以麻黃湯為本	1. 脈浮緊或緩、發熱、惡寒，身或痛、汗不出而煩躁 2. 流感、感冒、肺炎、支氣管炎 3. 風塊疹、蕁麻疹、皮膚搔癢 4. 小青龍加石膏湯調理老年性肺氣腫	1. 壓診左液門、左中渚穴較痛 2. 崑崙穴比太溪穴痛

✚ 知識補充站

　　九味羌活湯與小青龍湯等，可改善上矢狀靜脈竇的運作。上矢狀靜脈竇、下矢狀靜脈竇、海綿靜脈竇、直靜脈竇、枕靜脈竇、左右橫靜脈竇等合成靜脈竇交會，該部位約是風府穴（督脈）、風池穴（膽經脈）和天柱穴（膀胱經脈）所在。額頭、鼻頭色澤與頭顱內靜脈循環狀況相關，上矢狀靜脈竇位於頭顱表面硬膜部位，收納鼻部的靜脈血液，還收回腦脊髓液的靜脈血液。

10-1-4 理表裡劑：香蘇散、參蘇飲

1. 香蘇散

(1) 組成：香附、紫蘇葉各四兩，陳皮二兩、炙甘草一兩。

(2) 煮服法：以上爲粗末，每次服三錢水一盞，煎七分，去渣，熱服，不拘時候，日三服。或爲細末，服二錢，入鹽點服，水煎服。

(3) 功用：疏散風寒，理氣和中。具有抗菌、抗炎、解熱、鎮痛、解痙、鎮咳等作用。

(4) 主治：
①外感風寒，內有氣滯、形寒身熱、頭痛無汗、胸脘痞悶、食慾不振，舌苔薄白、脈浮。
②治外感風寒，內有氣滯，以及胃腸型感冒、萎縮性胃炎、胃炎、胃腸神經官能症、十二指腸球部潰瘍、慢性結腸炎。
③生活起居步調不規律者，香蘇散可降低胃炎與胃腸神經官能症機率。

(5) 注意事項：外感風熱及氣虛不宜。

2. 參蘇飲

(1) 組成：人參、紫蘇葉、葛根、半夏湯洗薑汁炒、前胡、茯苓各三分，陳皮去白、木香、枳殼麩炒、桔梗、炙甘草各半兩。

(2) 煮服法：以上爲粗末，每服四錢，水一盞半，薑七片，棗一個，煎六分，去渣，微熱服，不拘時。

(3) 功用：益氣解表，理氣化痰。具解熱、鎮咳、祛痰、抗病毒、鎮痛及提高非特異性免疫功能等作用。

(4) 主治：
①惡寒發熱、無汗、頭痛、鼻塞、咳嗽痰白、胸膈滿悶、倦怠無力、氣短懶言，舌苔白、脈弱。
②治氣虛外感風寒痰濕證、感冒、上呼吸道感染。
③對老人與幼兒的上呼吸道感染，防治效果佳。

(5) 注意事項：無外感慎用。服藥期間忌食生冷、油膩食物。

小博士解說

參蘇飲扶正解表，香蘇散辛溫解表。香蘇散治流行性感冒，參蘇飲治流行性感冒效果不如香蘇散；香蘇散防治老人與幼兒的上呼吸道感染，不如參蘇飲。

參蘇飲重用陳皮、木香、枳殼、桔梗、炙甘草、薑、棗等，其中桔梗與炙甘草，與桔梗湯延伸出來的人參敗毒散，有異曲同功之妙；兩方都治氣虛外感，不一樣的是，人參敗毒散針對正氣不足外感風寒濕邪，參蘇飲偏重於痰濕；人參敗毒散針對體能活動面的問題，參蘇飲針對飲食面症狀。

參蘇飲是祛痰、補益和解表的組合，藥劑量很小，加上用了薑七片與棗一個，在氣候變化大的季節，參蘇飲當茶酌飲，養護消化功能與增強自體免疫力。

香蘇散與參蘇飲之比較

藥方	適應症與應用	主要壓診治療穴
香蘇散	1. 頭痛無汗，胸脘痞滯而悶 2. 食慾不振，舌苔薄白，脈浮，外感風寒，內有氣滯 3. 抑制感冒病毒、過敏性鼻炎 4. 紫蘇、香附有安胎作用，妊娠感冒亦適合，惟需依醫生囑咐服用	1. 壓診左液門較痛 2. 左天樞穴區疼痛 3. 中脘穴區很痛
參蘇飲	1. 頭痛鼻塞，胸膈乏力滿悶，但壓中脘穴區會較舒服緩解 2. 氣虛外感風寒，倦怠無力、氣短懶言，舌苔白、脈弱 3. 排痰止咳，舒緩支氣管炎、肺炎、上呼吸道感染 4. 老幼體弱，又感風寒者 5. 緩解痛經、妊娠惡阻	1. 右液門較痛 2. 右天樞穴區疼痛 3. 中脘穴區輕按痛，稍重壓反覺舒服

天樞穴與中脘穴

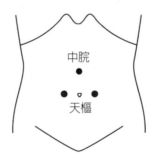

✛ 知識補充站

　　流行性感冒和一般感冒都有上呼吸道症狀：咳嗽、流鼻水、喉嚨痛等；流行性感冒多突發症狀，痊癒時間需較長。流感全身性症狀較嚴重，頭痛、發燒、畏寒、肌肉關節疼痛、極度疲倦等。流感藉由咳嗽、打噴嚏飛沫傳染，或接觸到流感病毒，再摸到自己口鼻而傳染。流行性感冒一年四季都會發生，冬季天冷較易流行，台灣歷年來疫情多自十一月下旬開始，於年底至翌年年初達到高峰，至農曆春節趨於平緩，預防流行性感冒傳染要適時戴口罩與常洗手。

10-1-5 宣清熱劑：麻杏甘石湯、升麻葛根湯

1. 麻杏甘石湯

(1) 組成：麻黃四兩去節、杏仁五十個、炙石膏半斤碎綿裏、甘草二兩。

(2) 煮服法：以水七升，煮麻黃去上沫，內諸藥，煮取二升，去渣，溫服一升。

(3) 功用：辛涼宣泄，清肺平喘。外感風寒、肺熱壅盛證。身熱不解，喘逆氣急甚，或鼻翼煽動，口渴，舌苔薄黃，脈浮滑而數。

(4) 主治：
①外感風邪，身熱不解，咳喘氣急，口渴，有汗或無汗，舌苔薄白或黃，脈滑而數者。
②治風熱壅閉肺經、發熱、氣管炎、哮喘、肺炎、蕁麻疹。
③嗜酸細胞增多性肺炎、百日咳、鼻竇炎、咽喉炎、遺尿、小兒夏季熱。

(5) 注意事項：
①肺熱壅盛，汗出而喘者，重用石膏；肺熱不甚，無汗而喘者，少用石膏。
②虛證咳喘禁用；痰熱壅盛慎用。

2. 升麻葛根湯

(1) 組成：升麻、葛根、芍藥、甘草各等分。

(2) 煮服法：同爲細末，每服四錢，水一盞半煎至一盞，量大小與之，溫服無時。

(3) 功用：解肌透疹，清熱解毒。具解熱、抗炎、解痙、鎮痛、鎮靜、鎮咳、抗病原微生物，以及祛痰等作用。

(4) 主治：
①麻疹初起，疹點尚未透出，或透而不暢，身熱、咳嗽、噴嚏、流涕、目赤流淚、口渴、舌紅，脈數。
②治肺胃鬱熱加感染邪氣、腹瀉、急性細菌性痢疾。
③單純疱疹、水痘、麻疹、過敏性紫癜、三叉神經痛、中心性視網膜炎、鼻竇炎。

(5) 注意事項：疹毒內陷，而氣急喘促者，不宜使用。麻疹已出者禁用。

小博士 解說

　　一般感冒臨床辨證及其用藥示例：

1. 流鼻水、鼻塞、打噴嚏：葛根湯。
2. 咽喉痛、咽喉乾燥感、失聲：麻杏甘石湯。
3. 咳嗽、咳痰：小青龍湯。
4. 發燒（未達 38℃）、頭痛、全身倦怠：柴胡桂枝湯。

　　再者，中藥方劑中加入有麻黃藥物的處方，如麻杏甘石湯、麻杏薏甘湯、麻黃湯、葛根湯……等等，因會提升基礎代謝率，並有發汗作用，通過解表去水達到減肥效果；但如果在無適應證情況下多服，或是胃腸虛者多服，初服或許有效，久服反因虛致胖，更不易減肥；還可能導致心跳加快，有時甚至造成失眠，影響睡眠品質。是以，不建議無故進行服用。

　　麻杏甘石湯清宣肺熱，治汗出而喘；麻黃湯發汗宣肺，並重治無汗而喘。臨床用藥，一般支氣管炎等上呼吸道症狀，以麻黃湯來發汗，熱去之後尚有喘咳者，可追加用麻杏甘石湯。另，升麻、葛根加芍藥與甘草，為升麻葛根湯，可促使微血管流通，運動活動量越大，生理組織就越活躍。皮膚的血流量可以調節體內失去的熱量，皮膚的溫度是失熱、保熱程度的主要決定者。

麻杏甘石湯與升麻葛根湯之比較

藥方	適應症與應用	主要壓診治療穴
麻杏甘石湯	1. 外感風邪，身熱不解，咳喘氣急，口渴，舌苔薄白或黃，脈滑而數者 2. 風熱壅閉肺經，麻疹合併肺炎、急性支氣管炎、氣喘、副鼻竇炎、過敏性鼻炎 3. 蕁麻疹、麻疹	1. 左液門較痛 2. 雲門穴區比中脘穴區疼痛
升麻葛根湯	1. 本方原治痘疹，今多用於麻疹初起；初起疹點尚未透出，或麻疹未發或發而未透 2. 流行性感冒、咳嗽流涕、眼充血流淚、扁桃腺炎、口渴、舌紅、脈數 3. 頭疼身痛、發熱惡寒無汗、肺胃鬱熱 4. 水痘、帶狀疱疹、銀屑病、皮膚病	1. 右液門較痛 2. 中脘穴區比雲門穴區疼痛

雲門穴與中脘穴

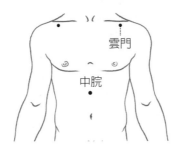

雲門

中脘

＋ 知識補充站

《傷寒論》關於「脈浮」、「脈弱」與藥方：

254. 太陰病，脈浮者，可發汗，宜桂枝湯；辨證重點在「脈浮」。

256. 太陰為病，脈弱，其人續自便利，設當行大黃、芍藥者，宜減之，以其人胃氣弱，易動故也，辨證重點在「脈弱」。

「脈浮」而「脈不弱」，則「發汗，宜桂枝湯」。「脈浮」而「脈弱」，因脈浮，發汗，宜桂枝湯；但是「脈弱」多伴腹痛，「腹滿時痛者，桂枝加芍藥湯」，「腹滿而太實痛者，桂枝加大黃湯」，設當行大黃、芍藥者，宜對證酌減之。

10-1-6 疏清熱劑：銀翹散、桑菊飲

1. 銀翹散

(1) 組成：銀花、連翹各一兩，豆豉五錢、牛蒡子六錢、薄荷六錢、荊芥穗四錢、苦桔梗六錢、生甘草五錢、淡竹葉四錢、鮮蘆根一兩。

(2) 煮服法：共粉碎為散，每服三錢，鮮蘆根湯煎，香氣大出即取服。病重者約二時一服，日三服，夜一服；輕者三時一服，日二服，夜一服；病不解者，作再服。作湯劑水煎服。

(3) 功用：辛涼透表，清熱解毒。具發汗、鎮痛、解熱、抗菌、抗病毒、抗炎、抗過敏、增強免疫功能等作用。

(4) 主治：
　①溫病初起之表熱證。發熱無汗，或有汗不暢，微惡風寒，頭痛口渴，咳嗽咽痛，舌尖紅，苔薄白或微黃、脈浮數。
　②治熱毒偏重衛分、上呼吸道感染、流行性感冒、腦炎、急性支氣管炎、肺炎、急性扁桃腺炎、流行性腮腺炎、病毒性心肌炎。
　③麻疹初起發熱、銀屑病、蕁麻疹、風疹、濕疹、耳下腺炎。

(5) 注意事項：
　①宜輕煎，勿過煮，香氣散發即可，以免藥性耗散，作用減弱；肺藥取清，過煮則味厚而水中焦。
　②宜重用銀花、連翹，而荊芥、豆豉的量宜少，以免失辛涼之用意。
　③外感風寒與濕熱病初起禁用。

2. 桑菊飲

(1) 組成：桑葉二錢五分、菊花一錢、杏仁二錢、連翹一錢五分、薄荷八分、桔梗二錢、甘草生八分、蘆根二錢。

(2) 煮服法：水二杯，煮取一杯，日二服。水煎服，或製成散劑服用。

(3) 功用：疏風清熱，宣肺止咳。能消炎、退燒、止咳；具抗病毒、抗炎、抗過敏、發汗、解熱、抗菌、增強免疫功能、抑制腸蠕動亢進等作用。

(4) 主治：
　①風溫初起，但咳嗽，身熱不甚，口微渴、苔薄白、脈浮數。
　②治風熱偏重於肺經；肺炎、上呼吸道感染、急性支氣管炎、流行性感冒、急性扁桃腺炎、喉源性咳嗽、急性結膜炎、麻疹初起發熱病情較輕者。

(5) 注意事項：
　①風熱較重、風寒咳嗽忌用。
　②係輕清之品，不宜久煎。

小博士 解說

《溫病條辨》：「桂枝湯治太陰溫病，初起惡風寒者，銀翹散治太陰溫病，但熱不惡寒而渴者。太陰溫病，惡風寒，服桂枝湯已；惡寒解，餘病不解者，銀翹散主之；餘證悉減者，減其製。」

《溫病條辨》：「辛涼輕劑桑菊飲治風溫初起咳嗽，身不甚熱，微渴者。桑菊飲用桑葉、菊花，桑葉善平肝風，走肺絡而宣肺氣，菊花芳香味甘，補金水二臟之不足。風溫咳嗽，雖係小疾，常見誤用辛溫重劑銷鑠肺液，致久嗽成勞者不一而足。辛涼桑菊飲治咳嗽，宜風溫不宜風寒。辛溫杏蘇散治咳嗽，宜風寒不宜風溫。」

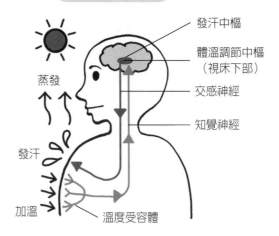

銀翹散與桑菊飲之比較

藥方	適應症與應用	主要壓診治療穴
銀翹散	1. 微惡風寒，頭痛口渴、咳嗽咽痛、汗閉 2. 溫病範圍的疾病，如肺炎、流感、急性支氣管炎、百日咳、腮腺炎、麻疹、水痘、急性喉頭炎等屬外感溫邪者 3. 抗流感病毒、腸病毒、蕁麻疹、濕疹 4. 小兒癲癇及抽搐、多動症	1. 左液門較痛 2. 雲門穴區稍壓按就疼痛
桑菊飲	1. 外感風熱、咳嗽初起，咳嗽身熱不甚，口微渴 2. 感冒咳嗽、流感、上呼吸道感染、急性支氣管炎 3. 目眩、流行性結膜炎	1. 右液門較痛 2. 雲門穴區壓之疼痛，稍重壓反覺舒服

＋ 知識補充站

　　桑菊飲溫熱含嗍服飲能舒暢頭顱的血脈循環，尤其是在導靜脈出現循環不良之初。導靜脈與上矢狀靜脈和腦脊髓液的關係微妙，諸如表劑的參蘇飲，溫熱含嗍服飲也能舒暢頭顱的血脈循環，並促進新陳代謝，發汗，調節體溫。

　　急性支氣管炎著重在解表、治燥和祛痰。銀翹散治「熱毒」，偏重衛分。桑菊飲治「風熱」，偏重於肺經。桑菊飲對慢性乾燥症患者的呼吸道黏膜養護效果佳。乾燥症與遺傳有關，但只是病因之一，須參考其他如荷爾蒙、病毒發病等因素。有些患者會合併其他自體免疫性疾病，臨床表現常與肝腎陰虛有關，服用調理肝腎陰虛的中藥，多能改善。

10-2　風氣劑

　　方劑之臨床運用，分而論之不難，參而合之運用則不易。「風氣劑」次分為「疏風氣劑」、「活血絡劑」、「理肝膽劑」……，為的是好記、好用，較易記誦，臨床上易於施用。

　　《內經・五色》望診，挾繩而上者脊背，主要望診、切診頸動脈外在膚表的色澤；循牙車以下者股，則觀診頸靜脈的顏色。心臟的主動脈從左心室出來，主動脈的根部有三條冠狀動脈（左冠狀動脈的左迴旋枝與左前下行枝、右冠狀動脈），把心臟包起來養護心肌。心肌與骨骼肌都是橫紋肌，橫紋肌可以自己活動，心肌雖不能自己動，但與人的情感、感覺、情緒密切互動，臉色一變青紅皂白，刻畫出來的眉眼之間的問題多與心肺息息相關。

　　譬如人生氣時，心肌會跳動很快；很累時，又會跳得很慢。心臟定律「有進斯有出」，靜脈血回右心房多少，左心室的動脈血才能送出多少。右心房有三條靜脈回來，冠狀靜脈竇很小卻很重要，是生命的最後關鍵，一旦無法順利輸送靜脈血，生命就結束了。上腔靜脈竇，上半身的血液由此進，以頭、手及胸管的乳糜池為主。下腔靜脈竇，下半身的血液由此進，以肝靜脈為主。肺臟定律是「有出斯有進」，能吐氣才能吸氣。

　　「風者百病之始」，風吹草動「氣」為之動。血液循環不良，多手腳有風、或濕、或熱；依據《內經・五色》，亦反映在顏面、眼、耳與鼻唇間。

風氣劑

分類	藥方	主治功效	診治穴示例
10-2-1 疏風氣劑	川芎茶調散	疏散風邪、清熱止痛	後頂、風府
	防風通聖散	發表攻裡、疏風清熱	右太淵、右宮門
10-2-2 活血絡劑	大秦艽湯	清熱理氣、養血榮筋	右液門、風池
	補陽還五湯	補氣、活血、通絡	右液門、天柱
10-2-3 理肝膽劑	小柴胡湯	和解少陽、和解劑代表方	右空門
	消遙散	疏肝解鬱、健脾養血	左空門、右宮門
10-2-4 疏肝膽劑	四逆散	透解鬱熱、疏肝理脾	左空門
	柴胡疏肝湯	疏肝理氣、和血止痛	右空門、左宮門
10-2-5 降逆氣劑	丁香柿蒂湯	補氣溫中、降逆止呃	內關、足三里
	橘皮竹茹湯	理氣降逆、益胃清熱	太淵、足三里
10-2-6 行逆氣劑	半夏瀉心湯	和胃降逆、消痞除滿	左、右宮門、足三里
	旋覆代赭石湯	降逆化痰、益氣和胃	左、右宮門、陽陵泉

10-2-1 疏風氣劑：川芎茶調散、防風通聖散

1.川芎茶調散

(1) 組成：川芎、荊芥去梗各四兩，白芷、羌活、甘草各二兩，細辛一兩、防風一兩半、薄荷八兩。

(2) 煮服法：為細末，每服二錢，食後清茶調下；亦可水煎服。

(3) 功用：疏風止痛。具提高器官血流量、解熱、抗病原微生物、鎮痛、鎮靜、抗炎，及增加耐缺氧等作用。

(4) 主治：
　①正、偏頭痛或巔頂痛，惡寒發熱、目眩鼻塞，舌苔薄白、脈浮。
　②感冒兼頭痛、偏頭痛、頭暈，神經性頭痛、前額及眉稜骨處疼痛。
　③慢性鼻炎、鼻竇炎、鼻息肉、周圍性神經麻痺。

(5) 注意事項：
　①本方用煎法時，宜微煎不可久煎。
　②氣虛血虛忌用，體質虛弱者慎用；不宜單獨長期使用。
　③配清茶調服，藉由茶苦下行，引火熱從小便排出。

2.防風通聖散

(1) 組成：防風、荊芥、連翹、麻黃、薄荷、川芎、當歸、炒白芍、黑山梔、大黃酒蒸、芒硝（後下）各五錢，石膏、黃芩、桔梗各一兩，甘草二兩、滑石三兩。

(2) 煮服法：為末，每服二錢，生薑三片，煎至六分，溫服。

(3) 功用：疏風解表，清熱通便。能抗心律失常、降血脂、降膽固醇、減輕體重、抗血栓形成、保護心肌、降壓。

(4) 主治：
　①惡寒壯熱無汗、頭目昏眩、目赤睛痛，口苦口乾、咽喉不利、胸膈痞悶、咳嘔喘滿、涕唾稠黏，便秘、小便赤澀，舌苔黃膩，脈數有力。
　②瘡瘍腫毒、腸風痔漏、丹斑癮疹等；頭面部癤腫、感冒、唇炎。
　③偏頭痛、高血脂、高血壓、肥胖、急性結膜炎、急性乳腺炎。
　④老年性搔癢、面部蝴蝶斑、蕁麻疹、扁平疣。

(5) 注意事項：
　①臨床上用以輔助減重者，其服用頻率、劑量和時間有關。
　②血虛、陰虛、虛胖者，長期服用或劑量超過，反易加重虛弱症狀。
　③非表裏俱實忌用；虛人、體弱便溏者慎用，孕婦忌用。

小博士解說

　　大部分流感多屬輕證，約一週內可痊癒，常用的藥方為防風通聖散、荊防敗毒散、九味羌活湯、香蘇散、銀翹散、桑菊飲……等等。流感重證，包括併發細菌性及病毒性肺炎、心肌炎、腦炎等，常用的藥方則有人參敗毒散、小青龍湯等。

　　感冒性頭痛，壓診手背三門，即手三陽大絡，右宮門與左液門比較痛，適合川芎茶調散、防風通聖散；右宮門最痛，宜防風通聖散；左液門最痛則用川芎茶調散。

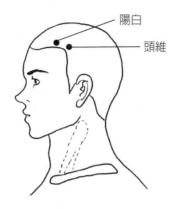

頭維穴、陽白穴治頭目痛

陽白

頭維

川芎茶調散與防風通聖散之比較

藥方	適應症與應用	主要壓診治療穴
川芎茶調散	1. 正偏頭痛或巔頂作痛、惡寒發熱、目眩、鼻塞、痰盛，舌苔薄白，脈浮 2. 感冒併見頭痛、頭暈 3. 宣通鼻竅，治鼻塞、過敏性鼻炎、鼻竇炎 4. 頭部供氧供血不足致嗜睡症 5. 對痛風、風濕等症亦見效	1. 左液門很痛 2. 頭維穴區稍微壓按就痛
防風通聖散	1. 頭目昏眩、胸膈痞悶、目赤睛痛、口苦口乾、咽喉不利 2. 便秘、痔瘡、小便赤澀，舌苔黃膩，脈數有力 3. 緩解血壓、血糖、血脂三高，防範動脈硬化、心血管疾病、腦病後遺症 4. 肥胖症，針對邪氣盛、體質偏壯實之肥胖者 5. 濕疹、皮膚病、皮膚過敏、眼疾、藥物中毒	1. 右宮門很痛 2. 左天樞穴區壓之疼痛

✚ 知識補充站

　　流感爆發時，屬「高危險群」的老年人、幼兒、長期病患，以及有心、肺、腎臟及代謝性疾病、貧血或免疫功能不全者，較易併發重證；處於第一線的醫護人員也屬高危險群。其「危險徵兆」常見的有：發燒、頭痛、疲倦、肌肉痠痛，以及呼吸急促、呼吸困難、流鼻水、喉嚨痛及咳嗽等上呼吸道症狀，亦或有發紺（缺氧、嘴唇發紫或變藍）、血痰、胸痛、意識改變、低血壓等症狀；嬰幼兒有呼吸急促或困難、缺乏意識、嗜睡不容易喚醒等。

10-2-2 活血絡劑：大秦艽湯、補陽還五湯

1. 大秦艽湯

(1) 組成：秦艽三兩，甘草、川芎、當歸、白芍各二兩，細辛半兩，羌活、防風、黃芩各一兩，石膏二兩，白朮、生地、熟地、白茯苓各一兩，獨活二兩。

(2) 煮服法：上為粗末，每服一兩，水煎，去渣，頻頻溫服。

(3) 功用：祛風清熱，養血、活血、榮筋。

(4) 主治：

　①口眼喎斜（面癱），舌強不能言語；顏面神經麻痺、手足不能運動，風邪散見，不拘一經者。

　②腦血管痙攣、腦血栓、腦血管意外、中風後遺症、半身麻痺、言語蹇澀、神經麻痺、上下肢神經痛、顏面神經麻痺。

　③本方以祛風扶正清熱為主，適用於風邪初中經絡，風勝絡阻之輕證。

(5) 注意事項：

　①脫證、閉證者忌用；陰虛血弱慎用。體質陰虛血弱及久服者，宜視病情將祛風藥減量或加滋陰藥物。

　②本方以秦艽為主要藥物，量宜大，且為風藥中潤藥；其他祛風藥，量宜輕，而石膏、黃芩之量亦輕，以清鬱熱。

2. 補陽還五湯

(1) 組成：生黃耆四兩、當歸尾二錢、赤芍一錢半，地龍、川芎、紅花、桃仁各一錢。

(2) 煮服法：水煎服。

(3) 功用：補氣、活血、通絡。降低血液黏度，抗血栓、抗凝血、降血脂、擴張腦血管。降壓、抗自由基、抗疲勞、耐缺氧、抗炎，促進免疫功能。

(4) 主治：

　①半身不遂、口眼歪斜、語言蹇澀、口角流涎、下肢痿廢，小便頻數或遺尿不禁，苔白，脈濇。

　②坐骨神經痛、顏面神經麻痺、多發性神經炎，神經性耳聾、腦瘤，小兒麻痺後遺症。

　③缺血性中風、出血性中風、腦動脈硬化、腦血管意外後遺症，血管神經性頭痛、血栓閉塞性脈管炎，帕金森氏綜合症。

　④心律失常、心力衰竭，進行性肌營養不良、肝硬化、慢性腎炎、慢性萎縮胃炎、慢性盆腔炎。

(5) 注意事項：

　①陰虛血熱者忌用；高血壓患者亦可使用本方。

　②長期服用者不可斷然停藥，應依醫生囑咐。

小博士 解說

　　大秦艽湯與補陽還五湯，是中風後遺症近代最常見的有效康護藥方，使用率比適用於急證的大小續命湯、腎氣丸、真武湯等更高。

　　腦中風在臨床上可分為兩類：梗塞型（61～81%）與出血型（12～24%）。梗塞型包括腦血栓（47～67%）、腦栓塞（14%）、短暫性腦缺血；出血型包括顱內出血（8～16%）與蜘蛛膜下腔出血（4～8%）。偏梗塞型中風適合大秦艽湯，偏出血型中風宜補陽還五湯，尤其針對反覆中風者，是理想的輔助療法，臨證當然要對證下藥，不宜拘泥於梗塞型或出血型。

大秦芃湯與補陽還五湯之比較

藥方	適應症與應用	主要壓診治療穴
大秦芃湯	1. 治療顏面神經麻痺、缺血性腦中風之常用藥 2. 中風後遺症、口眼喎斜、半身麻痺、舌強不能言語、言語蹇澀、手足不能運動 3. 神經麻痺、上下肢神經痛、顏面神經麻痺、貧血性知覺運動神經麻痺 4. 改善血液循環，降壓、抗凝血	1. 右液門較痛 2. 天柱穴區壓按較疼痛
補陽還五湯	1. 治療中風後遺症，及腦血管意外後遺症常用藥 2. 口眼歪斜、語言蹇澀、口角流涎、半身不遂 3. 降壓，舒緩氣虛血瘀致上、下肢痿軟、頻尿遺尿 4. 改善腦組織水和鈉代謝，以舒緩腦缺血之損傷，修復腦、脊髓、周圍神經的損傷 5. 舒緩全身性紅斑性狼瘡，調整機體免疫功能	1. 左液門較痛 2. 天窗穴區壓按較疼痛

按摩天柱、天池、風府、肩井等穴可舒緩中風後遺症

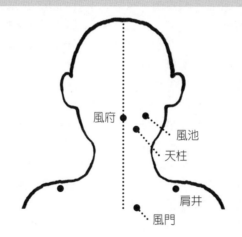

✚ 知識補充站

　　施治中風後遺症之用藥，壓診雙手三陽大絡，左宮門與右液門比較疼痛，適宜大秦芃湯與補陽還五湯；再確認，左宮門又比右液門痛，宜補陽還五湯；右液門比左宮門痛，宜大秦芃湯。

　　平日多按摩、指壓腦後及肩背、頭項穴道，可促進頸總動脈及其分枝頸外動脈和頸內動脈之血流，提供腦部更多血氧，舒緩中風後遺症。

10-2-3 理肝膽劑：小柴胡湯、消遙散

1. 小柴胡湯

(1) 組成：柴胡半斤、半夏洗半升，黃芩、人參、生薑切各三兩、大棗擘十二枚、甘草炙。

(2) 煮服法：以水一斗二升，煮取六升，去渣，再煎，取三升，溫服一升，日三服。

(3) 功用：和解少陽。

①抗炎退熱、抗菌、抗病毒；調節免疫功能，鎮靜止痛、止吐，祛痰，調理胃腸蠕動、促進消化。

②調整中樞神經系統及雙向調節腎上腺功能、抗實驗性肝損害、抗腫瘤、抑制癲癇。

③雙向調節血壓、抗血小板聚集，預防和改善動脈硬化。

(4) 主治：

①往來寒熱、胸脇苦滿、默默不欲飲食、心煩喜嘔。口苦、咽乾、暈眩、舌苔薄白、脈弦者。

②婦人傷寒熱入血室、更年期功能性子宮出血、產褥熱、經前期綜合症，小兒腹瀉、瘧疾、黃疸等。

③傳染性肝炎、慢性肝炎、肝硬化，膽結石、膽囊炎、胸膜炎、肋膜炎、急性胰腺炎。

④感冒、扁桃腺炎、流行性腮腺炎、中耳炎、腎炎、腎盂腎炎、睪丸炎、胃及十二指腸潰瘍。

(5) 注意事項：

①若肝火偏盛，陰虛吐血，上盛下虛，肝陽偏亢等，均不宜。

②黃芩的量不可大於柴胡，重用黃芩易腹瀉。此方亦不宜大量久服。

③小柴胡湯曾因保肝功效風靡一時，慢性肝炎患者競相服用，但需經醫生依證處方，以防肝損傷與發生間質性肺炎等副作用。

2. 消遙散

(1) 組成：柴胡、當歸、茯苓、白芍、白朮各一兩、炙甘半兩、薄荷少許、煨薑一塊。

(2) 煮服法：研為粗末，每服二錢，水一大盞，燒生薑一塊切破，薄荷少許，同煎至七分，去渣熱服，不拘時候。

(3) 功用：疏肝解鬱，健脾養血。治肝鬱血虛脾弱證。

①具使肝細胞壞死減輕的作用，及下降天門多胺酸轉胺酶（GOT）活力，減輕肝細胞之脂肪變性及退行性變化，恢復肌能使肝細胞再生。

②調整精神活動、抗抑鬱，抑制中樞神經系統、鎮痛、類似雌激素樣、鬆弛平滑肌等作用。

(4) 主治：

①兩脇作痛、頭痛目眩，口燥咽乾、神疲食少，往來寒熱，舌淡紅，脈弦而虛者。

②慢性肝炎、肝硬化、膽結石、高血脂；胃及十二指腸潰瘍、慢性胃炎。

③更年期綜合症、經前緊張、月經不調、經痛、乳房脹痛、子宮肌瘤、不孕症、帶下。

④憂鬱症、神經衰弱，視神經炎，慢性甲狀腺炎。

(5) 注意事項：

①肝腎陰虛，氣滯不運致脇肋疼痛、胸腹脹滿、咽喉乾燥、舌紅無苔、脈沉細者，即陰虛陽亢者，慎用。

②孕婦忌服。

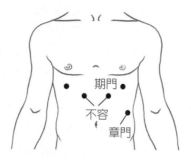

章門、期門與不容穴

期門

不容

章門

小柴胡湯、消遙散與加味消遙散之比較

藥方	適應症與應用	主要壓診治療穴
小柴胡湯	1. 若用來輔助治療肝炎、肝硬化，應經醫師診斷，根據體質、病證，對證調整用藥 2. 往來寒熱，胸脅苦滿，靜默不欲飲食，心煩喜嘔 2. 口苦，咽乾，眩，舌薄白，脈弦	1. 右空門比左空門痛 2. 右液門較痛 3. 章門穴區壓按較疼痛
消遙散	1. 往來寒熱，兩脅作痛，頭痛目眩，口燥咽乾 2. 神疲食少，或月經不調，乳房脹痛，舌淡紅，脈弦而虛	1. 左空門比右空門痛 2. 左液門較痛 3. 期門穴區壓按較疼痛
加味消遙散	1. 適應症非常多元，是婦科調經理帶常用方，但需經醫師確診對證服用 2. 婦女神經衰弱致月經異常、更年期障礙、月經失調、乳腺炎、頭昏目暗、怔忡不寧、帶下、盆腔炎、尿道炎、濕疹、痤瘡 3. 緩解肝鬱脾虛、怒氣肝鬱、肝炎、肺結核、眼疾	1. 左宮門十分疼痛 2. 期門穴區與右不容穴區壓按十分疼痛

✚ 知識補充站

　　《傷寒論》相關小柴胡湯運用之條文：

　　220. 頸項強（斜方肌與提肩胛肌）、脇下滿，小柴胡湯。

　　221. 大便溏、胸脇滿（腹外斜肌與腹內斜肌），小柴胡湯。

　　231. 胸滿脇痛者，與小柴胡湯；脈但浮者，則與麻黃湯。

　　關於消遙散加減方之應用，加味消遙散（消遙散加丹皮、梔子）治怒氣傷肝、血少目暗；亦治煩躁易怒，或自汗盜汗，或頭痛目澀，或頰赤口乾，或月經不調、小腹脹墜、小便澀痛。黑消遙散（消遙散加熟地或生地）治肝鬱血虛、臨經腹痛、脈弦虛者。

10-2-4 疏肝膽劑：四逆散、柴胡疏肝湯

1. 四逆散

(1) 組成：炙甘草、枳實、柴胡、芍藥各等分。

(2) 煮服法：諸藥研成粉末，每次三克，早、午、晚配白開水服；亦可作湯劑，水煎服。

(3) 功用：透邪解鬱，疏肝理脾。

①改善微循環，抗病毒、抗炎鎮痛、解痙攣，抗潰瘍肝、降溫。

②抗血小板聚集，增加腦血流量、抗缺氧、升血壓、抗休克，強心、抗心律失常、鎮靜。

(4) 主治：熱厥證。

①四肢厥逆，手足不溫，但身熱或脘腹疼痛，或咳，或悸，或小便不利，或腹中痛，或下利下重、痢疾，脈弦。

②調理肝膽與脾胃功能，解肝脾不和、脅肋脹悶、脘腹疼痛；癲癇、肋間神經痛。

③慢性肝炎、膽囊炎、膽石症、急性胃炎胃潰瘍、胃腸神經官能症、食道痙攣、急性胰腺炎。

④輸卵管阻塞、月經不調、痛經、急性乳腺炎。

(5) 注意事項：

①陰虛氣鬱之脘腹脅肋痛者不宜。

②陽虛寒厥禁用；肝血虛者不宜。

2. 柴胡疏肝湯

(1) 組成：陳皮醋炒、柴胡各一錢，川芎、香附、枳殼麩炒、芍藥各一錢半，炙甘草五分。

(2) 煮服法：水一盞半，煎八分，食前服。

(3) 功用：疏肝解鬱，行氣止痛。能促進膽汁分泌、改善腦肝血液循環、增強心搏出量，及改善心肌收縮力。

(4) 主治：

①臟躁，精神恍惚、常悲傷欲哭、言行失常、睡不安、頻哈欠，舌紅苔少、脈細微數。雷諾氏綜合症。

②癔病，更年期綜合症、神經衰弱、思覺失調症、頑固性失眠、癲癇。

③脅肋疼痛，或往來寒熱、噯氣太息、脘腹脹滿，脈弦。

④急慢性肝炎、膽囊炎、膽石症；肋間神經炎。慢性胃炎；咽喉炎。

(5) 注意事項：

①肝膽濕熱忌用；脾胃虛弱慎用。

②喜怒不節、無故悲傷、言行失常，或身如蟻走樣，或心煩不得眠、恍惚多夢、坐臥不安者，皆不宜。

小博士 解說

　　《傷寒論》旋覆代赭石湯、半夏瀉心湯、甘草瀉心湯、生薑瀉心湯、黃連湯與小柴胡湯六方，善治「橫膈膜」症候群相關病證，六方皆有夏、參、薑、甘、棗等藥味；其臨床上辨證運用，是《傷寒論》複方運用最佳典範。

　　四逆散與四逆湯（製附子、乾薑、炙甘草）皆名為「四逆」，但兩方之適證迥異。四逆散為疏肝理脾之和解劑，四逆湯則為溫裡劑。四逆散行氣解鬱、調和肝脾、扶正助陽，為疏肝理脾行氣之祖方，後世依其方劑及治法衍生出消遙散、柴胡疏肝湯、血府逐瘀湯等；四逆湯則治療陽虛陰寒內盛之少陰寒化證。二方用途殊異，臨床上當詳為辨證用藥。

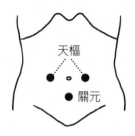

天樞穴、關元穴

柴胡疏肝湯、四逆散與四逆湯之比較

藥方	適應症與應用	主要壓診治療穴
柴胡疏肝湯	1. 肝氣鬱結，時而疼痛；慢性肝炎、膽結石、腸胃潰瘍 2. 睡眠不安，言行失常，呵欠頻作，舌紅苔少，脈細微數 3. 更年期症候群、痛經、乳腺增生	1. 左空門壓之較痛 2. 左期門穴區壓之亦痛
四逆散	1. 肝脾不和、脇肋脹悶、脘腹疼痛、四肢厥逆、手足不溫、或身微熱 2. 或咳、或悸、或小便不利、或腹中痛、或下痢下重，脈弦	1. 右空門壓之較痛 2. 右期門穴及右天樞穴區壓之皆痛
四逆湯	1. 治陽氣衰微、陰寒內盛之精神萎靡、精力不足、神衰欲寐、四肢冰冷、惡寒踡臥 2. 回陽救逆、補火助陽、散寒止痛，治嘔吐不渴、腹痛下利、舌苔白滑、脈象微細 3. 和中益氣，治急慢性胃腸炎而嘔瀉過多者	1. 關元穴區壓之很痛 2. 右天樞穴區也痛

＋ 知識補充站

　　肝脾有礙，壓診斷手背三門穴，臨床上，詳為辨證，更利肝門脈循環：
1. 左、右宮門都痛，但右宮門很痛，宜四逆散（理肝脾）。
2. 左、右宮門都痛，但左宮門很痛，宜柴胡疏肝湯（疏肝脾）。
3. 左、右宮門都一樣痛，宜白朮芍藥散（和肝脾）。

10-2-5 降逆氣劑：丁香柿蒂湯、橘皮竹茹湯

1. 丁香柿蒂湯

(1) 組成：丁香、柿蒂各兩錢，人參一錢，生薑五片。

(2) 煮服法：水煎服。

(3) 功用：溫中益氣，降逆止呃。具有制止呃逆、促進消化等作用。

(4) 主治：胃氣虛寒證，以降逆爲主。

　①呃逆不已、胸脘痞悶、手足冷，舌淡苔白，脈沉遲。

　②神經性呃逆、膈肌痙攣、膽汁逆流性胃炎。

　③體虛久病、耗傷脾胃陽氣，或胃寒引起呃逆嘔吐、腹脹、食慾不振。

(5) 注意事項：胃熱呃逆、嘔吐者，忌用本方。脾胃虛弱者，慎用。

2. 橘皮竹茹湯

(1) 組成：橘皮、竹茹各一斤，黨參五錢、甘草二兩五錢、大棗十五枚、生薑四兩。

(2) 煮服法：水煎溫服，一日三服。

(3) 功用：降逆止呃，益氣清熱。

(4) 主治：

　①胃虛夾熱、呃逆或乾嘔，舌紅嫩，脈虛數，治口乾咽燥、便秘、胃熱不眠。

　②妊娠嘔吐、慢性腎衰嘔吐、放療化療引起之消化道反應。

　③眩暈、逆流性食道炎、幽門不完全性梗阻、腹部手術後呃逆不止。

(5) 注意事項：實熱者忌用。虛寒者慎用。

小博士 解說

　　呃逆、噦逆，俗稱打嗝。以胃脘有氣上逆，呃呃作聲，聲音短促，持續不能自制，多因寒涼刺激、飲食過急、過飽、情緒激動、過勞，或是呼吸過度深頻等而誘發。呃逆如偶爾發作，大都輕淺，多可自止；或捏鼻閉氣暫停呼吸，或刺激鼻腔令打噴嚏，或突然嚇他一下，都可取效。若持續不斷，則需辨證，對證下藥。

　　臨床上，呃逆可見於胃肌痙攣、膈肌痙攣和神經性呃逆，亦常發生於危重病證，例如胃腸神經官能症、胃炎、肝硬化、腦血管疾病、尿毒及其他胃腸疾病，引起膈肌痙攣發生呃逆者。

　　《金匱要略》「乾嘔、吐逆、吐涎沫，半夏乾薑散主之。病人胸中似喘不喘，似嘔不嘔，似噦不噦，徹心中憒憒然無奈者，生薑半夏湯主之。」丁香柿蒂湯可取而代半夏乾薑散與生薑半夏湯；較不嚴重者，丁香柿蒂湯去生薑爲柿錢散，治呃逆胃氣虛而寒不甚者。

　　橘皮竹茹湯與橘皮湯組成都有橘皮與生薑，不同的是，橘皮湯治乾嘔噦是有形無物，橘皮竹茹湯治噦逆是有形有物。橘皮竹茹湯一日分三次服用，治病程較久的大症狀，多屬胃腸問題，且胃腸黏膜症狀已日趨嚴重。橘皮湯下咽即癒，治一時的輕證症狀，多屬口腔黏膜組織或食道黏膜組織的問題。

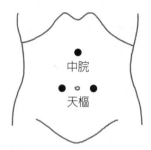

丁香柿蒂湯與橘皮竹茹湯之比較

藥方	適應症與應用	主要壓診治療穴
丁香柿蒂湯	1. 為降逆止呃之要方。善治呃逆（打嗝）不已、胸脘痞悶，舌淡苔白、脈沉遲 2. 逆流性食道炎、神經性呃逆、橫膈膜痙攣等屬胃中虛寒之證	1. 左液門、左天樞皆痛 2. 中脘穴區壓之則舒服
橘皮竹茹湯	1. 促進胃蠕動、止嘔吐良方 2. 妊娠反胃或嘔吐眩暈、膈肌痙攣、腹部手術後呃逆不止 3. 慢性胃炎，及幽門梗阻，見呃逆、嘔吐，舌紅嫩、脈虛 4. 放療化療後之噁心、嘔吐、食慾不振等腸胃道症狀	1. 右液門、右天樞皆痛 2. 中脘穴區壓之亦痛

✚ 知識補充站

　　《金匱要略》「乾嘔噦，若手足厥者，橘皮湯主之。噦逆者，橘皮竹茹湯主之。」橘皮湯與半夏乾薑散都治「乾嘔」，橘皮湯下咽即癒，治乾嘔噦；若手足厥，頓服半夏乾薑散治乾嘔，吐逆，是大同小異。半夏乾薑散頓服，半夏乾薑散調理口腔黏膜、腺體和上食道括約肌的賁門。生薑半夏湯一天溫服四次，生薑半夏湯針對幽門有礙，包含了可修護整個上消化道的黏膜。「胸中似喘不喘，似嘔不嘔，似噦不噦，徹心中憒憒然無奈者」，多食道機能有礙，至於是胃腸症狀？抑是臨近的器官與脈管有礙？要細心辨證，以治未病。橘皮竹茹湯、半夏乾薑散與生薑半夏湯都是調理良方；當病證嚴重時，則改施予瀉心湯輩、柴胡湯輩，或是陷胸湯輩。

10-2-6 行逆氣劑：半夏瀉心湯、旋覆代赭石湯

1. 半夏瀉心湯

(1) 組成：半夏半升，洗、黃芩、乾薑、人參、甘草炙各三兩、黃連一兩、大棗擘十二枚。

(2) 煮服法：七味，以水一斗，煮取六升，去渣再煎，取三升，溫服一升，日三服。水煎分二次溫服。

(3) 功用：和胃降逆、消痞除滿、平調寒熱。具調和胃腸功能、健胃，抑菌消炎、增強免疫力等作用。

(4) 主治：
　①脾胃不和心下痞滿不痛、乾嘔或嘔吐、腸鳴下利、舌苔薄黃而膩、脈弦數。
　②治急慢性胃炎、腸炎、痢疾、胃酸過多、胃擴張、胃下垂、胃及十二指腸潰瘍。
　③舒緩口內炎、幼兒吐乳、船車暈眩、神經性胃腸炎。

(5) 注意事項：
　①本方辛開苦降，兼補中氣，實痞者不宜。

　②氣滯或食積所致心下痞滿，不宜。

2. 旋覆代赭石湯

(1) 組成：旋覆花三兩、代赭石一兩、半夏四兩、人參二兩、生薑五兩、甘草炙三兩、大棗擘十二枚。

(2) 煮服法：水煎溫服，一日三次。

(3) 功用：扶正益胃、降逆化痰、益氣和胃。祛痰、抗炎、鎮咳，鬆弛胃腸道平滑肌，降低胃酸分泌，制止呃逆、促進消化。

(4) 主治：
　①胃氣虛弱、痰濁內阻、心下痞硬、噫氣不除，治反胃嘔逆、吐涎沫、舌淡、眩暈、苔白滑，脈弦而虛。
　②增強胃的蠕動與排空，改善慢性胃炎、胃酸過多、胃潰瘍、胃下垂、胃神經官能症、幽門不完全性梗阻、幽門狹窄。
　③緩解腫瘤化療後嘔吐，改善功能性消化不良、妊娠惡阻。

(5) 注意事項：
　①實證無虛者忌用。脾胃虛弱慎用。
　②壓按左、右宮門皆痛；中脘穴也痛。

小博士 解說

《傷寒論》之瀉心湯類與調胃承氣湯、理中湯等，各有不同的對證；胃黏膜具有防禦力，胃裡有消化力強的胃液（鹽酸），胃黏膜不會受傷；可是，食道的重層扁平上皮的防禦機制弱，如長時間接觸胃液，會傷害食道黏膜上皮，胸口出現灼熱感，即食道炎，如形成瀰漫性潰瘍，會造成逆行性食道炎，即適合瀉心湯群。

瀉心湯類之比較

藥方	適應症與應用	主要壓診治療穴
半夏瀉心湯	1. 和胃降逆、消痞除滿；調和胃腸功能，健胃、抑菌消炎、增強免疫力 2. 胃氣不和，心下痞滿，但滿不痛，嘔吐或腸鳴下利 3. 急慢性胃炎、腸炎、胃酸過多、為食道逆流、胃或十二指腸潰瘍	1. 左、右宮門皆痛 2. 右宮門最痛
甘草瀉心湯	1. 益氣和胃，消痞止嘔 2. 急慢性胃腸炎而胃脘痞滿、乾嘔、心煩不安、泄瀉日數十行、完穀不化、腹中雷鳴	1. 左、右宮門皆痛 2. 左宮門最痛
生薑瀉心湯	1. 傷寒汗出，解後胃中不和、心下痞硬、乾噫食臭、脅下有水氣、腹中雷鳴下利 2. 調和胃腸功能，健胃、抑菌消炎，增強免疫功能 3. 治急慢性胃腸炎、胃酸過多、腸炎	1. 左、右宮門皆很痛
三黃瀉心湯	1. 瀉火解毒，燥濕瀉熱，抑菌消炎、通便、止血 2. 治三焦實熱、口舌生瘡、吐血衄血、胸悶煩熱、便秘、小便赤澀	1. 左、右宮門皆痛 2. 右宮門非常痛
附子瀉心湯	1. 溫經回陽，扶陽固表，泄熱消痞，治傷寒心下痞，而復惡寒汗出 2. 治胃中有熱，全身陽虛	1. 左、右宮門皆痛 2. 左宮門最痛

➕ 知識補充站

　　當膽囊接受肝臟來的膽汁，就負責著貯留與濃縮的生理機能，《傷寒論》瀉心湯族群中，甘草瀉心湯、生薑瀉心湯、半夏瀉心湯、旋覆代赭湯等四方，以及柴胡湯族群中的小柴胡湯、柴胡桂枝湯、柴胡加芒硝湯等三方，都有煮半去渣再煮半的濃縮特質，幾乎是類膽囊生理運作；這些藥汁進入腸胃道後，與膽囊產生同氣相求的共鳴，腸肝循環是膽經脈循環的部分表現，此七方是很直接觸及膽囊的濃縮作業。前揭《傷寒論》瀉心湯族群此四方與生活上食飲關係最密切，對證下藥，可有效改善腸肝循環。其中，半夏瀉心湯養護賁門，即下食道括約肌；生薑瀉心湯養護賁門與胃，甘草瀉心湯養護胃與幽門，旋覆代赭湯養護幽門與十二指腸。

　　《傷寒論》條文 96.，下利，日數十行，穀不化，腹中雷鳴，心中痞硬而滿，乾嘔，心煩不得安，以胃中虛，客氣上逆，故使硬也，甘草瀉心湯主之。

　　《傷寒論》條文 97.，胃中不和，心下痞硬，乾噫食臭，脅下有水氣，腹中雷鳴下利者，生薑瀉心湯主之。

　　胃中虛與胃中不和是消化道的症狀，消化道不舒服常從胃開始有恙，但多肇因於生活步調紊亂，自律神經失調，或抗壓性低；換言之，胃痛、胃失和常是情緒壓力所造成。

10-3　清裏劑

「清裏劑」融合清氣劑、清熱解毒劑、清營涼血劑，容易記誦與方便運用。分而論析並不難，參而合之運用於臨床則不容易，學而時習之，熟能生巧。

《內經・五色》望診，「五色獨決於明堂」，明堂骨（鼻骨）的結構，與第十對腦神經相關，可觀察副交感神經與消化器官的互動關係；副交感神經系統讓心跳減慢，讓腸子運作加快。

「常候闕中」，觀察兩眉之間及其周圍色澤的變化。「常候闕中」亦與第十對腦神經相關，觀察交感神經系統與循環器官；自律神經系統之交感神經系統讓心跳加快，卻讓腸子運作減慢。「闕中」綜合呼吸與循環系統的表現，與生命能量及活力相通。

「明堂」表現消化與排泄兩系統，相關生活習慣與作息步調，兩個神經系統無法切割。「闕中」，眼睛內側睛明穴，和眉頭攢竹穴，都屬膀胱經脈，與食飲及汗、尿相關。原則上，其處方以「清氣劑」與「清營涼血劑」為主。

眼睛下緣中點有胃經脈的承泣、四白穴，鼻翼旁有大腸經脈的迎香穴，與飲食和屎排泄相關；胃腸功能望診鼻、唇最準，從口腔到肛門皆屬消化器官，「明堂」是重要反應區。理論上，以「清熱解毒劑」為主。

清裏劑

分類	藥方	主治功效	診治穴示例
10-3-1 通利便劑	大黃附子湯	溫經散寒、驅結止痛	右液門、右宮門
	麻子仁丸	潤腸滋燥、緩通大便	左液門、右空門
10-3-2 益生津劑	竹葉石膏湯	清熱生津、益氣和胃	太淵、肺俞
	白虎湯	清熱生津、消渴解煩	神門、肺俞
10-3-3 清解氣劑	犀角地黃湯	清熱解毒、涼血散瘀	內關、勞宮
	清營湯	清營透熱、養陰活血	內關、神門
10-3-4 解毒氣劑	黃連解毒湯	瀉火解毒、治一切火熱	神門、足三里
	普濟消毒飲	清熱解毒、疏風散邪	神門、太衝

10-3-1 通利便劑：大黃附子湯、麻子仁丸

1. 大黃附子湯

(1) 組成：大黃三兩、炮附子三枚、細辛二兩。

(2) 煮服法：以水五升，煮取二升，分溫三服。若體壯者煮取二升半，分溫三服。

(3) 功用：溫裏散寒、通便止痛。有瀉下、抗感染、抗炎及解熱、鎮痛、抗缺氧作用。

(4) 主治：
①腹痛便秘，脇下偏痛，發熱，手足厥逆，舌苔白膩，脈弦緊。
②急性闌尾炎、急性腸梗阻，寒疝屬陽氣不足、寒積內結所致者。
③寒結旁流，瀉下清稀，但腹脹痛拒按、舌淡、苔白厚黏膩。
④腎功能衰竭、尿毒症、腎結石、膽結石。
⑤腹股溝疝氣、坐骨神經痛、肋間神經痛、皮膚病。

(5) 注意事項：陰虛、濕熱者忌用。體虛氣弱者慎用。

2. 麻子仁丸（脾約丸）

(1) 組成：麻子仁二升、芍藥半斤、枳實半斤、厚朴一尺炙、去皮、大黃一斤去皮、杏仁一升去皮、尖、熬，別作脂、蜂蜜。

(2) 煮服法：上藥爲末，煉蜜爲丸，每次三克，每一至二次，溫開水配服。亦可按原方用量酌減，改爲湯劑煎服。

(3) 功用：潤腸瀉熱，行氣通便。具致瀉、緩解平滑肌痙攣、降壓等作用。

(4) 主治：
①腸胃燥熱、津液不足、大便秘結、小便頻數、舌苔黃膩而燥。
②腹微滿不痛，或不更衣十日，無所苦。痔瘡便秘、習慣性便秘。
③老弱者與婦女產後便秘、肛腸疾患手術後大便乾結。
④老人老化嚴重、肝性腦病變與失智。

(5) 注意事項：
①體虛、年老或久病與津枯腸燥而內無邪熱者慎用，以免愈傷眞氣。
②婦女習慣性流產者，應慎用。
③火麻仁含有毒蕈鹼及膽鹼，大量食入可致中毒。

小博士解說

　　《金匱要略》第 10 章腹滿寒疝「脇下偏痛，脈緊弦，寒也，溫藥下之，宜大黃附子湯」，如人行四、五里（即半小時至一小時）服一次，大黃附子湯的附子劑量是麻黃附子細辛湯的三倍；嚴重者大黃附子湯的附子劑量是麻黃附子湯的九倍。

　　麻子仁丸屬「承氣族」，是小承氣湯加麻仁、杏仁、芍藥。大承氣湯是小承氣湯加芒硝，桃核承氣湯是調胃承氣湯加核桃、桂枝。大承氣湯得下，小承氣湯得汗，桃核承氣湯微小利，調胃承氣湯少少溫服之，麻仁丸以和爲度；以上諸方，以麻仁丸最宜常用，副作用少。調胃承氣湯只有三味藥，但胃弱者服湯劑易胃痛，科學中藥較緩和。張仲景立方原意，桃核承氣湯是「先食溫服五合，日三服當微利」，「下」藥多爲飯後服用，麻子仁丸少少溫服之，如理中丸與黃連湯一天五、六次以上，都可養益胃腸。

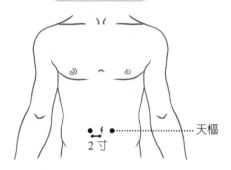

左、右天樞穴

天樞

2 寸

大黃附子湯與麻子仁丸之比較

藥方	適應症與應用	主要壓診治療穴
大黃附子湯	1. 溫經散寒，瀉下通便 2. 腹痛便秘、脅下偏痛、發熱、手足厥逆，舌苔白膩，脈弦緊 3. 急性闌尾炎、急性腸梗阻、睪丸腫痛、膽囊術後症候群、慢性痢疾	1. 右宮門痛，左液門很痛 2. 左、右天樞穴區稍微輕壓就很痛
麻子仁丸	1. 凡便硬便秘，無他證者，皆可使用 2. 腸胃燥熱、津液不足、大便秘結、腸梗阻、小便頻數 3. 腹微滿不痛，痔瘡便秘、習慣性便秘、老人與產後便秘	1. 右宮門痛，左液門稍痛 2. 左、右天樞穴區壓按也痛，稍重壓反覺舒服

➕ 知識補充站

　　《傷寒論》條文 45.：「寒實結胸，無熱證者，與三物小陷胸湯，白散亦可服。」三物小陷胸湯：水六升煮栝蔞實成三升，去渣，加黃連、半夏成二升，去渣，分溫三服。白散：桔梗三分、巴豆一分，去皮心、貝母三分。相較於麻子仁丸適宜偏熱實證、舌苔黃膩而燥，三物小陷胸湯與白散之辨證重點是寒實，寒邪和痰水相結的實證，沒有熱證，多舌淡胖，苔白厚而膩。

10-3-2 益生津劑：竹葉石膏湯、白虎湯

1. 竹葉石膏湯

(1) 組成：竹葉二把、石膏一斤，半夏半升、洗，麥冬一升、去心，人參二兩、甘草炙二兩、粳米半升。

(2) 煮服法：上藥以水煎，去渣，納粳米、煮米熟，湯成去米，溫服，日三服。

(3) 功用：清熱生津、益氣和胃。有解熱、抗菌、抗炎、抗病毒、止吐、降血糖等作用。

(4) 主治：
 ①傷寒、溫熱、暑病之後，餘熱未清，氣津兩傷證。
 ②身低熱多汗、心胸煩悶、氣逆欲嘔、口乾喜飲，或虛煩不寐、或胃脘疼痛，脈虛數、舌紅苔少。
 ③敗血症、慢性支氣管擴張、咳血、神經衰弱。
 ④膽道術後嘔吐、化療後毒副反應。
 ⑤癌症發熱、手術後發熱、流行性出血熱。

(5) 注意事項：陽虛寒甚者忌用。脾胃虛弱者慎用。

2. 白虎湯

(1) 組成：石膏一斤、知母六兩、甘草二兩、粳米六兩。

(2) 煮服法：水一斗，煮米熟，湯成去渣，溫服一升，日三服。

(3) 功用：清熱生津，消渴解煩。具解熱、鎮靜、抑菌、抗炎、抗病毒、降血糖、提高免疫力等作用。

(4) 主治：
 ①陽明熱盛證或外感病氣分熱證，證見高熱、口乾舌燥、煩渴引飲、面赤惡熱、大汗出，舌苔黃或白而乾燥、脈洪大有力或滑數；以大熱、大汗、大渴、脈大有力為依據。
 ②流行性腦膜炎、流行性出血熱、腫瘤熱、產後發熱、不明原因高熱，肺炎、麻疹、牙齦炎、風濕性關節炎、風濕性心肌炎。
 ③糖尿病、尿崩症，老年口腔乾燥症、小兒麻疹性口腔炎。

(5) 注意事項：
 ①表證未解的無汗發熱、口渴者；脈浮弦而細或沉者；血虛發熱，脈洪不勝重按者；陰盛格陽表現為真寒假熱者，均忌用。
 ②不渴者、脾胃虛寒者慎用，不宜久服或劑量過大。
 ③小兒及婦女產後，石膏的劑量不可過重。

小博士 解說

　　白虎湯是清熱劑第一方，清熱、益氣、生津，證見背微惡寒，或飲不解渴，或脈浮大而芤，以及暑熱病身大熱屬氣津兩傷者。臨床上，白虎湯加減方使用的機會比較高，白虎湯加連翹、薄荷、蟬蛻、僵蠶，清熱解毒透疹，治麻疹初起，表裏壯熱，疹點欲出不出；對燥熱體質者，在血小板減少初期，蟬蛻與僵蠶可提升自體免疫力。

　　竹葉石膏湯是由白虎湯衍化而來。白虎湯證為正盛邪實，本方證為大熱已衰、餘熱未清，而氣津兩傷。方中竹葉、石膏清熱除煩以袪熱邪為君；人參、麥冬益氣生津以補正虛為臣；半夏和逆止嘔，其性雖溫但與清熱生津之藥配伍，則溫燥之性去而降逆之用存，且能轉輸津液、恢復脾運，並約人參、麥冬之滯而調和胃氣為佐；甘草、粳米調養胃氣為使也。諸藥合用，既能清未盡之餘熱，又可補已耗之氣陰，邪正兼顧，為一清補之劑；凡熱病過程中，發熱不退、氣陰兩傷之證皆可使用。

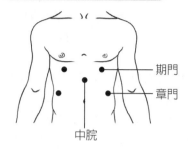

期門穴、章門穴、中脘穴

期門

章門

中脘

竹葉石膏湯與白虎湯之比較

藥方	適應症與應用	主要壓診治療穴
竹葉石膏湯	1. 本方由白虎湯衍化而來，能清末盡之餘熱，又可補已耗之氣陰，邪正兼顧，為一清補之劑 2. 凡熱病過程中發熱不退、氣陰兩傷之證皆宜 3. 舒緩肺炎、肺氣腫、支氣管炎、肺結核、麻疹、猩紅熱、百日咳 4. 糖尿病、感冒、流感、中暑、小兒夏季熱	1. 右液門較痛 2. 中脘穴區與章門穴區壓按稍痛，稍微重壓則舒服
白虎湯	1. 面赤、鼻竅熱灼、唇舌乾燥、口乾渴欲飲、舌紅苔黃、尿赤等屬陽明裏熱證者，均可應用 2. 口腔潰瘍、麥粒腫、心肌炎、結膜炎、流感、白喉、燙傷、濕疹、乾癬、皮膚癢	1. 左液門較痛 2. 中脘穴區與期門穴區壓按皆痛

✚ 知識補充站

　　白虎湯與白虎加人參湯（白虎湯加人參或西洋參）有抗炎、鎮靜、降血糖、提高免疫力、抑菌等作用；對長期腦心血管疾病患者而言，是夏天的保健延命至寶。脈象是用方重點導向；白虎加人參湯，治裏熱熾盛，煩渴不止，汗多，脈浮大無力。

　　化斑湯（白虎湯加犀角、玄參、生地）涼血解毒、氣血兩清，治溫病邪入營血，證見高熱口渴、身發紅斑、神昏譫語、汗出脈洪。

　　犀羚白虎湯兼涼肝熄風止痙，治抽搐。化斑湯、犀羚白虎湯兩方有羚羊角與犀角助陣，提升腦脊髓液分泌能力，對自體免疫疾病初期症狀有神昏譫語者見效；但是，脾胃虛寒者，清熱劑不宜久服或劑量過大。

10-3-3 清解氣劑：犀角地黃湯、清營湯

1. 犀角地黃湯

(1) 組成：犀角（現代以水牛角代之，方名清熱涼血湯）一兩、牡丹皮二兩、生地黃八兩、芍藥三兩。

(2) 煮服法：水煎服，犀角磨為粉末沖服或磨汁和服。

(3) 功用：清熱解毒，涼血散瘀。有解熱、抗菌、抗病毒、止血、鎮靜、抗驚厥等作用。

(4) 主治：

①熱入血分，熱傷血絡之證。熱傷血絡，吐血，衄血，便血，溲血。

②蓄血留瘀，善忘如狂，漱水不欲嚥下，胸中煩痛，自覺腹滿，大便色黑易解。

③熱擾心營，昏狂譫語，斑色紫黑，舌絳起刺。

④過敏性及血小板減少性紫癜。再生障礙性貧血、急性白血病。

⑤鼻道、消化道、肺、子宮等之出血；藥物性皮炎、肝昏迷、尿毒症。

(5) 注意事項：

①脾胃虛弱忌用；體虛氣弱慎用。

②熱甚者，芍藥宜用赤芍；熱傷陰血甚者，則宜用白芍。

③如以水牛角代犀角，用量宜大。

2. 清營湯

(1) 組成：犀角（水牛角代之）、元參、麥冬、銀花各三錢，生地五錢、竹葉心一錢，丹參、連翹連心各二錢，黃連一錢五分。

(2) 煮服法：水煎服，犀角磨為粉末沖服或磨汁配服。

(3) 功用：清營解毒，透熱養陰活血。能降溫解熱、抗病原微生物、抗菌消炎、抗病毒、解毒、強心、止血、鎮靜、調整體內水分代謝等。

(4) 主治：

①溫病邪熱傳營，身熱夜甚，口渴或不渴、時有譫語、神煩少寐或斑疹隱隱，舌絳而乾，脈細數。

②流行性腦膜炎、過敏性紫癜、皮膚病、敗血症及其它熱性病者、流行性出血熱、腸傷寒。

(5) 注意事項：

①若舌質絳而苔白滑，是挾有濕邪，忌用本方，當於濕溫中求，以防滋膩反助濕留邪。

②外感風寒忌用；脾胃虛弱慎用。

小博士 解說

　　清營湯（別名清榮湯）與犀角地黃湯都重用生地黃以之為君藥，犀角地黃湯用生地黃達57%，兩方都有犀角。犀角味酸、鹹，性寒，入心、肝經；是涼血止血、定驚安神、清熱解毒良藥。望診，兩眼之間與耳前色澤最差宜清營湯；下巴與額頭下緣色澤最差，宜犀角地黃湯。

　　《溫病條辨》寸口脈的寸口，左心右肺，寸脈浮是左右寸脈皆浮，是心肺的運作有礙，辛涼芳香法的清絡飲是夏季退暑熱良方，其次是酸寒甘苦法的清宮湯，再來是鹹寒苦甘法的清營湯。在高溫環境中工作者，服用此三方，可減少職業傷害。

　　比較清燥湯、清宮湯和清營湯，三者都有「元、麥」；清絡飲清肺絡中餘邪，清營湯清營分之熱，清宮湯清包中熱邪；清燥湯以養胃氣為主，宣清導濁湯以清導濁氣。

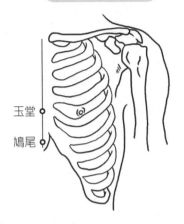

玉堂穴與鳩尾穴

玉堂

鳩尾

犀角地黃湯與清營湯之比較

藥方	適應症與應用	主要壓診治療穴
犀角地黃湯	1. 抗菌，消炎，退熱，中和毒素，促進凝血 2. 適宜白血病、急性肝炎、中毒性肝炎、流行性腦脊髓膜炎、肝昏迷、胃潰瘍、十二指腸潰瘍、尿毒症、敗血症、燒傷……等 3. 昏狂譫語、斑色紫黑、舌絳起刺	1. 右宮門、左液門較痛 2. 鳩尾穴區壓按較痛
清營湯	1. 身熱夜甚、口渴或不渴、譫語、心煩不眠 2. 敗血症、流行性腦炎、流行性腦脊髓膜炎 3. 熱性病證屬熱入營分者	1. 左宮門、右液門較痛 2. 玉堂穴（別名玉英穴）區壓按較痛

✚ 知識補充站

　　《溫病條辨》「清」共有六方：
1. 上焦篇四方：
　　(1) 酸寒甘苦法的清宮湯是清寒法，清胸腔熱邪，以肺臟為主。
　　(2) 辛涼芳香法的清絡飲是清涼法，清脈絡熱邪。
　　(3) 鹹寒苦甘法的清營湯是清寒法，清營衛熱邪，以心臟為主。
　　(4) 辛涼甘潤法的清燥救肺湯是清涼法，清胸腹腔熱邪，以肺臟與心臟為主。
2. 中焦篇一方：
　　(5) 甘涼法的清燥湯是清涼法，清胸腹腔熱邪，以肺臟與胃腸為主。
3. 下焦篇一方：
　　(6) 苦辛淡法的宣清導濁湯是清淡法，清腹腔熱邪，以通快大便為度。

10-3-4 解毒氣劑：黃連解毒湯、普濟消毒飲

1. 黃連解毒湯

(1) 組成：黃連三兩，黃芩、黃柏各二兩，梔子十四枚擘。

(2) 煮服法：水煎服。

(3) 功用：清熱、瀉火解毒。
　①抗菌、抗炎、抗病毒、解熱、鎮痛、鎮靜、助眠、抗驚厥。
　②抗脂質過氧化、耐缺氧、抗自由基、增強記憶力、利膽、降壓、止血、增加腦血流量。
　③保護胃黏膜、保肝、促進抗體形成、增進巨噬細胞吞噬功能。

(4) 主治：
　①一切實熱火毒充斥三焦，證見大熱煩躁、咽乾口燥、錯語不眠，或熱病吐血、衄血，或熱甚發斑、身熱下痢、濕熱黃疸，小便黃赤、舌紅苔黃、脈數有力。
　②敗血症、膿毒血症、腎盂腎炎、膽囊炎、慢性咽喉炎、肺炎、痢疾。
　③B 型肝炎、髓膜炎、流行性腦炎、乳腺炎、感染性炎症。
　④癰疽疔毒、膿皰瘡、癤瘡、過敏性紫癜。

(5) 注意事項：
　①此方爲大苦大寒之劑，易化燥傷陰，中病即止，不宜多服、久服。
　②脾胃虛弱忌用；舌質光絳者忌用；非體壯證實者不宜。
　③懷孕、授乳婦女依醫師指示使用。

2. 普濟消毒飲

(1) 組成：黃芩、黃連各五錢，連翹、板藍根、馬勃、薄荷、牛蒡子各一錢，玄參、陳皮、甘草、桔梗、柴胡各二錢，僵蠶、升麻各七分。

(2) 煮服法：上藥爲末，湯調，時時服已；或蜜拌爲丸，噙化；或水煎服。

(3) 功用：清熱解毒，疏風散邪。有抗炎、抗病毒、解熱等作用。

(4) 主治：
　①大頭瘟，風熱疫毒之邪壅於上焦，發於頭面，惡寒發熱、牙痛、水腫，腮腺炎、扁桃腺炎。
　②天行赤眼，頭面紅腫焮痛，目不能開，咽喉不利，舌燥口渴，舌紅苔黃，脈數有力。
　③流行性出血熱，帶狀皰疹，丹毒。

(5) 注意事項：
　①本方藥物多苦寒辛散，氣虛、陰虛者愼用。外感風寒忌用。
　②忌辛辣、刺激、油膩飲食。

小博士 解說

　　普濟消毒飲主治呼吸道症狀，兼顧消化機能。其妙在以涼膈散（大黃、朴硝、甘草、梔子、薄荷、黃芩、連翹、竹葉、蜂蜜少許，水煎服）爲主，加化清氣之馬勃、殭蠶、銀花，得輕可去實之妙；再加元參、牛蒡、板藍根，敗毒而利肺氣，補腎水以上濟邪火。去柴胡、升麻，以升騰飛越太過之病，不當再用升也。凡藥不能直至本經者，方用引經藥作引，此方皆係輕藥，不須用升、柴直升經氣，去黃芩、黃連者，病初起未至中焦，不可先用裡藥犯中焦。

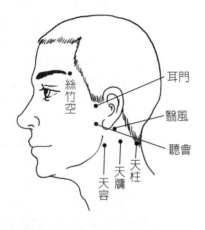

觸診頭部淋巴結的重點穴道

耳門
絲竹空
翳風
聽會
天柱
天牖
天容

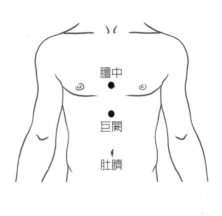

膻中穴、巨闕穴

膻中
巨闕
肚臍

連解毒湯與普濟消毒飲之比較

藥方	適應症與應用	主要壓診治療穴
黃連解毒湯	1. 三焦火熱證。血分熱毒，吐血、衄血、熱甚發斑、火毒熱毒壅盛、炎症伴有高熱等 2. 泌尿系統感染、胃腸炎、闌尾炎、燒燙傷、酒糟皮鼻 3. 舒緩神經衰弱，改善腦缺血、記憶障礙 4. 熱毒之癰、瘡、疔、癤、膿皰疹、蕁麻疹、皮膚搔癢、諸出血皮膚炎、濕疹	1. 右液門痛 2. 巨闕穴區壓按較痛
普濟消毒飲	1. 凡屬上焦風熱疫毒者，均可斟酌使用 2. 丹毒、急性扁桃腺炎、腮腺炎、上呼吸道感染、腸病毒 3. 急性中耳炎、鼻炎、帶狀疱疹	1. 左液門痛 2. 膻中穴區壓按較痛

✚ 知識補充站

　　天牖穴對應耳後淋巴結，翳風穴對應乳突淋巴結，耳門穴對應耳前淋巴結；膽經脈聽會穴對應腮腺淋巴結，絲竹空對應顴淋巴結；小腸經脈天容穴對應頜下淋巴結；膀胱經脈天柱穴對應枕淋巴結。實熱火毒侵犯上焦、上焦風熱疫毒，觸診頭部重點穴道，其相關的淋巴結都會有所反應，可以檢測相關病證以及淋巴結的安危。同時在遠端腳上的太衝穴、太溪穴是診治的重要配伍穴道。

10-4 治濕劑

「治濕劑」融合「利水滲濕劑」、「祛濕清熱劑」、「行水化濕劑」、「祛風勝濕劑」，參而合之運用於臨床，以觸類旁通。

濕家之爲病，一身盡疼，發熱，身色如似薰黃。風病多在上，溫病多在下。濕之爲病，或因外受濕氣一身盡痛，或因內生濕病發熱身黃。若內外同病，一身盡痛發熱，身色如薰黃也。

1. 濕家薰黃濕盛發黃，屬脾之瘀濕，其色黯如煙燻。
2. 傷寒熱盛之發黃，屬陽明之鬱熱，其色明如橘子皮。

《內經‧五色》望診，重點在「常候闕中」、「五色獨決於明堂」及「薄澤爲風，沖濁爲痺，在地爲厥」、「風者，百病之始」。「常候闕中」，闕中反映肺，看「薄澤」（血脈不順暢），淡淡的異色光澤，是外感風邪或濕邪，或肺痿或肺癰；「闕中」觀察呼吸與循環系統；「明堂」表現消化與排泄系統。原則上以「祛濕清熱劑」、「行水化濕劑」爲主。

「厥逆者，寒濕之起」（濕爲萬病之源），「在地爲厥」，下巴或下頷骨下區域「沖濁」（血脈相當不順暢或很不順暢），多是虛勞腰痛，少腹拘急。觀察脊椎三十一對脊神經系統，脊椎的頸膨大與腰膨大兩個神經系統，分別牽動六手經脈與六足經脈。處方上以「利水滲濕劑」、「祛風勝濕劑」爲主。

治濕劑

分類	藥方	主治功效	診治穴示例
10-4-1 利水氣劑	苓桂术甘湯	溫陽健脾，利水滲濕	左液門
	真武湯	溫腎陽，利水氣	右液門、左空門
10-4-2 行水氣劑	五苓散	利水滲濕，溫陽化氣	左液門
	豬苓湯	利水滲濕，清熱養陰	右液門
	五皮散	利水消腫，理氣健脾	右空門
10-4-3 通水氣劑	八正散	清熱瀉火，利水通淋	申脈
	三仁湯	清熱利濕，宣暢濕濁	三陰交
	萆薢分清飲	溫腎利濕，分清化濁	照海
10-4-4 祛風濕劑	當歸拈痛湯	祛風除濕、清熱止痛	太溪
	獨活寄生湯	益肝腎、補氣血、祛風濕、止痺痛	太衝
	柴胡桂枝湯	表裡兩解、寒熱兼除	俠溪
10-4-5 除濕熱劑	茵陳蒿湯	清熱利濕、消退黃疸	右宮門
	甘露消毒丹	清熱解毒、化濁利濕	左宮門
10-4-6 開胸氣劑	小陷胸湯	清熱滌痰、開結寬胸	膻中
	栝蔞薤白半夏湯	行氣通陽、祛痰散結	鳩尾
10-4-7 解胸痺劑	枳實薤白桂枝湯	行氣開鬱、溫化寒痰	膻中
	桂枝生薑枳實湯	通陽散寒、開結下氣	中脘
10-4-8 順胃膽劑	溫膽湯	行氣化痰、調和膽胃	左空門
	越鞠丸	行氣解鬱、治六鬱之證	右宮門
10-4-9 化痰氣劑	二陳湯	燥濕和痰、順氣和中	右宮門
	清金化痰丸	清熱化痰	左空門
10-4-10 順痰氣劑	平胃散	燥濕健脾、行氣和胃	右宮門、右天樞
	藿香正氣散	解表化濕、理氣和中	右宮門、中脘
	保和丸	消食導滯、健脾和胃	右宮門、左天樞

10-4-1 利水氣劑：苓桂朮甘湯、真武湯

1. 苓桂朮甘湯

(1) 組成：茯苓四兩，桂枝、白朮各三兩，甘草二兩。

(2) 煮服法：水煎溫服。

(3) 功用：健脾滲濕，溫化寒飲。具抗心肌缺血、抗心率失常、利尿、祛痰止咳、鎮靜鎮痛、強心、抗炎、抗過敏，以及改善消化功能等作用。

(4) 主治：

①痰飲，胸脇脹滿、眩暈心悸、短氣而咳、舌苔白滑、脈弦滑或沉緊。

②梅尼爾氏綜合症、眩暈、耳鳴、耳疾、鼻炎。

③慢性支氣管炎、哮喘、肺氣腫、心臟病、高血壓、慢性心功能不全、心律失常、心力衰竭、心悸亢進。

④潰瘍病、胃腸神經官能症、慢性腎小球腎炎、風濕性關節炎。

(5) 注意事項：本方性偏溫，痰飲而陰虛火旺者忌用。忌生冷、油膩食物。

2. 真武湯

(1) 組成：茯苓、白芍、生薑各三兩，白朮二兩，附子炮去皮，一枚破八片。

(2) 煮服法：水煎服。

(3) 功用：溫腎陽，利水氣。

①溫陽利水，利尿、強心、擴張血管，抗炎、解痙、抑菌，促進細胞免疫、抗實驗性胃潰瘍。

②降低血液黏稠性，減低血流阻力，減輕心臟負擔，增加腎臟血流量，增加尿量達消腫化瘀作用。

(4) 主治：

①脾腎陽衰微，水氣內停、小便不利、四肢沉重疼痛、腹痛下利，或肢浮腫、苔白不渴、脈沉。

②傷寒太陽病發汗太過，陽虛水泛，汗出不解，其人仍發熱、心下悸、頭眩、身瞤動、振振欲擗地。

③充血性心力衰竭、心律失常，慢性腎炎、尿毒症、腎積水、腎結石，血栓閉塞性脈管炎、風濕病、全身肌震顫、甲狀腺功能低下。

④胃潰瘍、萎縮性胃炎、腹痛泄瀉、慢性痢疾、腸結核。

⑤慢性支氣管炎、感冒、發熱，腸結核、心源性水腫，梅尼爾氏綜合症。

(5) 注意事項：

①生薑用量不宜太輕，會降低其散水作用。附子有毒性，不可過量。

②外感忌用。水腫屬實證而兼氣滯者，不宜。忌生冷、油膩食物。

小博士解說

　　苓桂朮甘湯與腎氣丸都治「短氣有微飲，當微小便去之」，兩方相同的藥味有茯苓、桂枝（或肉桂）；苓桂朮甘湯偏重於調理腸胃，腎氣丸則重在腎臟及腎上腺方面的調節。苓桂朮甘湯與真武湯，兩方都有茯苓、白朮。臨床上，茯苓健脾寧心，其滲濕作用吸收體液的殘留物、人體組織的滲出物；桂枝溫陽化氣、開胃健脾、擴張血管，化除體內多餘水分；白朮補益脾氣、祛除濕邪，與茯苓配伍吸收組織滲出的水分。針對普遍運動不足、長期生活在空調環境中的現代人而言，這三味藥是無上至寶。

苓桂朮甘湯、真武湯與腎氣丸之比較

藥方	適應症與應用	主要壓診治療穴
苓桂朮甘湯	1. 短氣而咳、痰飲、胸脇脹滿、眩暈心悸，舌苔白滑、脈弦滑或沉緊 2. 支氣管哮喘、慢性支氣管炎、肺氣腫、慢性腎炎 3. 心臟瓣膜症、高血壓、鼻炎、耳疾	1. 左、右液門皆痛，右宮門痛 2. 左、右京門穴區壓按皆痛
真武湯	1. 改善全身血液循環、心臟瓣膜症、高血壓、低血壓、心力衰竭、肝硬化腹水 2. 促進消化、利膽、利尿、保護胃黏膜，改善胃下垂、胃及十二指腸潰瘍 3. 不孕症、卵巢囊腫、經閉	1. 右液門、左空門很痛 2. 左、右章門穴區與京門穴區壓按皆痛
腎氣丸	1. 腎氣不足、腰腳痠軟、水腫腳氣、畏寒、少腹拘急、消渴、久泄、閉癃或頻尿 2. 提高免疫力與內分泌功能，調整水液代謝 3. 慢性腎炎、甲狀腺功能低下、糖尿病、高血壓、神經衰弱、慢性支氣管哮喘、前列腺肥大、性功能失調、精少症、房勞	1. 右液門、左宮門很痛 2. 左、右章門穴區與京門穴區壓按皆痛

✚ 知識補充站

《傷寒論》比較苓桂甘棗湯、真武湯相關病證之條文：

74. 汗後臍下悸，欲作奔豚，茯苓桂枝甘草大棗湯。

76. 心下逆滿，氣上衝胸，起則頭眩，脈沉緊，發汗則動經，身為振振搖者，茯苓桂枝白朮甘草湯。

106. 汗出不解，其人仍發熱，心下悸，頭眩身瞤動，振振欲擗地者，真武湯。

274. 腹痛，小便不利，四肢沉重疼痛，其人或咳，或小便不利，或下利，或嘔者，真武湯。

《金匱要略》比較苓桂朮甘湯、腎氣丸相關病證之條文：

183. 心下有痰飲，胸脇支滿，目眩，苓桂朮甘湯。

184. 短氣有微飲，當從小便去之，苓桂朮甘湯主之，腎氣丸亦主之。

10-4-2 行水氣劑：五苓散、豬苓湯、五皮散

1. 五苓散

(1) 組成：豬苓去皮、白朮、茯苓各三兩，澤瀉五兩、桂枝二兩去皮。

(2) 煮服法：搗為散，以白飲和服方寸匕，日三服，多飲暖水，汗出愈，如法將。

(3) 功用：利水滲濕，溫陽化氣。利尿、維護腎功能、防治泌尿系結石。降血壓，護肝，預防脂肪、蛋白質、水分及電解質代謝異常。

(4) 主治：

①外有表證，內有停濕，頭痛發熱、煩渴欲飲，或水入即吐、小便不利、舌苔白、脈浮。

②水濕內停、水腫泄瀉、小便不利、霍亂吐瀉等。痰飲、臍下動悸、吐涎沫而頭眩，短氣而咳。

③紓解傳染性肝炎、腎炎、肝硬化引起水腫、胸水、腦積水。

④泌尿系統結石、尿瀦留、尿毒、陰囊水腫，腹瀉、胃腸炎及嘔吐。

⑤梅尼爾氏綜合症、青光眼、結膜炎、夜盲症、視神經乳頭炎。

(5) 注意事項：

①本方偏於滲利，脾氣虧損、腎氣虛弱者，服用過多恐出現頭暈目眩、口淡、食慾減退。

②不宜長期服用；腎虧脾損而小便已利，則不宜使用。

③濕熱忌用，溫病高熱傷津慎用。陰虛津少之小便不利，不宜。

2. 豬苓湯

(1) 組成：豬苓、茯苓、澤瀉、阿膠、滑石各一兩。

(2) 煮服法：上五味，以水四升，先煮四味，取二升，去渣，內阿膠熔消，溫服七合，日三服。

(3) 功用：利水清熱養陰。利尿，抑菌，調整體內水代謝，防草酸鈣沉澱，止血生血，改善代謝性酸中毒。

(4) 主治：

①水熱互結、小便不利、發熱、口渴欲飲或心煩不寐，或兼有咳嗽、嘔惡、下利，舌紅苔白或微黃，脈細數者。

②尿路結石、膀胱炎、尿道炎，腎炎、腎積水、肝硬化腹水。流行性出血熱、休克。特發性浮腫、繼發性口眼乾燥症。

(5) 注意事項：陽明病，汗出多而渴者不可與豬苓湯；汗多胃中燥，豬苓湯復利其小便。外感風寒慎用。

3. 五皮散

(1) 組成：生薑皮、桑白皮、橘皮、大腹皮、茯苓皮各等分。

(2) 煮服法：上為粗末，每服三錢，水一盞半，煎至八分，去渣不計時溫服。或水煎服。

(3) 功用：利水消腫，理氣健脾。

(4) 主治：

①皮水。一身悉腫，肢體沉重，心腹脹滿，上氣喘急，小便不利。

②經行浮腫、妊娠水腫，急慢性腎炎、腎病綜合症，肝硬化腹水、功能性水腫，更年期綜合症，外傷性瘀血腫脹。

(5) 注意事項：濕熱忌用；服藥期間，忌生冷、油膩食物。

五苓散、豬苓湯與五皮散之比較

藥方	適應症與應用	主要壓診治療穴
五苓散	1. 利尿，調節水液代謝，改善腎功能、護肝、增強免疫功能、調整血液循環 2. 感冒性吐瀉、胃腸炎、消化不良、暈車暈船 3. 習慣性頭痛、偏頭痛、三叉神經痛、皮膚水疱、水痘	1. 左宮門痛，右液門很痛 2. 左、右太溪穴區稍壓按皆很痛
豬苓湯	1. 水熱互結、小便不利 2. 發熱、口渴欲飲或心煩不寐，或兼有咳嗽、嘔惡、下利	1. 右宮門痛，左液門很痛 2. 左、右中封穴區壓按皆很痛
五皮散	1. 一身悉腫，肢體沉重，妊娠水腫 2. 心腹脹滿，上氣喘急，小便不利	1. 左、右液門皆痛 2. 左、右三陰交穴壓按也痛

太溪穴、中封穴、三陰交穴

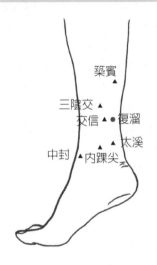

築賓 ▲
三陰交 ▲
交信 ▲ ● 復溜
▲ 太溪
中封 ▲ 內踝尖

✛ 知識補充站

《傷寒論》條文有關五苓散、豬苓湯之辨證：

67. 汗已，脈浮數，煩渴者，五苓散。

68. 汗出而渴者，五苓散；不渴者，茯苓甘草湯。

413. 霍亂，頭痛發熱，身疼痛，熱多欲飲水，五苓散；寒多不用水，理中丸。

165. 陽明病（胃家實）脈浮發熱，渴欲飲水，小便不利者，豬苓湯。

288. 少陰病（脈微細）下利，欬而嘔渴，心煩不得眠者，豬苓湯。

10-4-3 通水氣劑：八正散、三仁湯、萆薢分清飲

1. 八正散

(1) 組成：車前子、瞿麥、扁蓄、滑石、梔子、甘草梢、木通、大黃麵裏煨，去麵切焙各一斤、燈心蕊。

(2) 煮服法：為散，每服二錢，水一盞，入燈心蕊，煎至七分，去渣，溫服，食後，臨臥。小兒量力少少與之；或研為粉末，每服三克；或作湯劑，水煎服。

(3) 功用：清熱瀉火，利水通淋。具利尿、抗菌、抗尿道結石、降低血液黏度及血漿前列腺素 E2 等作用。

(4) 主治：

　①濕熱下注。熱淋、血淋，小便混赤、溺時澀痛、淋漓不暢，甚或癃閉不通、小腹急滿、口燥咽乾、舌苔黃膩、脈滑數。

　②泌尿系統感染及結石、急慢性淋病，慢性前列腺炎，急性腎炎、痛風，產後及手術後尿瀦留。

(5) 注意事項：體虛、淋證屬虛、孕婦及年老體弱者忌用。

2. 三仁湯

(1) 組成：苡仁六錢，杏仁、半夏各五錢，肉豆蔻、滑石、竹葉、厚朴各二錢。（《溫病條辨》多白通草二錢）

(2) 煮服法：水煎服。

(3) 功用：宣暢氣機，清利濕熱。具利尿、抗菌、止咳、平喘、止吐、解熱、止痛等作用。

(4) 主治：

　①濕溫初起及暑溫夾濕，邪在氣分，頭痛、惡寒、身重疼痛、面色淡黃、胸悶不飢、午後身熱、小便短少，舌白不渴，脈弦細而濡。

　②急慢性腎盂腎炎、急性腎小球腎炎、小兒急慢性濕疹、小兒過敏性紫癜，產後發熱、不明原因發熱、妊娠嘔吐、產後缺乳。

　③百日咳、咳嗽、慢性支氣管炎，挾濕感冒、盜汗、慢性唇炎。

　④急性黃疸性肝炎、急性胃腸炎、慢性胃炎、血尿、關節炎。

(5) 注意事項：

　①脾腎陽虛、寒濕內停引起的痰飲、水腫泄瀉、膨脹水濕壅盛者慎用。

　②二便秘澀者慎用，慎用。

3. 萆薢分清飲

(1) 組成：益智仁、萆薢、石菖蒲、烏藥各等分。

(2) 煮服法：每服五錢，水煎，入鹽一捻，食前服。

(3) 功用：溫腎利濕，化濁分清。具解熱與止痛、抗菌、止血等作用。

(4) 主治：

　①膏淋，白濁，證見小便頻數、混濁不清、白如米泔、微如膏糊，尿道刺痛，舌淡苔白，脈沉。

　②腎炎、乳糜尿、腎結核合併血尿、慢性前列腺炎。

(5) 注意事項：濕熱白濁則不宜。服藥期間忌食生冷、油膩食物。

八正散、三仁湯與萆薢分清飲之比較

藥方	適應症與應用	主要壓診治療穴
八正散	1. 為治濕熱淋證的重要方劑，抗菌消炎、利尿作用顯著 2. 膀胱結熱、小便混赤、溺時澀痛、淋漓不暢、癃閉不通 3. 急性尿道炎、膀胱炎、腎盂炎、泌尿系統感染或結石、淋疾感染	1. 左液門較痛 2. 左、右申脈穴區壓按皆疼痛
三仁湯	1. 宣暢氣機、清熱祛濕，祛除三焦濕邪、調理脾胃功能 2. 頭痛、惡寒、身重疼痛、面色淡黃，胸悶不飢，午後身熱，舌白不渴，脈弦細而濡	1. 右液門較痛 2. 左、右飛揚穴區壓按多痛
萆薢分清飲	1. 小便頻數，混濁不清，白如米泔，微如膏糊，尿道刺痛 2. 慢性前列腺炎、泌尿系統感染、陽痿、乳糜尿、慢性陰道炎、盆腔炎等	1. 左液門很痛 2. 左、右太溪穴區稍壓按皆很痛

申脈穴、飛揚穴、太溪穴

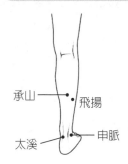

+ **知識補充站**

　　《內經‧宣明五氣》：「膀胱不利為癃，不約為遺溺，……」；《內經‧標本病傳論》：「膀胱病小便閉，……」；《內經‧本輸》：「三焦者，……入絡膀胱，約下焦，實則閉癃，虛則遺溺，遺溺則補之，閉癃則瀉之。」

　　濕熱蘊結、肺熱氣壅、年老體弱或久病體虛致腎元虧虛；或下焦熾熱耗損津液，或肝鬱氣滯七情所傷，或尿路腫塊結石，都可能使水道阻塞通調不利，導致尿不出來。

　　男性有很高比例深受前列腺（即攝護腺）發炎、肥大之苦，八正散、萆薢分清飲、五苓散……等，都可依證加減運用，有一定療效。《婦人良方》縮泉丸（益智仁、烏藥、山藥等分）溫腎祛寒、縮尿止遺。治下元虛冷，頻尿夜尿、習慣性遺尿、遺精虛漏，產後尿頻、肢冷、脈沉；亦有強心效果。

10-4-4 祛風濕劑：當歸拈痛湯、獨活寄生湯、柴胡桂枝湯

1. 當歸拈痛湯

(1) 組成：白朮一錢五分，人參、苦參、升麻、葛根、蒼朮各二錢，防風、知母、澤瀉、黃芩、豬苓、當歸身各三錢，炙甘草、茵陳、羌活各五錢。

(2) 煮服法：水煎服。

(3) 功用：利濕清熱，疏風止痛。抗炎抗敏抗菌、解熱止痛、調節免疫力。

(4) 主治：
①濕熱相搏，外受風邪，遍身肢節煩痛，或肩背沉重、腳氣腫痛，腳膝生瘡，舌苔白膩微黃，脈弦數。
②過敏性紫癜、白斑綜合症，皮膚結節性紅斑、濕疹。
③為治療痛風、風濕性關節炎、類風濕性關節炎常用方。

(5) 注意事項：
①非濕熱引起之痺痛慎用；外感風寒忌用。服藥時忌辛辣、油膩食物。
②禁食嘌呤類食物與酒，多飲水。

2. 獨活寄生湯

(1) 組成：獨活三兩，桑寄生、杜仲、牛膝、細辛、蓁艽、茯苓、肉桂心、防風、川芎、人參、甘草、當歸、芍藥、乾地黃各二兩。

(2) 煮服法：水煎溫服。

(3) 功用：祛風濕，止痺痛，益肝腎，補氣血。具消炎解熱、鎮靜止痛、抗病菌、擴張血管，改善血液循環、促進腎上腺皮質功能、提高非特異性免疫功能、調節免疫力等作用。

(4) 主治：
①痺證日久肝腎兩虧、氣血不足，腰膝冷痛、肢節屈伸不利、痠軟麻木、畏寒喜溫，舌淡苔白，脈細弱。
②坐骨神經痛、椎間板異位、腰肌勞損、神經痛。
③風濕性關節炎、類風濕性關節炎、慢性關節炎、肩周炎。

(5) 注意事項：
①痺證屬實證者忌用。
②忌生冷、油膩；服藥後宜避風寒。
③濕熱性關節痠痛、痛風、高血壓患者及懷孕婦女依醫生囑咐服用。

3. 柴胡桂枝湯

(1) 組成：柴胡四兩，桂枝、人參、黃芩、芍藥各一兩半，甘草炙一兩、半夏洗二合半、大棗擘六枚、生薑切一兩半。

(2) 煮服法：

(3) 功用：表裡兩解、寒熱兼除。表裡同治，治有發熱微惡寒，肢節煩疼之太陽未解之證，且有微嘔心下支結之少陽證已現者。

(4) 主治：
①本方為小柴胡湯與桂枝湯之合方。治外感風寒、發熱自汗、微惡寒，或寒熱往來、頭痛項強、胸脇痛滿，脈弦或浮大。
②感冒、流感、癲癇、發燒、神經痛、急性腎炎或泌尿道感染。
③急慢性胃炎、慢性肝炎、膽結石、胰腺炎、胃及十二指腸潰瘍。
④更年期自汗、情緒抑鬱、頭痛頭暈、心煩失眠、潮紅發熱、冷熱交替、飲食不香、胸滿脇脹。

(5) 注意事項：外感病邪在表或已入裡，一般不宜用本方。

當歸拈痛湯、獨活寄生湯與柴胡桂枝湯之比較

藥方	適應症與應用	主要壓診治療穴
當歸拈痛湯	1. 為治風濕熱痺及濕熱腳氣屬濕邪偏重常用方 2. 遍身肢節煩痛、肩背沉重、腰肌勞損、慢性關節炎、坐骨神經痛 3. 下肢皮膚病、疥癬、各種瘡瘍腫痛、腳氣腫痛	1. 左液門較痛 2. 左、右絕骨穴區壓按多痛
獨活寄生湯	1. 痺證日久，肝腎兩虧，氣血不足、畏寒喜溫 2. 腰膝冷痛、肢節屈伸不利、痿軟氣弱、麻木不仁 3. 養護腰椎、滋補腎氣、舒緩關節炎	1. 右液門較痛 2. 左、右太衝穴區稍按即痛
柴胡桂枝湯	1. 發燒、肢節煩疼、頑固性頭痛、習慣性便秘 2. 抗憂鬱，舒緩精神官能症、睡眠障礙、婦女經前期緊張、更年期症候群	1. 右空門較痛 2. 左、右飛揚穴區稍按即痛

命門、懸樞、腰陽關三穴圖

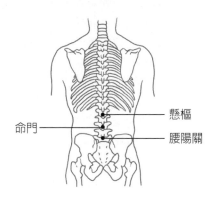

飛揚穴、絕骨穴

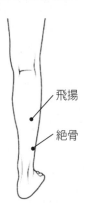

✚ 知識補充站

　　婦女孕期滋補或產後氣血虧虛、經脈失養傷腎氣，致腰膝痠痛，依證給予獨活寄生湯，強筋骨、補腎元，舒緩腰痠背痛、頭痛難眠。

　　柴胡桂枝湯在背脊之反映穴為懸樞（L1 到 L2）、獨活寄生湯是命門（L2 到 L3）、當歸拈痛湯是陽關（L4 到 L5）。平腸稜骨是腰部陽關穴，其旁開寸半是大腸俞穴，顯露健康起伏；命門之火是腦下垂體、脊髓液及副腎上腺的集體運作。

10-4-5 除濕熱劑：茵陳蒿湯、甘露消毒丹

1.茵陳蒿湯

(1) 組成：茵陳蒿六兩、梔子三兩、生大黃二兩。

(2) 煮服法：水煎服。

(3) 功用：清熱利濕退黃。具利膽退黃、排石、保肝、降血脂等作用。

(4) 主治：

　①清利濕熱、退黃、導濕熱下行、瀉熱逐瘀、通利腸道。濕熱黃疸。治一身面目俱黃、黃色鮮明、腹微滿、口中渴、小便不利或黃赤短澀、大便不暢或秘結，舌苔黃膩、脈沉數。

　②增加膽汁分泌、促進膽汁排泄、降低血清膽固醇，護肝、消炎、鎮靜、利尿、解熱。

　③急性黃疸型肝炎、重症肝炎、黃疸、新生兒溶血性黃疸、膽囊炎、膽管炎、膽石症。

(5) 注意事項：濕重於熱，忌用。偏於寒濕之陰黃，不宜。孕婦慎用。

2.甘露消毒丹

(1) 組成：滑石十五兩、茵陳十一兩、黃芩十兩、石菖蒲六兩，貝母、木通各五兩，藿香、射干、連翹、薄荷、白豆蔻各四兩。

(2) 煮服法：研為粉末每服三克，開水調服或以神麴糊丸，每服三克重，以開水配服。

(3) 功用：利濕化濁、清熱解毒。具保肝、利膽、促進消化、抗病原微生物、解熱、利尿等作用。

(4) 主治：

　①濕溫時疫，邪在氣分。發熱困倦、胸悶腹脹、無汗而煩或有汗而熱不退、肢痠咽腫、身目發黃、頤腫口渴、小便短赤、便秘、吐瀉、淋濁，舌苔淡白或厚膩或乾黃、脈濡者。

　②急性黃疸型肝炎、慢性肝炎、病毒性肝炎、膽囊炎，流行性腮腺炎、扁桃腺炎、咽喉炎、鼻竇炎、百日咳、上呼吸道感染、咳嗽、感冒、發熱。

　③急性卡他性結膜炎，胃炎、消化不良、急性胃腸炎，尿道感染、腸傷寒、慢性腎炎蛋白尿，心悸、咳嗽、梅核氣、神經衰弱。

(5) 注意事項：

　①濕熱入營、譫語舌絳者，不宜。濕熱陰虛津虧，忌用。

　②忌生冷、辛辣、油膩等飲食。

小博士 解說

急性肝炎患病初期，出現噁心、胸悶、食慾不振、便秘、尿量減少、發燒等症狀，之後才會出現黃疸；當出現這些症狀時，茵陳蒿湯是最佳考量。《金匱要略》條文 267：「穀疸之為病，寒熱不食，食即頭眩，心胸不安，久久發黃為穀疸，茵陳蒿湯主之。」

《傷寒論》之黃疸以急證為主，裏證宜茵陳蒿湯，表證宜麻黃連翹赤小豆湯，介於其間則宜梔子柏皮湯。《金匱要略》之黃疸症狀不如《傷寒論》急切，《金匱要略‧黃疸病脈證並治》分女勞疸、酒疸、穀疸等證；女勞疸，腹如水狀，不治。臨床上，腹水多見於肝硬化、肝癌等病症。

茵陳蒿湯與甘露消毒丹之比較

藥方	適應症與應用	主要壓診治療穴
茵陳蒿湯	1. 利膽，調治 B 型肝炎濕熱證、鉤端螺旋體病出現黃疸屬於濕熱內蘊者、抗病原微生物 2. 皮膚病、食物中毒、口內炎	1. 左液門痛 2. 左、右行間穴區壓按皆痛
甘露消毒丹	1. 有效調整胃腸道運動及內分泌功能，利膽護肝、利尿、解熱，止蕁麻疹、皮膚搔癢 2. 舒緩尿毒症、糖尿病、口腔炎、鵝口瘡、尿道感染等 3. 水土不服之吐瀉，或夏熱暑濕之季凡見濕溫、暑溫、時疫之屬於濕熱並重、邪留氣分者皆宜	1. 右液門痛 2. 左、右申脈穴區壓按皆痛

申脈穴

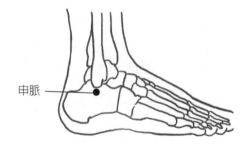

申脈

行間穴

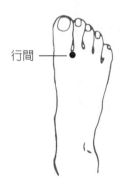

行間

✚ 知識補充站

　　甘露消毒丹重用滑石以利濕化濁，重用茵陳、黃芩以清熱解毒；再加石菖蒲、貝母、木通、藿香、射干、連翹、薄荷、白豆蔻等（滑石、茵陳、黃芩共三十六兩，石菖蒲、貝母、木通、藿香、射干、連翹、薄荷、白豆蔻共三十六兩），諸藥配伍，既清利滲泄，又芳香化濁，得以化解體內濕熱毒邪，達促進消化、利尿，保肝、利膽之效。甘露消毒丹同時是治急性黃疸型肝炎、慢性肝炎、膽囊炎、尿毒症、糖尿病之方，可改善睡眠、消除疲勞，防範肝腎過勞。

10-4-6 開胸氣劑：小陷胸湯、栝蔞薤白半夏湯

1. 小陷胸湯

(1) 組成：黃連一兩、薑半夏半升、全栝蔞大者一枚。

(2) 煮服法：水六升，先煮栝蔞取三升，去渣，內諸藥，煮取二升，去渣，分溫三服。

(3) 功用：清熱滌痰，寬胸散結。具消炎、解熱、抗菌、抗潰瘍，以及擴張冠狀動脈、抗急性心肌缺血等作用。

(4) 主治：
① 治痰熱結胸之證。痰熱互結，胸中痞滿脹痛，或咳痰稠、口苦、舌苔黃膩。
② 滲出性胸膜炎、支氣管炎、肺炎、胃及十二指腸潰瘍、急慢性胃炎、逆流性食道炎、膽囊炎、胰腺炎、結核性腹膜炎，肋間神經痛。

(5) 注意事項：外感風寒者慎用，虛寒者不宜。寒證慎用。

2. 栝蔞薤白半夏湯

(1) 組成：栝蔞實一枚（搗）、薤白三兩、半夏半升、白酒一斗。本方即栝蔞薤白白酒湯加半夏而成。

(2) 煮服法：四味同煮，取四升，溫服一升，日三服。

(3) 功用：行氣解鬱、通陽散結、祛痰寬胸。有化痰、通氣、活血、燥濕、消痞等作用。

(4) 主治：
① 胸痹，證見痰濁較甚、胸中滿痛徹背、背痛徹胸、咳唾喘息不得安臥、苔白、脈沉弦。
② 冠心病心絞痛、心痛徹背、喘息咳嗽、頭痛。
③ 非化膿性肋軟骨炎、肋間神經痛、慢性支氣管炎、乳腺增生，慢性阻塞性肺病等屬胸陽不振、痰阻氣滯較輕證者。

(5) 注意事項：服藥期間忌食羊肉、麥芽糖（餳）。

小博士 解說

《金匱要略》條文 101.：「胸痹之病，喘息咳唾，胸背痛，短氣。」條文 80.：「咳即胸中隱隱痛，脈反滑數，此為肺癰。」都有胸痛，除了脈象不一樣，後者多咳唾膿血。條文 6.：「息搖肩者，心中堅；息引胸中上氣者，咳；息張口短氣者，肺痿唾沫。吸而微數，其病在中焦，實也，當下之即愈；虛者不治。在上焦者，其吸促，在下焦者，其吸遠，此皆難治。呼吸動搖振振者，不治。息引胸中上氣者，咳；息張口短氣，肺痿唾沫。」

胸部「悶痛」為主訴的病證，如急慢性支氣管炎、慢性阻塞性肺病、胸膜炎、自發性氣胸、急慢性咽炎等呼吸道疾病，或咳或喘、呼吸不暢、痰多者，有運用栝蔞薤白半夏湯的機會。

栝蔞薤白白酒湯，君以薤白，滑利通陽；臣以栝蔞實，潤下通阻；佐以白酒熟穀之氣，上行藥性，助其通經活絡而痹自開；結中焦而為心痛徹背者，當加半夏，成為栝蔞薤白半夏湯，和胃而通陰陽。胸痹不得臥，是肺氣上而不下也；心痛徹背，是心氣塞而不和也，其痹為尤甚矣。所以然者，有痰飲以為之援也。故於胸痹藥中加半夏以逐痰飲。

小陷胸湯與栝蔞薤白半夏湯之比較

藥方	適應症與應用	主要壓診治療穴
小陷胸湯	1. 胸中痞滿脹痛、痰熱塞胸、心下痞痛、咳痰黃稠 2. 肋膜炎、胃酸過多、膽石症、肺氣腫、心絞痛、胰腺炎	1. 左液門較痛 2. 鳩尾區壓按較痛
栝蔞薤白半夏湯	1. 適合胸痹痰濁壅盛，病情較重者，改善心氣不足、痰瘀互結、咳唾喘息 2. 胸痹胸痛徹背、心律失常、胸部軟組織損傷、肋間軟骨炎、肺氣腫 3. 輔助調理腦心血管、內分泌、神經、泌尿等系統	1. 右液門較痛 2. 膻中穴區壓按較痛

胸痹胸痛常用藥方及養護部位示例

藥方	病證	養護部位
栝蔞薤白白酒湯	喘息、咳唾、胸背痛、短氣	食道、氣管
栝蔞薤白半夏湯	心痛徹背、不得臥	食道、氣管、奇靜脈系統
枳實薤白桂枝湯	胸滿、脇下逆搶心	腹腔的脈管、胃
人參湯		腹腔的脈管、十二指腸
茯苓杏仁甘草湯	胸中氣塞、短氣	胸腔的脈管
橘枳薑湯		腹腔的脈管
薏苡附子散	胸痹、緩急	胸腔的脈管、胃、十二指腸
桂枝生薑枳實湯	諸逆心懸痛	腹腔的脈管、胃、十二指腸
烏頭赤石脂丸	心痛徹背、背痛徹心	胸腔的脈管、腹腔的脈管

✚ 知識補充站

　　栝蔞薤白半夏湯加丹參、三七、檀香等治冠心病；加紫菀、款冬花等治老年咳喘；加杏仁、石菖蒲、射干、紫菀等治慢性支氣管炎；加枳殼、大腹皮、葛根、丹參等治慢性膽囊炎；加浙貝母、芥子、乳香、沒藥治乳腺增生等，均有良好效果。

　　胸痹不得臥（氣管），心痛徹至背者，用栝樓薤白半夏湯；若胸中氣塞短氣（食道），是由於氣盛於水所致者，用茯苓杏仁甘草湯；若水盛於氣者（胃腸），用橘皮枳實生薑湯。

　　胸部「疼痛」為主訴的疾病，臨床上常見如冠心病、急性心肌梗塞、心包膜積液、病毒性心肌炎、食道憩室、逆流性食道炎、肋間神經痛、非化膿性肋軟骨炎、乳腺小葉增生、帶狀皰疹、胸部軟組織損傷等。

10-4-7 解胸痺劑：枳實薤白桂枝湯、桂枝生薑枳實湯

1. 枳實薤白桂枝湯

(1) 組成：枳實四枚、厚朴四兩、薤白半斤、桂枝一兩、栝蔞一枚（搗）。

(2) 煮服法：水五升，先煮枳實、厚朴，取二升，去渣，內諸藥，煮數沸，分溫三服。水煎服。

(3) 功用：通陽開結，降逆泄滿。具行氣寬胸、消痰化痰、溫通胸陽的作用。

(4) 主治：

①胸痺心中痞，留氣結在胸，胸滿，脇下逆搶心。

②胸滿而痛，甚或胸痛徹背、喘息咳唾、短氣，氣從脇下衝逆、上攻心胸，或者寒傷陽明太陰證，舌苔白膩、脈沉弦或緊。

③冠心病心絞痛、肋間神經痛，非化膿性肋軟骨炎等屬胸陽不振、痰氣互結之胸痺。

(5) 注意事項：枳實、厚朴久煮，揮發太過，得味不得氣，恐防過燥。

2. 桂枝生薑枳實湯

(1) 組成：桂枝、生薑各三兩、枳實五枚。

(2) 煮服法：水六升，煮取三升，分溫三服。

(3) 功用：溫陽化飲，下氣降逆。治寒邪或水飲停留於胃，向上衝逆、心下痞悶、並向上牽引疼痛。

(4) 主治：

①心中痞，諸逆心懸痛。心下痞悶而痛，嘔逆，苔白，脈弦。

②慢性胃炎、胃痛嘔吐、胃下垂、胃弛緩、水飲停留、胸痺心痛。

③心胃陽氣不足之冠心病、心絞痛、風濕性心臟病（簡稱風心病）。

(5) 注意事項：本方服用期間，忌生蔥。

小博士 解說

《金匱要略》中與冠心病相關的消化器官方面的養護，主要藥方有以下條文：

104. 胸痺，胸中氣塞，短氣，茯苓杏仁甘草湯主之；橘枳薑湯主之。

105. 心懸痛，桂枝生薑枳實湯主之。

106. 心痛徹背，背痛徹心，烏頭赤石脂丸主之。

107. 胸痺，緩急者，薏苡附子散主之。

119. 按之心下滿痛者，宜大柴胡湯。

122. 脇下偏痛，宜大黃附子湯。

162. 心下悸者，半夏麻黃丸主之。

166. 心氣不足，瀉心湯主之。

183. 心下有痰飲，苓桂朮甘湯主之。

193. 心下有支飲，澤瀉湯主之。

252. 心下堅，枳朮湯主之。

285. 嘔而腸鳴，心下痞者，半夏瀉心湯主之。

五大類胸痺疼痛示例

組織部位	主要症狀	《金匱要略》相關條文
肺方面	肺動脈的肺栓塞症與肺高血壓症等肺血管的知覺疼痛	91.：肺癰，喘不得臥，葶藶大棗瀉肺湯主之。
胸壁方面	1. 帶狀皰疹、炎症、腫瘍的胸壁浸潤、肋骨骨折、外傷、Tietze 氏症候群 2. 乾性及濕性胸膜炎、氣胸，壁側胸膜引起肺炎、肺梗塞、癌性胸膜炎等都可能出現胸膜痛	94.：肺脹，小青龍加石膏湯主之。
心臟方面	1. 心肌供氧不足之胸痺或胸痛，肇因可能是冠狀動脈狹窄，或機能攣縮 2. 勞作型狹心症、安靜型狹心症 3. 心肌梗塞常出現左肩及左上肢的放射性疼痛	190.：膈間支飲，木防己湯主之。
主動脈方面	主動脈剝離或循環出現狀況，會引起劇烈的撕裂性胸痛或背痛	102.：胸痺不得臥，栝蔞薤白半夏湯主之。104.：心痛徹背，烏頭赤石脂丸主之。
消化器官方面	1. 逆流性食道炎、放射性食道炎、食道癌等胸部深部疼痛，會在逆流或嚥下時更疼痛或滲透疼痛 2. 胃、十二指腸潰瘍、膽結石、慢性膽囊炎、胰臟炎等腹部消化器官疼痛，是胸部下部的疼痛，會牽連胸痺、胸痛	104.：胸痺，胸中氣塞，短氣，茯苓杏仁甘草湯主之；橘枳薑湯主之。105.：心懸痛，桂枝生薑枳實湯主之。106.：心痛徹背，背痛徹心，烏頭赤石脂丸主之。107.：胸痺，緩急者，薏苡附子散主之。

➕ 知識補充站

　　胸痺、胸悶、胸痛的原因很多，臨證時要詳加問診：

1. 胸痛的部位。
2. 疼痛的性質與強度、持續時間。
3. 疼痛有無放散、牽引及其他部位和疼痛的時間。
4. 呼吸、咳嗽、飲食、身體體位變動時，有無影響疼痛度的增強或減少。

10-4-8 順胃膽劑：溫膽湯、越鞠丸

1. 溫膽湯

(1) 組成：半夏、竹茹各二兩，枳實二枚（二兩），陳皮、茯苓各三兩，炙甘草一兩半。

(2) 煮服法：水煎服，煎時加生薑、大棗。

(3) 功用：理氣化痰，清膽和胃。具祛痰、鎮靜、助眠、抗潰瘍、鎮吐等作用。

(4) 主治：

①膽胃不和、痰熱濁內擾、虛煩不眠、胸悶有痰，或嘔吐呃逆、驚悸不寧、口苦、苔膩、脈弦滑。

②失眠、精神官能症、思覺失調症、癲癇、頭疼、耳源性眩暈。

③支氣管炎、肺炎、冠心病、腦血管意外。

④妊娠嘔吐、急慢性胃炎、慢性膽囊炎、膽石症、慢性腎功能衰竭。

(5) 注意事項：

①非痰引起的虛煩不眠、頭疼眩暈者，不宜使用。外感風寒慎用。

②陰虛血少之眩暈、失眠、心悸等不適用。

2. 越鞠丸

(1) 組成：香附、川芎、蒼朮、神麴、梔子各等分。

(2) 煮服法：爲末，水泛爲丸如綠豆大，每服三克，溫開水配服，亦可作配服，亦可作湯劑。

(3) 功用：行氣解鬱。具抑制胃腸蠕動、減少胃液分泌、抑制血小板聚、改善冠脈循環、收縮子宮平滑肌、利膽、減輕肝損害等作用。

(4) 主治：

①胸膈痞悶、脘腹脹痛、噯腐吞酸、噁心嘔吐、飲食不消、精神抑鬱。

②調整胃腸功能，胃及十二指腸潰瘍、慢性胃炎、消化性潰瘍，胃腸神經官能症、慢性肝炎、膽囊炎、膽石症、肋間神經痛。

③婦女妊娠嘔吐、痛經、閉經、月經不調、盆腔炎、更年期綜合症。

(5) 注意事項：

①本方以實證爲宜，若屬虛證如血虛、陰虛、津液不足等，禁用本方。

②脾胃虛弱慎用；虛證鬱滯者不宜。

小博士 解說

心因性精神障礙，人格因素、心理社會因素是致病主要原因之一，但非應激障礙；因此，長期服用安眠藥者，三餐後服溫膽湯或越鞠丸，可紓解精神和軀體累積的障礙，提升睡眠品質。精神官能症屬非精神病功能性障礙，是機能障礙、非器質性障礙，有精神和軀體兩方面症狀；精神官能症有一定的人格特質，但非人格障礙；精神官能症是可逆的，外因壓力大時加重，反之症狀減輕或消失。

溫膽湯之臨床運用，根據病證變化，對證加減味。加黃連、梔子（即黃連溫膽湯），主治痰熱擾心而煩躁失眠、面紅、心下痞、舌紅苔黃膩；加遠志、酸棗仁、茯神可治精神恍惚、脈不滑、舌不紅者，尤其適用於女性更年期患者；加當歸、芍藥治療少陽痰熱而挾陰血虧虛。情志抑鬱者可加香附；內熱心煩，加梔子、淡豆豉；嚴重失眠者加酸棗仁、牡蠣；眩暈者加菊花、黃芩；血壓較高者加鉤藤、地龍、牛膝等；另外如有中風證屬風痰阻絡者亦可選用溫膽湯。

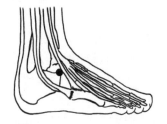

坵墟穴

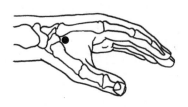

合谷穴

溫膽湯與越鞠丸之比較

藥方	適應症與應用	主要壓診治療穴
溫膽湯	1. 舒緩創傷後壓力症候群、精神分裂症、精神恍惚、注意力無法集中、梅尼爾氏綜合症 2. 鎮靜安眠、除煩解憂、情志不遂、氣鬱生痰、憂鬱症、虛煩 3. 冠心病、動脈硬化、狹心症、高血壓 4. 消化道潰瘍、慢性支氣管炎、哮喘、甲狀腺機能亢進	1. 左、右宮門皆痛 ＋ 2. 坵墟穴區壓按很痛
越鞠丸	1. 行氣解鬱的代表方，治氣、血、痰、火、濕、食六鬱之證 2. 調整胃腸功能，治胸膈痞悶、脘腹脹痛、嘈雜吞酸、噁心嘔吐、消化不良	1. 左、右宮門皆痛 ＋ 2. 合谷穴區壓按很痛

➕ 知識補充站

　　越鞠丸不宜長期服用，此方乃血中氣藥，能清陽開諸鬱；但其性香竄辛散，會走泄真氣，單服、久服反令人不適。越鞠丸治六鬱：(1) 氣鬱偏重者，以香附為主藥，加木香、枳殼、厚朴，增加行氣解鬱之作用。(2) 血鬱偏重者，以川芎為主藥，加桃仁、赤芍、紅花，加強活血化瘀之效。(3) 痰鬱偏重者，加半夏、栝蔞以祛痰。(4) 火鬱偏重者，以山梔子為主藥，加黃芩、黃連以清熱瀉火。(5) 食鬱偏重者，加神麴、山楂、麥芽、砂仁以消食。(6) 兼寒者，加吳茱萸、乾薑以祛寒。

　　精神官能症終生盛行約 20%～50% 之間，這不是單一的疾病，涵蓋焦慮緊張、情緒煩躁、鬱悶頭痛、失眠心悸等臨床症狀。腦神經衰弱、自律神經失調、失眠、腎虧，都屬精神官能的證候，常以焦慮緊張為辨證核心，伴隨情緒鬱悶的憂鬱症狀，以及各種的身心不適。酸棗仁湯、越鞠丸、溫膽湯、一貫煎、血府逐瘀湯，對證下藥可改善身心症狀。

10-4-9 化痰氣劑：二陳湯、清金化痰丸

1. 二陳湯

(1) 組成：製半夏、陳皮各五兩、茯苓三兩、炙甘草一兩半（原方有烏梅、生薑等，今多不用）。

(2) 煮服法：水煎服；或作丸服，日服二次。

(3) 功用：燥濕化痰，理氣和中。有祛痰平喘、止咳鎮吐、抗炎殺菌、健胃養心等作用。

(4) 主治：

①濕痰咳嗽、痰多色白易咯、胸膈痞悶、噁心嘔吐、肢體困倦或頭眩心悸、舌苔白潤、脈滑。

②改善不孕症、月經量少、妊娠惡阻、陽痿、腰尻痛。

③降血脂、抗動脈硬化及心律不整，紓解舌下神經麻痺、癲癇、良性顱內壓增高、腦梗塞、思覺失調症、糖尿病。

④抑制胃液分泌、降低胃液酸度，改善胃脘痛、胃下垂、慢性萎縮性胃炎。

⑤改善小兒右肺膨脹不全、小兒流涎、慢性氣管炎、肺氣腫、夜咳、甲狀腺腫、內耳眩暈症。

(5) 注意事項：

①本方性燥，陰虛燥痰者慎用。

②吐血、咳血、消渴、陰虛、血虛者忌用。

2. 清金化痰丸

(1) 組成：貝母、桔梗、黃芩、梔子、麥冬、桑白皮、知母、茯苓、橘紅、甘草各等分。

(2) 煮服法：水泛為丸，每服三克，溫水配服或用水煎服，日服三次。

(3) 功用：清熱化痰、潤燥清咽、化痰緩嗽。解熱化痰濁、抗菌、抗炎、鎮咳、祛痰。

(4) 主治：

①適用於痰濁不化，蘊而化熱之證。咳嗽痰多、痰色黃黏難咯、痰腥臭或帶血絲，舌紅，苔黃膩，脈滑數。

②屬痰熱證之上呼吸道感染，急慢性支氣管炎。

③肺炎、支氣管炎、支氣管擴張、咳嗽、咽喉乾痛。

(5) 注意事項：

①脾虛便溏者忌用。

②服藥期間忌食辛辣、油膩食物。

小博士 解說

慢性支氣管炎多因長期有害氣體和有害顆粒：如香菸、煙霧、粉塵、刺激性氣體（二氧化硫、二氧化碳、氯氣、臭氧等）相互作用的結果。大環境無法改善之下，配合清金化痰丸、溫膽湯、參苓白术散、清氣化痰丸等，作預防保健補充品，是不一樣的選擇。

再者，清金化痰丸相較於清氣化痰丸，都具有清熱化痰的功效；清金化痰丸治療肺熱痰盛之咳嗽，有清熱平喘、降氣化痰之效；清氣化痰丸則治療痰熱蘊肺之咳嗽，能清肺化痰、降氣止咳。清金化痰丸偏清肺熱，清氣化痰湯偏平喘降氣。

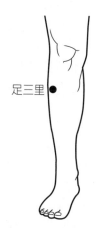

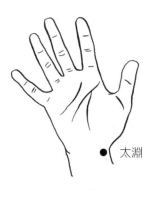

二陳湯與清金化痰丸之比較

藥方	適應症與應用	主要壓診治療穴
二陳湯	1. 濕痰咳嗽、胸膈痞悶、噁心嘔吐、酒醉、食傷、氣鬱 2. 肢體困倦、習慣性頭痛、腦溢血、心悸眩暈、神經機能病等	1. 右液門較痛 ＋ 2. 足三里穴區壓按較痛
清金化痰丸	1. 清肺化痰、健脾利濕，治咳嗽痰多而黃黏、或帶血絲，發熱、胸膈痞滿 2. 清熱潤肺，解咽嗌不潤而乾咳、氣結痰凝、上焦不利而嗽喘 3. 老年肺、胃痰火有餘	1. 右液門較痛 ＋ 2. 太淵穴區壓按較痛

✚ 知識補充站

　　白天腹痛，飯後更痛，多胃潰瘍，飯後服二陳湯加山楂、麥芽、神麴。空腹腹痛，多十二指腸潰瘍，空腹服二陳湯加黨參、白朮、大棗。

　　二陳湯加減方，燥濕化痰優化消化系統功能，理氣和中強化呼吸與循環系統，多可改善腦梗塞、思覺失調症、不孕症、腰尻痛、陽痿、小兒右肺膨脹不全。藿香正氣散、溫膽湯、導痰湯、滌痰湯、參蘇飲、杏蘇散、五積散、定癇丸等，都是以二陳湯為基礎方，再加藥而成方，此七方都有燥濕化痰、強化消化系統的功能，對腦梗塞、思覺失調症、陽痿與小兒右肺膨脹不全等，亦有良好的調理效果。

10-4-10 順痰氣劑：平胃散、藿香正氣散、保和丸

1. 平胃散

(1) 組成：蒼朮去粗皮，米泔浸二日，五斤、厚朴去粗皮，薑汁製，炒香、陳皮去白，各三斤二兩、甘草銼，炒，三十兩。

(2) 煮服法：①上為細末，每服二錢，以水一盞，入薑二片，大棗兩枚，同煎至七分，去薑泉，熱服，空心食前，入鹽一捻，沸湯點服亦得。②共為細末，每次服三克，薑棗煎湯送下，或水煎服。

(3) 功用：燥濕運脾，行氣和胃。具有健胃助消化、抗潰瘍、抗炎、調整胃腸蠕動、促進食慾等作用。

(4) 主治：
　①濕滯脾胃、脘腹脹滿、不思飲食、口淡無味、嘔吐噁心、噯氣吞酸。
　②肢體沉重、怠惰嗜臥、常多自利、舌苔白膩而厚、脈緩或濡。
　③急慢性胃腸炎、消化不良、消化性潰瘍、胃及十二指腸潰瘍、急慢性濕疹、細菌性痢疾。

(5) 注意事項：
　①虛證、熱證忌服。老弱、陰虛氣滯、脾虛胃弱者，不宜使用。
　②本方苦辛溫燥，易耗傷陰血，孕婦不宜使用。

2. 藿香正氣散

(1) 組成：藿香、大腹皮、白芷、紫蘇、茯苓各三兩，半夏、白朮土炒、陳皮、厚朴、桔梗、炙甘草各二兩。

(2) 煮服法：①上為細末，每服二錢，水一盞，薑三片，大棗一枚，同煎至七分，熱服。如欲汗出，衣被蓋，再煎並服。②共為細末，每服三克，棗煎湯送服。或作湯劑水煎服。

(3) 功用：解表化濕，理氣和中。健胃、抗敏、解痙、鎮痛、鎮吐、增強免疫功能、強化胃腸吸收功能、抑制流感病毒、促進胃腸蠕動等作用。

(4) 主治：
　①外感風寒、內傷濕滯、霍亂吐瀉、發熱惡寒、頭痛、胸脅滿悶、脘腹疼痛，舌苔白膩，脈浮濡。
　②胃腸型感冒、感冒發熱、急性胃腸炎、結腸炎、蕁麻疹、濕疹、皮膚搔癢、酸中毒及酒精中毒。
　③中暑發燒、嘔吐、水土不服吐瀉、小兒食傷。

(5) 注意事項：
　①陰虛火旺者忌服，服藥期間忌生冷、油膩食物。
　②本方藥多辛香溫燥，陰虧血虛者慎用。有過敏性藥疹之副作用。

3. 保和丸

(1) 組成：神麴二兩、山楂六兩，茯苓、半夏各三兩，陳皮、連翹、萊菔子各一兩。

(2) 煮服法：共為末，水泛為丸，每服六至九克，溫開水送下。亦可水煎服，用量按原方比例酌減。

(3) 功用：消食導滯、健脾和胃。能消食積、和胃氣、去脾濕、清熱散結。

(4) 主治：
　①食積停滯證。脘腹脹滿、噯腐吞酸、食慾不振、噁心嘔吐，或大便泄瀉、舌苔厚膩，脈滑。
　②促進胃排空，幫助消化，調整胃腸

功能。改善飲食傷脾胃所致之腹瀉、不思飲食、慢性胃腸炎。

③藥性平和主消導，不思飲食者，可配合益氣健脾之品中長期使用。

(5) 注意事項：過敏體質者慎用。脾虛不宜。方中有活血破氣藥，孕婦慎用。

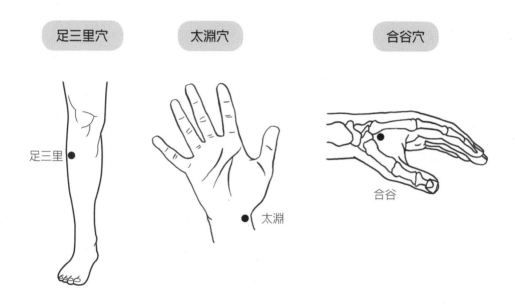

平胃散、藿香正氣散、保和丸之比較

藥方	適應症與應用	主要壓診治療穴
平胃散	1. 健胃消食積、驅風解痙、消炎抗潰瘍 2. 脾虛常腹瀉、沒有食慾、腸胃脹氣 3. 體內濕氣代謝不良、肢體沉重、倦怠乏力、面色萎黃、肌體瘦弱	1. 右宮門很痛 ＋ 2. 足三里穴區壓按疼痛
藿香正氣散	1. 緩解胃腸平滑肌痙攣、調整胃腸功能、治急性胃腸炎、急慢性腎炎 2. 抗菌、解熱、利尿、祛痰、防治中暑 3. 緩解腸胃型感冒、流感、消化不良、腹瀉、腸躁症	1. 右宮門很痛 ＋ 2. 太淵穴區壓按疼痛
保和丸	1. 消除肉食油膩積滯、除脹醒脾和胃 2. 急慢性胃炎、急慢性腸炎、消化不良、嬰幼兒腹瀉等屬食積內停者	1. 右宮門很痛 ＋ 2. 合谷穴區壓按疼痛

10-5　益神劑

　　精神官能症病程常是慢性化，且一再復發，令患者飽受病痛折磨。患者會因為頭痛、頭昏、失眠、胸悶、心悸、手腳發麻等症狀，而先求助於內外科或一般民俗治療，但是檢查結果，數據是正常的，或是不足以解釋患者的臨床病情。精神官能症的病因很多樣，其症狀表現很容易受到生活緊張、壓力、人際關係、社會環境變遷等因素之影響，使病情產生變化。

　　《圖解金匱要略》關於此之論證：條文 366.：「婦人咽中如有炙臠，半夏厚朴湯主之。」條文 367.：「婦人臟躁，喜悲傷欲哭，象如神靈所作，數欠伸，甘麥大棗湯主之。」半夏厚朴湯在《醫方集解》名為七氣湯，治梅核氣，一口痰吐不出又嚥不下，是早期吞嚥困難的前兆，肇因於情緒不穩，影響了吸門（食道與氣管的交接口）功能，吸門就是會厭（吞嚥時蓋住氣管）。吞嚥時會暫時停止呼吸，因此，吞嚥與講話韻律不穩或亂，影響上食道括約肌相關靜脈回流上腔靜脈，出現梅核氣。一旦飲食失序，食道與胃受影響，梅核氣症狀更加嚴重；可見飲食方面的問題也會帶來了精神上的困擾。

益神劑

分類	藥方	主治功效	診治穴示例
10-5-1 安心神劑	酸棗仁湯	養血安神、清熱除煩	太衝、內關
	天王補心丹	養心安神、滋陰清熱	太衝、勞宮
	甘麥大棗湯	和中緩急、寧神安躁	太衝、神門
10-5-2 益肺陰劑	養陰清肺湯	養陰清肺、解毒利咽	太淵
	麥門冬湯	清養肺胃、降逆下氣	大陵
	增液湯	滋陰潤燥、解津虧便秘	神門

10-5-1 安心神劑：酸棗仁湯、天王補心丹、甘麥大棗湯

1.酸棗仁湯

(1) 組成：酸棗仁二升炒，茯苓、知母、川芎各二兩，甘草一兩。

(2) 煮服法：水八升，煮酸棗仁得六升，內諸藥，煮取三升，分溫三服。

(3) 功用：養血安神，清熱除煩。具鎮靜、催眠、鎮痛、降壓等作用。

(4) 主治：
　①虛煩不眠、心悸盜汗、頭目眩暈、咽乾口燥、脈細而弦。
　②更年期綜合症、神經衰弱、精神官能症、思覺失調症。
　③有廣泛保健作用，促進腸胃道蠕動、調整血糖、防範代謝失調。

(5) 注意事項：
　①川芎爲舒肝活血，藥性辛溫走竄，其量宜小。
　②酸棗仁炒用或生用，治療失眠效果一樣；炒時要微炒，以免破壞成分；酸棗仁須打碎入煎，使有效成分容易溶出。
　③脾虛氣弱禁用；外感慎用。

2.天王補心丹

(1) 組成：酸棗仁、柏子仁、當歸、天門冬、麥門冬各二兩，生地四兩，人參、丹參、玄參、白茯苓、五味子、遠志、桔梗各五錢。

(2) 煮服法：爲末，煉蜜爲小，朱砂爲衣，每服三克，溫開水配服。或水煎服，先煮酸棗仁後內諸藥，去渣，所得藥液，分三次溫服。

(3) 功用：滋陰養血，補心安神。具益血、固精、鎮靜、催眠、安定、抗驚厥、增強機體免疫功能、降壓、抗心肌梗塞、心律失常等作用。

(4) 主治：
　①陰虧血少、虛煩少寐、心悸神疲、夢遺健忘。
　②大便乾結、煩熱口乾、口舌生瘡，舌紅少苔，脈細而數。
　③神經衰弱、思覺失調症、甲狀腺功能亢進、心臟病。

(5) 注意事項：不宜久服多服。服用期間忌胡荽、蒜、蘿蔔、魚腥、燒酒。

3.甘麥大棗湯

(1) 組成：甘草三兩、三麥一升、大棗十枚。

(2) 煮服法：上三味，以水六升，煮取三升，溫分三服。水煎服，去渣所得藥液，分三次溫服。

(3) 功用：養心安神，和中緩急。鎮靜催眠、抗驚厥、解痙鎮痛、抗菌解熱。

(4) 主治：
　①臟躁，精神恍惚、喜怒不節、哭笑無常，甚則言行失常，身如蟻走樣、心煩睡眠不安、恍惚多夢，或坐臥難安、呵欠頻作，舌紅苔少，脈細微數。
　②癔病、更年期綜合症、神經衰弱、思覺失調症、癲癇、咽喉炎。
　③口乾、多汗、不思飲食、大便秘結，獨居暗室怕聲光、怕與人交談，腹診有結塊、攣急、拘急。

(5) 注意事項：體質濕熱忌用；服藥期間忌食油炸、燒烤、辛辣的食物。

酸棗仁湯、天王補心丹與甘麥大棗湯之比較

藥方	適應症與應用	主要壓診治療穴
酸棗仁湯	1. 安神養心、斂汗生津、舒緩神經，有助睡眠、抗焦慮、抗憂鬱功效 2. 改善長期腦神經衰弱疾病、失眠多夢 3. 抗氧化、助消化、促進代謝，保肝、降血糖、維護心血管健康	1. 右空門很痛 ＋ 2. 內關穴區也很痛
天王補心丹	1. 寧心、祛煩熱，改善思慮過多、神志不寧、津液枯涸、咽乾口燥、怔忡健忘、心神不寧 2. 調理心血不足、心煩多汗、心悸失眠、頭暈目眩、眼睛疲勞	1. 右空門很痛 ＋ 2. 神門穴區也很痛
甘麥大棗湯	1. 改善更年期臟躁之失眠心慌、無故悲傷、情緒失控，並提升睡眠品質 2. 屬心陰不足、肝氣失和之癮病，更年期綜合症	1. 右空門很痛 ＋ 2. 太淵穴也很痛

✚ 知識補充站

　　天王補心丹與酸棗仁湯、歸脾湯均可養心安神，治心悸、失眠、健忘等神志不安證。天王補心丹是心腎陰虧血少，心火偏亢之心神不安諸證；酸棗仁湯是肝血肝陰不足，虛火上擾心神之虛煩不眠諸證；歸脾湯是心脾兩虛兼神志不安及崩漏諸證。

　　甘麥大棗湯治婦人臟躁證，同時也補養脾氣。方中甘草、小麥、大棗三物合用以甘潤滋養、養心寧神、鎮靜舒眠；其肇因多源自精神上的障礙而衍伸成身體上的問題。

　　「經水適來，晝日明了暮則譫語，如見鬼狀」與「臟躁，喜悲傷欲哭，象如神靈所作」是女性精神層面問題，或憂思過度，或恐慌焦慮，或歇斯底里，或心陰受損而肝氣失調，都與腦部和子宮、卵巢有關，此生理作業所需的營養，與肝、脾、腎經脈相關。臟躁證屬精神官能症，悲傷欲哭、心中煩亂、精神恍惚、哈欠頻仍、不耐思考、失眠多夢，是更年期常見症候。酸棗仁湯、天王補心丹與甘麥大棗湯三方，依證施治都能養心安神、除煩去躁、補中益氣，能舒緩婦女更年期障礙。

10-5-2 益肺陰劑：養陰清肺湯、麥門冬湯、增液湯

1. 養陰清肺湯

(1) 組成：生地二錢、麥冬一錢二分、玄參錢半，貝母去心、炒白芍、丹皮各八分，生甘草、薄荷各五分。

(2) 煮服法：水煎服。

(3) 功用：養陰清肺，散邪解毒。具有抗炎、抗菌、中和白喉毒素、止咳祛痰、解熱、維護免疫功能等作用。

(4) 主治：

①疫毒白喉，證見喉間起白點如腐，咽喉腫痛，初起或發熱，或不發熱，鼻乾唇燥，咳或不咳，呼吸有聲，似喘非喘，脈數無力或細數。

②扁桃腺炎、咽喉炎、口腔炎、鼻衄、鼻咽癌、肺癌。

③頸淋巴結核、單核細胞增多症。

(5) 注意事項：濕盛痰多、感冒初起者不宜。服藥期間忌辛溫、發物。

2. 麥門冬湯

(1) 組成：麥門冬七升、半夏一升、人參三兩、甘草二兩、粳米三合、大棗十二枚。

(2) 煮服法：上六味，以水一斗二升，煮取六升，溫服一升，日三夜一服。

(3) 功用：潤肺益胃，降逆下氣。能降血糖、鎮咳鎮吐、消炎抗菌、抗敏解痙、抗潰瘍、增進食慾。

(4) 主治：

①肺痿，證見咳唾涎沫、氣喘短氣、咽乾口燥、舌乾紅少苔、脈虛數。非特異性肺炎、矽肺、肺結核。

②慢性支氣管炎及咽喉炎、支氣管擴張、口咽乾燥症、失音、梅核氣。

③胃及十二指腸潰瘍、慢性萎縮性胃炎、妊娠惡阻、氣逆嘔吐、逆經。

(5) 注意事項：

①虛寒肺痿者忌服；外感風寒慎用。

②本方以清潤為主，虛寒病證忌用。

3. 增液湯

(1) 組成：玄參一兩、麥冬連心八錢、生地八錢。

(2) 煮服法：水八杯，煮取三杯，口乾則與飲令盡；不便，再作服。水煎服。

(3) 功用：增液潤燥、滋陰清熱、潤腸通便。解熱抗炎、清除自由基、降低血管通透性、提高耐缺氧能力。

(4) 主治：

①便秘、痔瘡、肛裂、舌乾紅、口渴、脈細數或沉而無力。

②腸結核、慢性咽喉炎、復發性口腔潰瘍、唇炎、慢性牙周炎。

③惡阻、月經過多，高血脂症，尿崩症，甲狀腺功能亢進、糖尿病。

④小兒病毒性感冒、流行性日本腦炎、流行性出血熱。

(5) 注意事項：陽明實熱燥結便實者忌用。外感慎用。

小博士 解說

　　麥門冬湯治咽喉不利，竹葉石膏湯治氣逆欲吐，兩者主治類似，前者治上食道括約肌症候群，後者治下食道括約肌症候群，都屬食道方面的問題；也都有粳米養胃氣，緩和胃的蠕動不良，並養護呼吸道黏膜。臨床上麥門冬湯偏重於生病之際，竹葉石膏湯偏重病後調養；尤其有助於飲食習慣不良的潛在型患者。

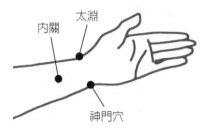

太淵穴、神門穴

內關 太淵 神門穴

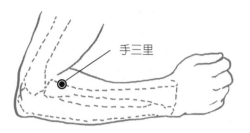

手三里穴

手三里

養陰清肺湯、麥門冬湯與增液湯之比較

藥方	適應症與應用	主要壓診治療穴
養陰清肺湯	1. 對白喉桿菌有較強的抑菌和殺菌能力，治療白喉、急性扁桃體炎、急慢性咽炎、鼻咽癌等屬陰虛燥熱者 2. 利咽散結、化痰解毒，消除疫癘之氣	1. 右液門很痛 2. 太淵穴區也很痛
麥門冬湯	1. 促進消化，減輕腹瀉失水、制止呃逆、慢性胃炎、糖尿病和乾燥綜合症 2. 肺結核、百日咳、喉頭結核、嘶嗄或失聲、高血壓、動脈硬化	1. 右液門很痛 2. 手三里穴區也很痛
增液湯	1. 是治療津虧腸燥所致大便秘結，以及多種內傷陰虛液虧病證的基礎方 2. 溫熱病津虧腸燥便秘、習慣性便秘、皮膚乾燥症候群	1. 右液門很痛 2. 神門穴區也很痛

➕ 知識補充站

　　間質性肺炎使得肺底呼吸功能變差，嚴重者會造成死亡。養陰清肺湯等，對呼吸道黏膜的養護效果值得肯定。

　　增液湯通二便，解熱結。服增液湯後，二十四小時還是不大便，增液湯合調胃承氣湯以微和之。臨床上，陽明溫病體質虛弱的人宜增液湯，可以三餐後服用，睡前再服增液湯合調胃承氣湯；大便無慮而汗多的人，睡前服益胃湯。

10-6 養護劑

「養護劑」融合「補氣」、「溫中袪寒」、「回陽救逆」、「活血」、「補血」等劑類，臨床上，透過以上的歸類，好記誦、方便運用。

心經脈與肝經脈在臉部行經鼻骨、顴骨及上頜竇，反應免疫功能。「溫熱」或「氣血不順暢」之於心肝或肝腦，即反應在這些部位。

《內經‧五色》面部望診，「常候闕中」與「五色獨決於明堂」，「闕中」觀察呼吸與循環系統；「明堂」表現是消化與排泄系統。「挾繩而『上』者脊背」，主要望診頸「動脈」流經部位的色澤；「循牙車以『下』者股」，主要觀診頸「靜脈」流經部位的顏色。

下巴或下頜骨下「沖濁」者（血脈循環不順暢），多見虛勞腰痛、少腹拘急。挾大腸者為腎，即以下頜骨與兩耳為主軸；再者，《內經‧本藏》論五臟者亦因形而生病。例如從耳朵位置可檢測腎臟體位，以及先天體質和患腰痛之機率。如耳陷下或二耳高低偏差過大者，易腰痛；兩耳質地耳之厚薄、堅緊、大小觀腎之功能，堅緊結實而小者，腰脊多強而有力；脆薄、過大、過小者腰腎易受傷，且伴有消渴躁擾不安之症狀。耳色之澤潤、夭枯觀腎現階段狀況，從而測知腰脊狀況，也可藉以斟酌診治用藥方略。

養護劑

分類	藥方	主治功效	診治穴示例
10-6-1 溫脾胃劑	四君子湯	甘溫益氣、健脾養胃	中脘
	參苓白朮散	益氣健脾、和胃滲濕	中極
10-6-2 回陽氣劑	補中益氣湯	益氣升陽舉陷、調補脾胃	太衝
	清暑益氣湯	清暑祛濕、益氣生津	太溪
10-6-3 益肝脾劑	理中丸	溫中祛寒、補氣健脾	商丘
	吳茱萸湯	溫中補虛、降逆止嘔	中封
10-6-4 溫中氣劑	大建中湯	祛寒補虛、降逆止痛	中脘
	小建中湯	溫中補虛、和裏緩急	右天樞
10-6-5 救逆氣劑	四逆湯	溫經逐寒、回陽救逆	左、右液門
	參附湯	回陽、益氣、救脫	右液門、左空門
	腎氣丸	補腎助陽、陰中求陽	右液門、左宮門
10-6-6 調補血劑	四物湯	補血調經、補血兼活血方	三陰交
	當歸補血湯	補氣生血、益血和營	內關
10-6-7 補氣血劑	歸脾湯	補益氣血、健脾養心	中封
	復元活血湯	活血祛瘀、疏肝通絡	坵墟
10-6-8 祛瘀血劑	溫經湯	活血祛瘀、溫經散寒、益氣養血	右液門
	桂枝茯苓丸	活血化瘀、消積散癥	左液門
10-6-9 化瘀血劑	生化湯	活血化瘀去惡露	右宮門、左空門
10-6-10 行順氣劑	五積散	發表溫中、順氣化痰、活血消積	左宮門
	半夏天麻白朮湯	補脾胃、化痰濕、定虛風	右宮門

10-6-1 溫脾胃劑：四君子湯、參苓白朮散

1. 四君子湯

(1) 組成：人參去蘆、白朮、茯苓去皮、炙甘草各等分。

(2) 煮服法：以上為細末，每服二錢，水一盞，煎至七分，口服，不拘時，水煎服。

(3) 功用：益氣防疫、健脾養胃。

　①提高免疫功能、調節胃腸運動，改善消化吸收、促進組織代謝，減緩老化、抗胃潰瘍、保肝、抗腫瘤。

　②提高機體代謝率，促進紅血球、血紅蛋白增長。

(4) 主治：

　①脾胃氣虛、面色痿白、語聲低微、氣短乏力、四肢無力、食少便溏、小兒厭食、舌質淡苔白、脈虛弱。

　②慢性胃腸炎、胃及十二指腸潰瘍、胃下垂、胃脘痛、食道炎。

　③腹部手術後腸麻痺、結腸炎、腸易激綜合症、慢性呼吸衰竭、慢性低熱、肝炎、缺血性中風、皮膚病。

(5) 注意事項：陰虛血熱、脾胃濕熱者慎用，有感冒相關症狀則不宜。

2. 參苓白朮散

(1) 組成：茯苓、人參、白朮、炙甘草、山藥各二斤，扁豆一斤半，蓮肉、薏苡仁、砂仁、桔梗各一斤。

(2) 煮服法：為細末，每服二錢，棗湯調下；小兒量歲數加減服之。水煎服。

(3) 功用：益氣健脾、滲濕止瀉。促進消化吸收、提高免疫力，雙向調節胃腸運動、抗炎、利尿、護肝溫胃。

(4) 主治：

　①食少便溏或瀉或吐、四肢乏力、形體消瘦、胸脘痞悶、面色痿黃、腸鳴泄瀉，舌淡胖或淡紅、苔白膩或薄白潤、脈細緩或虛緩。

　②慢性胃腸炎、貧血、過敏性結腸炎、痿證、肺結核、慢性腎炎、慢性咽炎、梅核氣。

　③放療、化療後口淡無味、噁心嘔吐、胃脘不適、脘腹痞滿。

　④慢性肝炎、糖尿病、慢性氣管炎，小兒泄瀉、厭食、水腫、哮喘。

　⑤不孕、陽痿、暴聾、滑精，低熱、重症肌無力。

(5) 注意事項：服藥期間禁食生冷、油膩、不易消化之物。感冒熱證忌用；陰虛火旺慎用。

小博士 解說

1. 六君子湯（四君子湯加陳皮、半夏）治脾胃氣虛、食少神倦、咳嗽痰多、胸滿腹大、飲食無度、大便溏薄。

2. 耆山六君子湯（四君子湯加黃耆、山藥）為病後調理助脾進食之劑，慢性胃腸病、枯瘦者最宜。

3. 異功散（四君子湯加陳皮）治身心疲憊不堪、食慾不振，或胸脘痞悶不舒，或嘔吐泄瀉。五更瀉加補骨脂、吳茱萸、乾薑、肉豆蔻、赤石脂，溫腎健脾，澀腸止瀉。老年習慣性便秘加生地、肉蓯蓉、厚朴、陳皮，滋陰補腎，行氣潤腸。

四君子湯與參苓白朮散之比較

藥方	適應症與應用	主要壓診治療穴
四君子湯	1. 益氣的代表方，也是健脾基礎方；增強消化吸收功能、調理體質；改善脾弱氣虛、胃腸功能減退、食慾不振 2. 慢性胃炎、胃下垂、胃弛緩、手足痿弱、半身不遂、糖尿病、夜尿、遺尿等	1. 右液門較痛 2. 血海穴區壓按較疼痛
參苓白朮散	1. 補脾益氣、利濕止瀉，恢復脾胃功能，幫助消化、緩解腹脹 2. 改善胃呆、促進食慾、病後腸胃調理、增強精神氣	1. 左、右液門皆痛 2. 三陰交穴區壓按較疼痛

> **按摩血海、三陰交促進氣血循環**

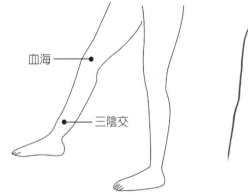

> **任脈胸腹診治三要穴**

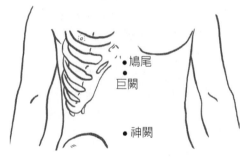

✚ 知識補充站

　　四君子湯有人參、茯苓、白朮、甘草四味藥，任何兩味藥皆可補氣。春分到夏至是運動時機，尤其是立夏到夏至。夏至的「九宮八風」巨闕穴，位於肚臍神闕穴上四寸（手四指併攏橫幅為三寸）到劍突骨間一半處。劍突骨下的鳩尾穴，具有上升的伸展功能。巨闕穴（心經脈募穴）約在食道下，關係著心臟安危（任脈募穴）。

　　「巨闕」關係食道、胃及橫膈膜，此三器官表現心臟的現狀。這三處不舒服，需蓮子心、苦瓜、刈菜之類多纖維、苦味食物來通暢之。夏天天氣熱神志煩躁不安，夏至最熱時是最需要通導，綠豆小米粥、綠豆薏仁粥、銀耳蓮子湯……等，都是最適合夏至的養生粥品。

10-6-2 回陽氣劑：補中益氣湯、清暑益氣湯

1. 補中益氣湯

(1) 組成：黃耆一錢、炙甘草五分，白朮、人參、當歸、陳皮各三分，升麻、柴胡各二分。

(2) 煮服法：上藥㕮咀，都作一服，水二盞，煎至一盞，去渣，食遠稍熱服。水煎服或作丸劑。

(3) 功用：補中益氣、升陽舉陷、調補脾胃。
①提升免疫力、雙向調節胃腸運動、促進小腸吸收、抗胃黏膜損傷。
②提高機體細胞活性、促進代謝、影響消化液分泌抑菌、抗缺氧、護肝、升血壓、增強心肌收縮力、興奮子宮、抗腫瘤等。

(4) 主治：
①脾胃氣虛證，渴喜溫飲、少氣懶言、體倦肢軟、面色晄白、大便稀溏、脈洪而虛、舌質淡苔薄白，脈虛軟無力。
②氣虛下陷證，脫肛、子宮下垂、久瀉、久痢、久瘧以及清陽下陷。
③氣虛發熱證，發熱自汗出，氣虛乏力，舌淡，脈虛大無力。
④眩暈、頭痛、耳鳴、耳聾、背惡風寒、慢性氣管炎、肺結核、低血壓、貧血、白血球減少、長期低熱、重症肌無力。
⑤子宮脫垂、胎動不安、習慣性流產、月經失調、崩漏、白帶、遺尿、頻尿、胃下垂、內臟下垂、疝氣、便秘。

(5) 注意事項：脾胃陰虛發熱證、內熱熾盛者忌用。氣促似喘者慎用。

2. 清暑益氣湯

(1) 組成：白朮、蒼朮各一錢五分，黃耆、黃柏、麥冬、青皮、炙甘草、神麴、人參、澤瀉、陳皮各一錢，五味子八分，當歸七分，葛根、升麻各三分，生薑二片，大棗二枚。

(2) 煮服法：以上㕮咀，都作一服，水二盞，煎至一盞，去渣，食遠稍熱服。水煎服或作丸劑。或水五杯，煮取二杯，渣再煎一杯，分溫三服。

(3) 功用：清暑祛濕、益氣生津。增強免疫力，增進消化吸收能力。

(4) 主治：
①暑傷氣津證。四肢倦怠、身熱汗多、口渴心煩、不思飲食、大便溏泄、小便短赤、苔膩、脈虛。
②太陽中暍，發熱惡寒，身重而疼痛，其脈弦細芤遲，小便已，灑然毛聳。
③長夏濕熱蒸炎、四肢困倦、身熱心煩、自汗口渴、便黃、溺赤、脈虛者。

(5) 注意事項：
①實者禁用，汗不出但熱者禁用。氣促似喘者慎用。
②實熱證忌用，傷暑非氣虛症狀者不宜。單純暑證，高熱煩渴者，禁用。

補中益氣湯與清暑益氣湯之比較

藥方	適應症與應用	主要壓診治療穴
補中益氣湯	1. 增強免疫力及消化吸收能力，改善胃腸平滑肌的血液循環，增強調節體溫的功能 2. 病後調理，屬脾胃氣虛、或中氣下陷之症狀 3. 強心，促進體溫調節功能，強壯補養，舒緩癌末、久病氣血兩虛	1. 右液門很痛 2. 太衝穴區壓按也痛
清暑益氣湯	1. 中暑，發熱惡寒，身重而疼痛、慢性腎炎、尿瀦留、食慾不振、消化不良 2. 小便已，灑然毛聳、手足逆冷、小有勞身即熱、口開、前板齒燥，脈弦細芤遲	1. 左液門很痛 2. 神門穴區壓按也痛

✚ 知識補充站

　　適宜「補氣劑」證之觀診，其色澤最不理想者多數表現在兩眉之間：

1. 補中益氣湯：全年適用，心神及肝腎過勞者用得比較多。以兩眉之間色澤最差，其次是鼻骨區，且面色晄白。

2. 四君子湯：全年適用，食飲失調者用得比較多。提高能量代謝率、提高紅血球及血紅蛋白增長。以兩眉之間色澤最差，其次是鼻翼，且面色痿白。

3. 參苓白朮散：春分至立秋，慢性胃腸炎或過敏性結腸炎者用得比較多。以兩眉之間色澤最差，其次是鼻下人中上唇區，且面色痿黃。

　　東垣特立清暑益氣湯，補仲景之未逮。吳鞠通再補東垣之未逮《溫病條辨》條文 3-33 補中益氣湯。《溫病條辨》條文 3-39 加減補中益氣湯。至此，補中益氣湯臻於完整。補中益氣湯顧名思義，補中益氣，升陽舉陷。對脾胃氣虛、納運乏力、清陽不升、中氣下陷之證見效。臨床上，癌症末期病患、久病者，多氣血俱虛，補中益氣湯仍是舒緩症狀之首方。

　　惟，命火衰微、濕熱瀉痢者；內外俱實實熱證，「格陽」、「戴陽」真寒假熱的病理變化，真陽虛衰，陽虛欲脫者；陰虛發熱或水虧火旺之吐血衄血者；脾肺虛甚、氣促似喘者等，皆不宜使用。

10-6-3 益肝脾劑：理中丸、吳茱萸湯

1. 理中丸

(1) 組成：人參、乾薑、甘草、白朮各三兩。

(2) 煮服法：

①上四味，搗篩，蜜和為丸，如雞子黃大，以沸湯數合和一丸，研碎，溫服之。日三服，夜二服。腹中未熱，益至三、四丸，然不及湯。

②湯法：以四味依兩數切，用水八升，煮取三升，去渣，溫服一升，日三服。服湯後，如食頃，飲熱粥一升許，微自溫，勿發揭衣被。

(3) 功用：溫中祛寒，補氣健脾。抑制脂質過氧化，保護細胞，抗潰瘍、助消化吸收、提高抵抗力及機體耐受力。

(4) 主治：

①中焦虛寒，自利不渴、嘔吐、脘腹痛、喜溫欲按、不欲飲食，畏寒肢冷，舌淡苔白、脈沉細。

②陽虛失血，小兒慢驚、病後喜唾涎沫、畏寒肢冷、胸痹等因中焦虛寒所致者。

③急慢性胃炎、胃及十二指腸潰瘍、胃擴張、胃下垂、痢疾、泄瀉，便血、吐血、衄血、黃疸、呃逆、小兒多涎症、慢性口腔潰瘍、慢性腎炎。

(5) 注意事項：藥性溫燥，陰虛內熱及實熱者、外感發熱者，忌用。

2. 吳茱萸湯

(1) 組成：吳茱萸一升、生薑六兩、人參三兩、大棗十二枚。

(2) 煮服法：以水七升，煮取二升，去渣，溫服七合，日三服。水煎溫服。

(3) 功用：溫中補虛、降逆止嘔。具提高免疫力、消炎抑菌、鎮痛鎮吐、抑制胃酸、緩解胃腸痙攣性收縮、健胃驅風、調節中樞等作用。

(4) 主治：

①胃中虛寒、食穀欲嘔、胸膈滿悶、吞酸嘈雜，或胃脘痛。

②少陰吐利、乾嘔吐涎沫頭痛、手足厥冷、煩躁欲死，厥陰頭痛。

③急慢性胃炎、胃弛緩、胃酸過多、消化性潰瘍、妊娠嘔吐、化療後嘔吐、尿毒症嘔吐。

④心臟病、高血壓、神經性頭痛、頭痛、偏頭痛，肝炎、膽囊炎、角膜炎、梅尼爾氏綜合症。

(5) 注意事項：凡胃鬱熱嘔吐、吞酸者，肝陽上亢頭痛者，禁用；外感慎用。

小博士 解說

　　《傷寒論》言及「桂枝湯配合大量的熱稀粥」與「十棗湯得快下利後，糜粥自養」，吳茱萸湯可比照桂枝湯與十棗湯的調理方式，加強治療「乾嘔吐涎沫頭痛」與「久利」的長效。吳茱萸湯治乾嘔吐涎沫頭痛，照桂枝湯服法，吃「熱稀粥」（粥汁多米粒少）；若是治久利，則宜下利後頻頻服「糜粥」（米粒多粥汁少），前者溫胃暖腸，後者健胃整腸。

理中丸與吳茱萸湯之比較

藥方	適應症與應用	主要壓診治療穴
理中丸	1. 中焦虛寒，自利不渴、嘔吐 2. 改善腎衰竭，維護腎功能，保溫腹部寒冷，但不會升高體溫 3. 調整腎上腺皮質功能、促進腸胃功能、增進消化吸收	1. 左宮門很痛 2. 足三里穴區壓按也很痛
吳茱萸湯	1. 胃中虛寒、食穀欲嘔、胸膈滿悶，或胃脘痛、吞酸嘈雜 2. 頭痛或眩暈、巔頂頭痛，嘔吐或嗌酸水，畏寒肢涼 3. 少陰吐利，手足厥冷、煩躁、乾嘔、吐涎、頭痛	1. 右空門很痛 2. 太衝穴區壓按也很痛

太衝穴

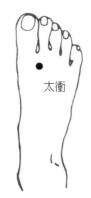

太衝

足三里穴

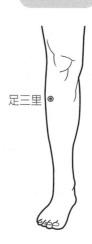

足三里

✚ 知識補充站

　　關於理中丸加減方之辨證及運用：

1. 桂枝人參湯：理中丸加桂枝，養護消化道，助益消化道黏膜下相關淋巴組織。治脾胃虛寒，兼有外感表證，瀉利不止、心下痞鞕、發熱惡寒。

2. 附子理中丸：理中丸加附子，治脾胃陽虛、陰寒較重、霍亂吐利轉筋、脘腹冷痛、脈微肢厥，舌淡苔白滑。

　　嘔逆嚴重者，吳茱萸湯宜冷服，防範導致格拒嘔吐。若服後出現胸中難受、嘔吐、頭痛、眩暈反應者，約半小時即可消失；因此服藥後宜休息，可減輕反應。若屬鬱熱胃疼、熱性吞酸吐苦、肝陽上亢之頭痛者，應禁用。

10-6-4 溫中氣劑：大建中湯、小建中湯

1. 大建中湯

(1) 組成：蜀椒二合、乾薑四兩、人參二兩。

(2) 煮服法：以水四升，煮取二升，去渣，納膠飴一升，微火煎取一升半，分溫再服，如一炊傾，如飲粥二升，後更服，當一日食糜粥，溫覆之。

(3) 功用：溫中補虛、降逆止痛。促進消化液分泌、改善胃腸功能、增強抵抗力、健胃、止嘔、強心、止痛，抗胃潰瘍、抗休克、驅風、驅蛔。

(4) 主治：
　①心中大寒痛、嘔不能食、腹中寒氣上衝皮起、見有頭足、上下痛而不可觸近、舌苔白滑、脈細緊、甚則肢厥脈伏、或腹中轆轆有聲。
　②急慢性胃腸炎、胃下垂、泄瀉、腸疝痛、腸管狹窄、腸梗阻、消化性潰瘍、蛔蟲引起腹痛。
　③各種心力衰竭、心肌梗塞、高血壓、肺心病、肺炎。
　④中毒性休克、關節炎、神經性頭痛、神經性嘔吐、偏頭痛、孕吐。

(5) 注意事項：
　①若屬實熱內結、濕熱積滯、陰虛氣滯之腹痛者，忌用。非虛寒腹痛或急性炎症忌用。
　②不宜久服中病即止，防口乾舌燥。
　③服藥後痛止病減，宜食糜粥養胃氣。注意衣被防外寒入裏而復發。

2. 小建中湯

(1) 組成：芍藥六兩，桂枝、生薑各三兩，灸甘草二兩、大棗十二枚、飴糖一升。

(2) 煮服法：
　①上六味，以水七升，先煮五味，取三升，去渣，內飴，更上微火消解，溫服一升，日三服。
　②將前五味藥水煎二次，取汁後加入飴糖，微火溶解，分二次溫服。

(3) 功用：溫中補益，和裏緩急。兼溫中補虛、緩急止痛，調和陰陽、柔肝理脾之功，能解痙鎮痛、抗胃潰瘍、保護胃黏膜、調節胃酸分泌等。

(4) 主治：
　①虛勞裏急腹中時痛，溫按則痛減，舌淡苔白，脈細弦或緩；或心中動悸、虛煩不寧、面色無華；或四肢痠楚、手足煩熱、咽乾舌燥。
　②胃、十二指腸潰瘍、慢性腸胃炎、慢性肝炎、溶血性黃疸。
　③神經衰弱、心律不整、發熱、遺精、自汗、盜汗、泄瀉、暈眩。
　④兒童體質虛弱、夜啼、夜尿，婦女虛勞、更年期障礙、習慣性便秘、缺鐵性貧血、再生障礙性貧血。

(5) 注意事項：
　①虛勞病、氣血兩虛者，宜用本方。
　②實熱、陰虛內熱之胃脘痛者忌用。
　③外感者慎用；嘔吐及中滿者慎用。
　④痰濕者慎用，氣血鬱瘀者慎用。

小博士 解說

　　小建中湯治脾虛肝乘引起之腹痛（上腹部），且喜溫喜按。小建中湯甘溫，嘔吐、吐蛔及中滿者忌用。黃耆建中湯是小建中湯加黃耆，治虛勞裏急、諸不足。當歸建中湯是小建中湯加當歸，治產後虛羸、腹中疝痛、呼吸減少或小腹拘急痛引腹背、不能飲食。

大建中湯與小建中湯之比較

藥方	適應症與應用	主要壓診治療穴
大建中湯	1. 增強胃腸蠕動，促使腸道氣體排出，改善腸蠕動不良、消化不良、食慾不振 2. 腸弛緩症、胃下垂、腎結石、膽結石等 3. 消化性潰瘍引起的腹痛、嘔吐、下痢	1. 壓按右空門痛，左宮門很痛 2. 太衝穴與內關穴區壓按皆痛
小建中湯	1. 增強心肌收縮力，緩解平滑肌痙攣 2. 改善慢性腸胃炎、胃下垂，紓解三叉神經痛、心悸亢進、偏頭痛、黃疸、低血壓、腳氣、膽石症 3. 婦女諸證，及男性陽痿遺精等性功能障礙	1. 右空門痛，左宮門稍痛 2. 足三里穴與內關穴區壓按皆痛

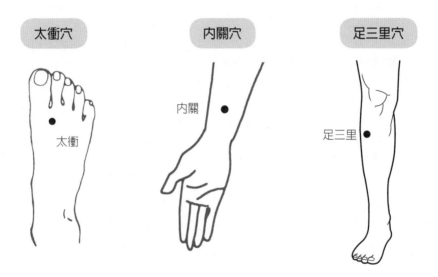

太衝穴　　　內關穴　　　足三里穴

太衝　　　內關　　　足三里

✛ 知識補充站

　　辰時（7:00 am～9:00 am）是脾經脈時辰，是一天開始工作、讀書的時間，小建中湯、黃耆建中湯、當歸建中湯、甘草乾薑湯、大青龍湯、小青龍湯、五苓散等，適證啟動交感神經，最適合活動能力不足者。辰時的重要性，在於服藥加強五臟六腑循環功能與活動能力，另方面則排除體內的障礙。

　　亥時（9:00 pm～11:00 pm）是膽經脈時辰，也非常重要，尤其針對腦部、心臟與肝臟過度勞累者，一是在此時辰服藥維護五臟六腑，讓身心獲得休養生息，再者，不要再熬夜了，這是該睡覺休息的時候！

10-6-5 救逆氣劑：四逆湯、參附湯、腎氣丸

1. 四逆湯

(1) 組成：附子一枚、炙甘草二兩、乾薑一兩半。

(2) 煮服法：附子先煎一小時，再加餘藥同煎，取汁溫服。身強體壯者可用大附子一枚、乾薑三兩。

(3) 功用：溫經逐寒，回陽救逆。有強心、抗休克、鎮痛消炎、鎮靜解熱、增加冠脈流量、升血壓、抗休克，促進腎上腺皮質功能、抗脂質過氧化、調節免疫活性的綜合反應等作用。

(4) 主治：
①太陽病誤汗亡陽，四肢厥逆、惡寒倦臥、嘔吐不渴、腹痛下痢、神衰欲寐、舌苔白滑、脈沉細如無。
②尤宜救急誤汗或大汗淋漓所致亡陽危證，或急性病大汗造成虛脫者。
③心肌梗塞、心衰、肺炎、肺心病。
④急慢性腸胃炎，吐瀉過度、胃下垂、關節炎、水腫、中毒性休克。

(5) 注意事項：若陰寒內盛，如熱藥入口即吐，格拒不納者，真熱假寒者禁用；厥者禁用。

2. 參附湯

(1) 組成：人參一兩、炮附子五錢。

(2) 煮服法：水煎溫服。

(3) 功用：回陽、益氣、救脫。能強心，抗心律失常、血小板聚集及心肌缺血、促進血行、提升免疫力。

(4) 主治：
①手足厥逆汗出、呼吸微弱、脈微，腹痛自利、寒證急性腸胃炎。
②心力衰竭、休克、心律失常、雷諾氏病、慢性肝炎、腦梗塞。
③產後或月經暴行崩注、血脫。

(5) 注意事項：方中人參不可以黨參代替，以免延誤病情。不宜久服，或一次大量服；外感慎用。

3. 腎氣丸

(1) 組成：熟地黃、桂枝、附子炮、牛膝各一兩半，山藥、山茱萸、澤瀉、茯苓、丹皮、車前子各三兩。

(2) 煮服法：研細末煉蜜和丸梧桐子大，酒下十五丸，加至二十丸，日再服。

(3) 功用：補腎助陽、利水消腫。有提高免疫力、增強內分泌功能、促進及調整水液代謝等作用。

(4) 主治：
①腎氣不足引起水腫、腰重腳腫、肢體畏寒、少腹拘急、少尿或頻尿，舌質淡胖，苔薄白，脈沉細無力。
②腎陽虛致腰膝痠軟、遺精、陽痿、精少、畸形精子過多或動力異常、夜尿頻數、房室勞傷、不孕症。
③痰飲喘咳、甲狀腺功能低下、前列腺肥大、慢性尿道炎、尿瀦留、糖尿病、消渴、久泄、飲一溲一。
④慢性腎炎、高血壓、低血壓、慢性支氣管炎、老年性白內障、神經衰弱、健忘症、坐骨神經痛。

(5) 注意事項：陰虛火旺、實熱傷津者慎用。

小博士 解說

「腸躁症」與「下利虛極」多伴有慢性消化道症狀，與胃腸功能失調有關；以及胃食道逆流、消化性潰瘍、非潰瘍性消化道運動感覺異常等，常肇因於生活作息失調；在非出血狀況下，可透過中藥與針灸，調節腸道神經系統與自律神經系統，改善症狀。

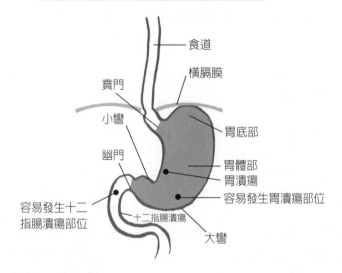

胃及十二指腸容易發生潰瘍的部位

食道
橫膈膜
賁門
小彎
胃底部
幽門
胃體部
胃潰瘍
容易發生十二
指腸潰瘍部位
容易發生胃潰瘍部位
十二指腸潰瘍
大彎

四逆湯、參附湯與腎氣丸之比較

藥方	適應症與應用	主要壓診治療穴
四逆湯	1. 逐寒救逆、興奮神經、增進體溫，回復四肢厥逆、強化全身機能 2. 急性腸胃炎、急性病大汗後、心肌梗塞、休克、急性心衰、腸熱、霍亂、下利、陰疽、陰證浮腫	1. 右液門、左宮門很痛 2. 中極穴區壓按很痛
參附湯	1. 氣虛，手足厥逆、汗出、呼吸微弱、脈微 2. 腹痛自利、生產或月經大失血	1. 右液門、左宮門很痛 2. 中脘穴區壓按很痛
腎氣丸	1. 治腎氣不足、腰腳痠軟、水腫腳氣、畏寒、少腹拘急、消渴、久泄、閉癃或頻尿 2. 慢性腎炎、甲狀腺功能低下、糖尿病、高血壓、神經衰弱、慢性支氣管哮喘、前列腺肥大、性功能失調、精少症、房勞	1. 右液門、左宮門很痛 2. 京門穴區壓按很痛

✚ 知識補充站

《溫病條辨》：「三神丸治久痢傷腎，下焦不固。」源自四神丸（破故紙、五味子、肉荳蔻、吳茱萸、鹽湯、大棗、生薑），臨臥鹽湯下，治腎瀉脾瀉（腎瀉，五更時瀉。脾瀉，不痛而瀉）。人參烏梅湯治久痢傷陰，救陰兼護脾胃。源自四神湯（淮山、芡實、蓮子、茯苓）健脾利濕，養益胃腸。

10-6-6 調補血劑：四物湯、當歸補血湯

1. 四物湯

(1) 組成：當歸、川芎、白芍、熟地黃各等分。

(2) 煮服法：①用水煎服，一劑煎三次，早、午、晚空腹熱服。②以上為粗末，每服三錢，水一盞半，煎至七分，空心熱服。

(3) 功用：補血調血。補血，能改善血液循環、鎮痛、鎮靜、調節子宮功能、調節免疫功能等作用，以及能補充微量元素、磷脂和維生素等。

(4) 主治：
①面色無華、衝任虛損、臍腹疼痛、崩中漏下，及產後惡露不下，一切血虛，舌淡，脈細弦或細濇。
②貧血、痛經、閉經、月經失調、帶下、不孕症、更年期障礙、功能性子宮出血、流產、子宮外孕術後調理、產前產後諸病。
③血管神經性頭痛、蕁麻疹、搔癢症、皮膚病、膝關節滑膜炎。
④坐骨神經痛、跌打損傷、肩周炎、低鈣性抽搐症、腎炎。

(5) 注意事項：
①脾胃虛弱、運化無力、食少便溏者慎用。小兒體嫩弱用量宜輕。

②體質燥熱、腸胃消化不良，身體有發炎狀態如腸胃炎者不宜。
③陰虛血熱忌用；孕婦慎用。
④宜月經結束後服用，以防血崩。

2. 當歸補血湯

(1) 組成：黃耆一兩、當歸二錢。

(2) 煮服法：粗末，水煎服，一劑煎三次，早、午、晚空腹時服。

(3) 功用：補氣生血。
①保護心肌防肝損傷、預防血栓形成、改善免疫功能及血液流變性。
②促進蛋白質核酸合成，增加體內鐵、鋅、錳、銅等元素之含量。
③促進內皮細胞增殖，和表面黏附分子的功能活性狀態，促使幹細胞增殖與分化，進而參與造血。

(4) 主治：
①勞倦內傷，氣弱血虛，陽浮外越。
②肌熱面赤、煩渴欲飲、脈洪大而虛，重按無力。
③婦人經期、產後虛發熱頭痛。
④提高機體免疫力、促進造血功能，改善缺鐵性貧血、白血球減少症、過敏性紫癜、創口瘉合不良。

(5) 注意事項：黃耆五倍於當歸，取「血脫者益其氣」和「有形之血，生於無形之氣」。陰虛潮熱忌用；濕熱慎用。

小博士 解說

　　四物湯具有促進成骨細胞成熟、軟骨細胞及骨質生長、軟骨破壞的修復、抗缺氧和抗自由基損傷作用；但脾胃虛弱者，宜配少量砂仁、豆蔻仁；產後大出血，不可單用四物湯，須加用補氣藥如人參、黃耆等。平時有便秘、口乾舌燥、好長痘疹者，單服四物湯可能使冒痘和燥熱狀況加重。同時，生理期異常，都提前或排卵期會出血者，要慎用四物湯。子宮肌瘤患者，也不宜；包括有四物湯的十全大補湯和八珍湯都不宜。

四物湯與當歸補血湯之比較

藥方	適應症與應用	主要壓診治療穴
四物湯	1. 補血調經聖品，改善面色無華、衝任虛損、月水不調、臍腹疼痛、崩中漏下、腳氣 2. 產後惡露不下、一切血虛 3. 調節自律神經失調、舒緩神經性頭痛、高血壓	1. 左、右液門皆痛 2. 內關穴區壓按很痛
當歸補血湯	1. 調理更年期綜合症妙方，改善勞倦內傷、氣弱血虛 2. 肌熱面赤、煩渴欲飲、脈洪大而虛，重按無力 3. 婦人經行、產後血虛發熱頭痛，或瘡瘍潰後久不癒合	1. 左、右液門皆很痛 2. 三陰交穴區壓按很痛

✚ 知識補充站

　　四物湯、當歸補血湯與歸脾湯三方都是補血之劑，組成中都有川芎、芍藥與地黃。臉上觀診，三方都是兩眼之間的心區枯黯，其次是鼻頭、鼻骨與兩眉之間的色澤不良。三方的臉部觀診辨證如下：

1. 四物湯，兩眼間心區枯黯，鼻骨肝區色澤灰黯，嚴重者青紫，鼻頭脾區灰黯無澤；衝任虛損，面色無華、臉色少有光彩。多長期活動量不足、手腳乏力、腦力不濟。

2. 當歸補血湯，兩眉間肺區青灰黯，少有光澤，兩眼間心區枯黯，鼻骨肝區灰黯青紫，多長期用腦又手忙腳亂者，其心肝過勞、不眠不休、勞倦內傷。

3. 歸脾湯，兩眼間的心區枯黯，嚴重者紫黑，鼻頭脾區和鼻翼兩側胃區灰黯無澤，多手腳活動不足，且思慮過度、勞傷心脾。

　　患者如果只有兩眉間色澤不良，兩眼間、鼻頭與鼻骨等部位色澤光亮、膚色正常，則非解表劑不可，依證如荊防敗毒散、人參敗毒散、參蘇飲……等。

10-6-7 補氣血劑：歸脾湯、復元活血湯

1. 歸脾湯

(1) 組成：龍眼肉、茯神、炒酸棗仁、白朮各一兩，人參、黃耆、木香各半兩，炙甘草二錢半，當歸、遠志各一錢。

(2) 煮服法：共為粗末，每服四錢，水一盞半，加生薑五片，棗子一枚，煎至七分，去渣，溫服，不拘時。

(3) 功用：益氣補血、健脾養心。能強心、增進造血功能、提升免疫力、抗休克、調節中樞神經功能、強壯等。

(4) 主治：
①心脾氣血兩虛，心悸怔忡、健忘不眠、盜汗虛熱、食少體倦、面色萎黃、舌質淡、苔薄白、脈細弱。
②脾不統血、皮下紫癜、血小板減少性紫癜、再生障礙性貧血、便血。
③婦女帶下崩漏、月經不調、量多色淡或淋漓不止、更年期綜合症、不明出血、白血病、遺精陽痿。
④心臟病、神經衰弱、胃及十二指腸潰瘍出血。

(5) 注意事項：兼有內熱的出血證或失眠，或口乾、鼻燥、便秘及外感風寒者慎用。陰虛脈數者忌用。

2. 復元活血湯

(1) 組成：大黃、柴胡各半兩，栝蔞根、當歸各三錢，紅花、甘草、山甲各二錢，桃仁五十個。

(2) 煮服法：水煎服，服藥後以利為度，即瘀血已下，免傷正氣。

(3) 功用：活血祛瘀、疏肝通絡。具有擴張血管、改善微循環、影響免疫功能、抑制血小板聚集、抗血栓形成、促進纖維蛋白溶解、抗炎、鎮痛、鎮靜等作用。

(4) 主治：
①跌打損傷，瘀血留脇下痛不可忍，骨折、肱二頭肌炎、外傷血腫。
②肋間神經痛、肋軟骨炎、軟組織扭傷、胸脇腫痛刺痛。
③血栓靜脈炎、高血脂、麻痺性腸梗阻、乳腺增生。

(5) 注意事項：孕婦忌用，婦女生理期慎用。正氣虛者慎用。

小博士 解說

　　復元活血湯加桂枝、薑黃，以引至上肢，多併見虛弱證；壓按右天樞穴比左天樞穴痛。瘀傷在下肢，復元活血湯加牛膝、木瓜，以引至下肢，多瘀滯實證；壓按左天樞穴比右天樞穴痛。配合針砭小腿的血絡，可加強療效。

　　《金匱要略》：「新產婦人有三病，一者病痙，二者病鬱冒，三者大便難。新產血虛，多汗出，喜中風，故令病痙；亡血復汗，寒多，故令鬱冒；亡津液，胃燥，故大便難。」一者病痙，宜當歸補血湯類。二者病鬱冒，宜歸脾湯類。三者大便難，宜四物湯類。從三陽欲解時辰觀新產婦之三病，少陽病欲解時辰（3:00 am ～9:00 am），清晨多病鬱冒（頭腦）；太陽病欲解時辰（9:00 am ～3:00 pm），正午多病痙（肢體）；陽明病欲解時辰（3:00 pm ～9:00 pm），多病大便難（排泄）。

歸脾湯與復元活血湯之比較

藥方	適應症與應用	主要壓診治療穴
歸脾湯	1. 思慮過度而心血不足、怔忡心悸、健忘不眠、盜汗虛熱、肢體倦怠、婦女崩漏、貧血、便血 2. 氣血雙補，改善食少體虛、怠情嗜臥、面色萎黃、皮下紫癜，舌質淡、苔薄白、脾脈細弱	1. 右液門較痛 2. 三陰交穴區壓按很痛
復元活血湯	1. 跌打損傷，瘀血留於脅下痛不可忍，肝脈弦緊 2. 肋間神經痛、肋軟骨炎、胸脅挫傷、乳腺增生等屬瘀血停滯之證	1. 左液門很痛 2. 坵墟穴區壓按很痛

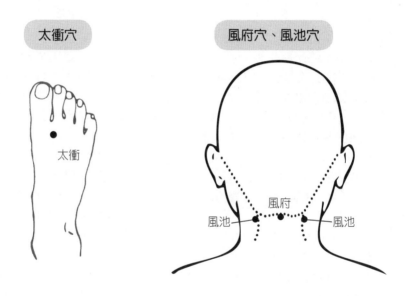

太衝穴

太衝

風府穴、風池穴

風府

風池　　風池

＋ 知識補充站

　　補血湯類生津液以養氣血。婦女病鬱冒主要服藥與針灸治療的時間是中午以前，尤宜在清晨，宜歸脾湯。若「腰以下腫，當利小便」宜小柴胡湯、五苓散、真武湯、歸脾湯等，以期門與太衝反應最強烈，為診治要穴。病痙主要服藥與針灸治療的時間是在白天，尤宜在中午，「腰以上腫，當發汗乃愈」，宜桂枝湯、葛根湯、柴胡桂枝湯、當歸補血湯、歸脾湯等，診治要穴為風府與風池穴，針灸反應最強烈。調理過勞有五寶，工作過勞者多需補氣，如補中益氣湯；生活過勞者多需補陽，如腎氣丸；家事過勞者，多宜補血，如歸脾湯、酸棗仁湯和補陽還五湯等。

10-6-8 祛瘀血劑：溫經湯、桂枝茯苓丸

1. 溫經湯

(1) 組成：吳茱萸、當歸各三兩，芍藥、川芎、人參、桂枝、阿膠、牡丹皮、甘草各二兩，麥冬一升、半夏半升、生薑二片。

(2) 煮服法：水煎服，分溫三服。

(3) 功用：活血祛瘀、溫經散寒、益氣養血。降低催乳素量，促進黃體生成素分泌。

(4) 主治：

　①衝任虛寒，瘀血阻滯。月經失調，經期不準或逾期不止，或一月再行，或閉經，舌淡苔白、脈沉緊。

　②功能性子宮出血、盆腔炎、陰道炎、白帶、宮冷、子宮內膜異位、不孕症、習慣性流產、更年期障礙。

　③傍晚發熱、手心煩熱、口唇乾燥、少腹裏急、腹滿不舒、小腹冷痛。

(5) 注意事項：

　①崩漏者服藥後，如出血增加，此為瘀血排出，屬正常現象。

　②更年期患者須婦檢，且須排除腫瘤等疾病。實證瘀血（腹有硬塊）者忌用；胃虛氣弱慎用。

2. 桂枝茯苓丸

(1) 組成：桂枝、茯苓、丹皮、桃仁、芍藥各等分。

(2) 煮服法：研為粉末煉蜜為丸，每日食前服約 3 克；亦可作湯劑水煎服。

(3) 功用：活血化瘀、消積散癥。

　①能鎮靜鎮痛、抗炎消腫、化癥消積，促使血腫消散和吸收、增加脾內巨噬細胞、增強吞食能力。

　②降低血液黏稠度，改善血液循環，抑制血小板聚集、預防瀰漫性血管內凝血、通暢腹腔與下肢血脈、改善輕度靜脈曲張。

(4) 主治：

　①婦人腹宿有癥塊按之痛，腹攣急。

　②瘀血留結胞宮、妊娠胎動不安、漏下不止、惡露不盡、腹痛拒按。

　③調節子宮機能、婦女經期綜合症、子宮肌瘤、慢性盆腔炎、輸卵管炎、卵巢囊腫或多囊性、子宮內膜炎、子宮內膜異位、更年期障礙、不孕症、子宮外孕、帶下。

　④前列腺增生、慢性前列腺炎、跌打損傷、皮膚病、眼疾、凍傷。

(5) 注意事項：

　①胃虛氣弱忌用；孕婦須於醫師診治下使用，以免誤服而傷胎元。

　②少數病例服用本方，證見輕度腹脹或便秘之副作用。

小博士解說

　　溫經湯養益消化道，消化道大部分是由第十對腦神經副交感神經所控制。血府逐瘀湯、丹參飲、復元活血湯、生化湯等養護大腸後半部位，此是由骶骨神經叢的副交感神經所控制。溫經湯、大黃甘遂湯、膠艾湯、白頭翁加甘草阿膠湯等，養護副交感神經；取阿膠甘平，滋陰潤燥，含多種胺基酸，促進血中血紅蛋白生成，優於鐵劑，維護腸道神經系統功能，促使消化腺分泌與消化道蠕動。

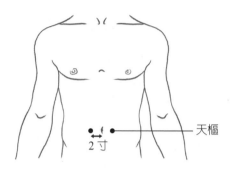

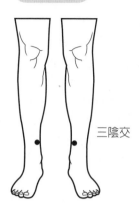

溫經湯與桂枝茯苓丸之比較

藥方	適應症與應用	主要壓診治療穴
溫經湯	1. 為治月經失調的要方。子宮發育不良、月經不調、經期不順、經停不至或淋漓不止 2. 少腹裏急、腹滿不舒、小腹冷痛、受孕困難或習慣性流產 3. 卵巢囊腫、更年期諸證，傍晚發熱、手心煩熱、唇口乾燥	1. 左、右液門皆痛 2. 太衝穴區壓按也痛
桂枝茯苓丸	1. 化癥積之常用方。調節子宮的機能、婦人腹宿有癥塊，按之痛，腹攣急 2. 妊娠胎動不安、漏下不止，血色紫黑暗，腹痛拒按，經閉腹脹痛、產後惡露不盡 3. 臨證腹痛拒按很重要，反映出有形癥積的阻滯，例如子宮肌瘤	1. 左液門較痛 2. 三陰交穴與坵墟穴區壓按皆痛

➕ 知識補充站

　　子宮後穹窿完全阻塞，或卵巢沾黏性子宮內膜異位，重者要大承氣湯或當歸生薑羊肉湯；大承氣湯著重改善腰骶部的副交感神經（排泄）問題，當歸生薑羊肉湯著重於調節頭頸部的副交感神經（消化吸收）問題。右天樞與左天樞主診排泄狀況，右天樞主診升結腸與橫結腸前半部分，虛弱軟塌者宜溫經湯、四逆加人參湯、八味腎氣丸、薯蕷丸等；左天樞主診降結腸與乙狀結腸，硬滿多實證宜血府逐瘀湯、丹參飲、復元活血湯，或生化湯等，極能養護婦女更年期後的心臟功能。

10-6-9 化瘀血劑：生化湯

生化湯

(1) 組成：當歸八錢、川芎三錢、桃仁十四枚、乾薑五分、炙甘草五分。

(2) 煮服法：黃酒、水各半煎服。或水煎服。

(3) 功用：活血化瘀，溫經止痛。促進瘀血流動、散寒止痛，改善血液循環、抗凝血，調節子宮的機能、消炎、鎮痛、增強免疫功能。

　①加強子宮收縮，提高泌乳量與受胎率，及抗炎、鎮痛、抗血栓、抑制血小板聚集、擴張血管。

　②對子宮有雙向調節作用，若子宮增生時可使其減重與回縮，但當卵巢功能低時能代償卵巢的部分功能，防止子宮萎縮，同時能增強子宮對雌激素的敏感性。

(4) 主治：

　①產後調理，產後血虛受寒、惡露不行、小腹冷痛、慢性子宮內膜炎、人工流產後出血不止、產後子宮收縮不良及收縮痛。

　②子宮肌瘤及子宮肥大症、子宮外孕、子宮內膜炎、產後惡露不淨、產後乳汁過少、胎死腹中、引產。

　③此湯應用廣泛，小產、正產、人工流產、藥物流產皆可依證應用。

(5) 注意事項：不可視為產後養血調經之必用方。寒甚，小腹冷痛者生化湯宜加人參。血熱瘀滯忌服。

小博士 解說

　　惡露不是排愈多愈好，惡露來自妊娠組織與胎盤，產後一週，惡露就大致排泄乾淨；剖腹產者，手術時即會清除絕大部分的惡露，因此排出的惡露量相對較少，即使沒有服用生化湯，多數剖腹產婦亦可順利排出惡露；否則，產婦惡露本要結束，喝生化湯又開始出血，因此對剖腹產者而言，生化湯並非必要不可。

　　《溫病條辨》：「近見產婦腹痛，醫者並不問拒按喜按，一概以生化湯從事，甚至病家亦不延醫，每至產後，必服生化湯十數帖，成陰虛勞病。再如達生湯下，『懷孕九月後服，多服尤妙』，所謂天下本無事，庸人自擾之矣！豈有不問孕婦之身體脈象，一概投藥之理乎？假如沉濇之脈，服達生湯則可，若流利洪滑之脈，血中之氣本旺，血分溫暖，何可再用辛走氣乎？必致產後下血過多而成痙厥矣。」產婦腹痛，喜按即補絡，法當以枳實芍藥散；假令不愈者，此為腹中有瘀血著臍下，腹痛拒按則化瘀，宜下瘀血湯主之。

常用去腹中瘀滯三方之比較

藥方	生化湯	達生散	回生丹
組成	當歸八錢，川芎、炮薑、炙甘草各一錢半，桃仁一錢	大腹皮六錢，歸身尾酒洗、芍藥酒炒、白朮土炒各二錢，人參、陳皮、紫蘇莖葉各一錢、炙甘草四錢	大黃末一斤、蘇木一兩半煎取汁、紅花二兩好酒煮滾取汁、黑豆五兩煮取汁，當歸、川芎、熟地黃、白茯苓、蒼朮、香附米、烏藥、玄胡索、桃仁、蒲黃、牛膝各一兩，白芍、甘草、陳皮、木香、三稜、五靈脂、羌活、地榆、山茱萸各四錢，人參、白朮、青皮、木瓜各三錢，良薑三錢半，乳香、沒藥各一錢
煮服法	酒與水各半煎，或水煎	入青蔥五葉，加枳殼、砂仁七個，以水煎，食後服於八、九個月服十數帖甚得力	大黃末米醋攪勻，以文武火熬膏，如此二遍，次下紅花酒、蘇木湯、黑豆汁攪開，再熬成膏取出。如有鍋巴，再焙乾，與其餘藥物共為細末，用大黃膏為丸，如彈子大，每服一丸，酒頓化，通口服
主治	1. 產後惡露不行，瘀血內阻挾寒常用方 2. 調節子宮收縮、排除宮內未剝離的黏膜或血塊 3. 促使惡露排出，防產後腹痛及產褥感染、預防血栓形成	1. 孕婦氣血不足 2. 胎氣不調	1. 治孕婦調養失宜、勞復胎動，或胎漏、惡露時下 2. 產時未至惡露先下、喘促汗出 3. 臍腹冷痛、寒熱往來、產勞虛損、羸瘦盜汗、飲食不進 4. 兼治崩漏、帶下、經閉、月經不調

✚ 知識補充站

　　生化湯的應用在華人社會一向十分普遍，不論正產、小產、人工流產、藥物流產皆可依證給予相應的藥物。隨著醫療技術進步，除自然產外，剖腹產後醫師也會協助清除殘留的血塊與胎膜組織，後續自行排出的惡露量自然減少；對於子宮收縮不佳的產婦，也會投以宮縮藥，所以是否服用生化湯？服用時機、天數……等等都須斟酌。生化湯藥性偏溫，適用於體質虛寒、傷口癒合緩慢的產婦，可協助產後子宮癒合。如果產後經專業醫師辨證屬於陰虛火旺、瘀熱內結之產婦，或產後大出血、骨盆腔感染、植入性胎盤者，都不適合服用生化湯原方，建議經醫師診斷後，針對個人體質與當時狀況作配方加減調整。

10-6-10 行順氣劑：五積散、半夏天麻白朮湯

1. 五積散

(1) 組成：蒼朮二十四兩、桔梗十二兩，陳皮、枳殼、麻黃各六兩，乾薑、厚朴各四兩，白芷、川芎、炙甘草、茯苓、當歸、肉桂、白芍、半夏各三兩。

(2) 煮服法：除作散劑外，亦作湯劑，水煎服，其劑量按原方比例酌予增減。

(3) 功用：發表溫裏，順氣化痰，活血消積。

(4) 主治：
①寒、食、氣、血、痰等五積，外感風寒，內傷生冷，身熱無汗，頭痛身疼，項背拘急，胸滿惡食，嘔吐腹痛。
②婦女產後發熱、帶下、痛經，血氣不和、心腹疼痛、月經不調，舌淡苔厚膩，脈緩弱。
③神經性頭痛、三叉神經痛，老年性皮膚搔癢症，胃腸型感冒，胃痛，泄瀉，心腹諸痛，跌打損傷，腰膝冷痛。

(5) 注意事項：陰虛、濕熱者不宜。服藥期間忌食生冷、油膩食物。

2. 半夏天麻白朮湯

(1) 組成：白朮三錢、半夏一錢五分，天麻、橘紅、茯苓各一錢，甘草五分、生薑二至三片、大棗三至五枚。

(2) 煮服法：水煎服。

(3) 功用：化痰熄風，健脾燥濕。具有擴張血管、鎮靜、抗驚、鎮痛、降壓、鎮咳、祛痰平喘、保肝利膽等作用。

(4) 主治：
①脾胃虛弱、痰濕內阻、風痰所致的眩暈頭痛、痰多胸悶、噁心嘔吐、痰唾稠黏、氣短懶言、四肢厥冷、不得安臥，舌苔白膩。
②耳源性眩暈、神經性眩暈、梅尼爾氏症候群。
③冠心病、中風、癲癇、神經衰弱、頭痛、偏頭痛、眩暈、嘔吐、高血壓、高血脂、動脈硬化、低血壓。
④胃弛緩、胃下垂，鼻蓄膿、鼻病。

(5) 注意事項：
①陰虛、肝陽上亢、化火動風引起的眩暈頭痛者，忌用。外感風寒慎用。
②天麻及半夏會引起過敏及毒性反應。

小博士 解說

五積散加減方之運用，表寒重者，肉桂改為桂枝；表寒輕者，去麻黃、白芷；裏寒重者，加吳茱萸；氣虛去枳殼、陳皮，加黨參、白朮；傷食重加山楂、神麴；無血瘀者去川芎、當歸；痛經者，加延胡索、烏藥、木香、艾葉。

半夏白朮天麻湯，頭痛甚者白朮減一錢加蔓荊子，治痰厥頭痛、胸膈多痰，動則眩暈；加黃柏、蒼朮、澤瀉、乾薑、人參、黃耆、神麴、麥芽，治痰厥頭痛。

《傷寒論》：「先治吐涎沫，小青龍湯」與「涎沫止才治痞，瀉心湯」，此二湯方先肺（呼吸）後脾胃（飲食）。半下天麻白朮湯與瀉心湯（治心下痞，亦治霍亂），助益胸管回流心臟，改進腹腔脈管循環，包括食道、胃、下腔靜脈系統等，進而療治痞證。

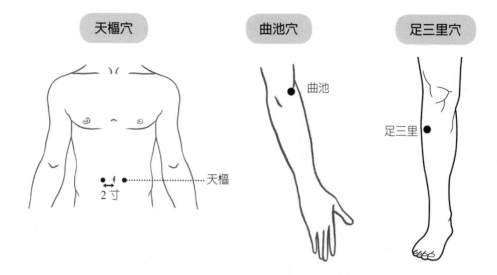

五積散與半夏天麻白朮湯之比較

藥方	適應症與應用	主要壓診治療穴
五積散	1. 寒、食、氣、血、痰等五積 2. 外感風寒，內傷生冷，身熱無汗，頭痛身疼，項背拘急，胸滿惡食，嘔吐腹痛 3. 婦女血氣不和，心腹疼痛，月經不調，舌淡苔厚膩，脈緩弱	1. 左液門較痛 2. 左天樞穴區壓按較痛
半夏天麻白朮湯	1. 風痰所致眩暈頭痛、痰多胸悶、舌苔白膩 2. 習慣性頭痛、眩暈，胃腸虛弱者患高血壓而頭痛眩暈、食後備感疲倦且昏昏欲睡	1. 右液門較痛 2. 右天樞穴區壓按較痛

✚ 知識補充站

　　橫膈膜與下食道括約肌為鄰，食道裂孔、主動脈裂孔、下腔靜脈裂孔橫膈膜三大裂孔中，下腔靜脈與胸管並駕齊驅上行，食道與主動脈往下走；胸管收集橫膈膜以下的淋巴，包括下肢的淋巴液，及收集腸胃的乳糜（來自乳糜槽的脂質營養）。瀉心湯（專治心下痞，亦治霍亂）與半夏天麻白朮湯專治此類厥心痛；如刺衛無傷榮，治衛氣之運行，宜曲池穴、足三里穴。

第 11 章

康復

張仲景、華佗、孫思邈等古代中醫名家，醫術神奇，仁心愛民，贏得世人千古傳頌。《圖解中醫學概論》承先延續千古流傳的中醫學命脈。

《內經·五常政大論》：「補上下者從之，治上下者逆之，以所在寒熱盛衰而調之。上取下取，內取外取，以求其過。能毒者以厚藥，不勝毒者以薄藥，此之謂也。氣反者，病在上，取之下，病在下，取之上，病在中，傍取之。治熱以寒，溫而行之，治寒以熱，涼而行之，治溫以清，冷而行之，治清以溫，熱而行之。故消之削之，吐之下之，『補之瀉之，久新同法』。」

「久病而不康者，應養之和之……，待其來復」，從醫學角度傳述「養生」和「康復」通則，重要例舉：

1. 三國時期華佗創編的「五禽戲」，堪稱運動療法的鼻祖。
2. 馬王堆漢墓出土的《導引圖》，繪有多種醫療體操，並註明各主治的疾病。
3. 唐代孫思邈之《備急千金要方》詳細闡述藥物、氣功、按摩等康復方法；王燾《外臺秘要》則強調飲食治療在疾病康復中的作用。

中醫康復學以「治未病」為原則，未病先防，既病防變，防治並重。健康恢復治療過程中，針對不同疾病，採取相應治療策略；運用藥物、針灸、推拿、導引、調攝情志、食療、傳統體育、娛樂、沐浴等多種療法，進行多元化治療；具有傳統、自然、選擇多、有效等特點：

1. 氣功導引功能訓練：呼吸吐吶，強化心肺功能，改善體質，增強免疫力。
2. 飲食藥物康復法：寓保健康復於吃、喝、玩、樂，調整體態，愉悅心情。
3. 針灸按摩康復法：透過穴道針灸、按摩、筋骨導引按蹺，提高身心動能。

11-1 「桂枝湯」服後啜熱稀粥，再溫覆取微似汗

　　服藥的方法非常重要，中藥治病與調理，即使是蔬果、五穀雜糧，用於治病，也要注意食用方法，小學問，巧工夫，常見大奇蹟之療效。

　　《黃帝・內經》上、下卷一共只列示十三方藥方，其中以「半夏秫米湯」較為完整；衍伸至《傷寒論》之桂枝湯搭配「熱稀粥」、十棗湯配「糜粥」自養、三物白散進「冷、熱粥」，以及白虎湯、竹葉石膏湯的「米熟湯成」，都是「米」與「藥」的協同作業。為求發揮最佳療效，方法雖簡單，但不得輕忽，否則差之毫釐，失之千里。

　　《傷寒論》桂枝湯「服後啜熱稀粥，再溫覆取微似汗」，以及白虎加人參湯、竹葉石膏湯，主要在改善消化道整體運作，特別是影響消化道相關腺體功能。白虎加人參湯以米與藥同煮，知母性味較重，與米同煮以調和性味；竹葉石膏湯則先煮藥取藥汁後，再以藥汁煮米。兩者皆是米熟湯成，關鍵取決於米的營養成分要與藥完全融合。「覆杯則臥，汗出而已」有調理自律神經系統的概念，延伸出漢朝《傷寒論》服桂枝湯「溫覆令一時許，遍身漐漐，微似有汗者益佳，不可令如水流漓，病必不除」之指導方針。桂枝湯主要作用於消化道的黏膜下相關淋巴組織。現代科學中藥或藥粉型式桂枝湯可以較長時間服用，並可隨證調整服用的次數與劑量，同樣具有養護食道，改善消化道結構及功能之效。

　　「烏梅丸」治蚘厥與久利，300 枚烏梅用適量的醋浸泡一夜，待烏梅肉泡透，去核取梅肉。將烏梅肉放在五斗米上蒸煮，飯熟之後，取烏梅搗成泥，加細辛、蜀椒、桂枝、乾薑、附子、黃連、黃柏、當歸、人參等九味藥，加蜂蜜攪拌為泥，作丸如梧桐子大，首日三餐前服用十丸，隔天加一至三丸，五至七天每餐前加至二十丸，一天服用至六十丸，服用期間禁食生冷（生魚片、生菜沙拉、水果、冰品冷飲等）、滑物（糯米製品、果汁果凍、羹湯類等）、臭食（臭豆腐、榴槤、魚腥類等）。

小博士 解說

　　《溫病條辨》條文 4-8「熱飲」復脈湯；條文 2-19「冷服」香薷飲，熱服作瀉，是極端對比的例子。此二藥方之熱飲與冷服之法，相對於補肺阿膠湯食後溫服，饒富旨趣。補肺阿膠湯重用阿膠一兩五錢與糯米一兩，其他四味藥牛蒡子、炙甘草各二錢五分、馬兜鈴五錢與杏仁七個等，阿膠與糯米藥占約七成，更重要的是每服一、二錢細藥粉，水煎食後溫服，阿膠與糯米都磨成細藥粉，煮熟的時間比白虎湯、竹葉石膏湯短很多，加速吸收效果，助益胸腔生理作業更彰顯。

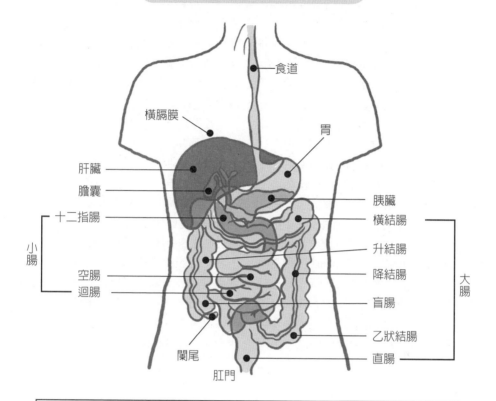

消化器官從口腔到肛門是一貫作業

食道

橫膈膜

胃

肝臟

膽囊

十二指腸

小腸

空腸

迴腸

闌尾

肛門

胰臟

橫結腸

升結腸

降結腸

盲腸

乙狀結腸

直腸

大腸

✚ 知識補充站

　　消化道全長約 7 公尺，表面積約 500 平方公尺：

1. 上部消化道：食道、胃、十二指腸。
2. 下部消化道：空腸、迴腸、大腸。
3. 加上周邊的臟器協同作業來進行消化性排泄。

　　烏梅性溫、味酸濇，生津止渴、斂肺濇腸、安蛔蟲。「烏梅丸」組成的十二味藥中，加了「米飯」一味，成為十三味，現代烏梅丸少了這一味，可以斟酌以成藥或科學中藥烏梅丸，服用之後，立即喝熱稀粥一碗，或伴於熱糜粥嚥下。烏梅丸是《傷寒論》中與麻仁丸一樣直接以開水服用的藥丸，不似大陷胸丸、抵當丸、理中丸等，需再煮過弄碎才服用。烏梅丸清胃腸的效果比大陷胸丸、抵當丸緩和很多，精彩的是「五斗」米與醋泡過一夜的「300 粒」烏梅肉一起蒸熟，如果少了這一環節，將大失仲景立方之原意。

11-2 「粥」是養生第一補品，熱稀粥為最

《黃帝‧內經》半夏秫米粥，延至今日，綠豆小米粥、紫米粥、八寶粥、桂圓粥、海鮮粥、狀元及第粥，都具滋養五臟之功。白粥加單方中藥，如桂枝湯配熱稀粥助藥力、三物白散配冷粥（利過不止）與熱粥（不利）、十棗湯配糜粥自養，都是養生珍品，小兵立大功的見證。

桂枝湯服一升後，再喝熱稀粥一升餘，助藥力（參考《傷寒論》條文 4.、414.）；十棗湯快下利後，糜粥自養，是下利後以「糜粥自養」，而忌食「生冷、黏滑、肉麵、五辛、酒酪、臭惡等物」。

麻黃湯，服後不必喝熱稀粥，但與桂枝湯一樣要覆取令微似汗，令「全身漐漐微似有汗」，緩慢地出汗。桂枝湯與麻黃湯都是溫服之，半夏散及湯是少少含嚥之，調胃承氣湯則是少少溫服之；不同於桂枝甘草湯與乾薑附子湯之頓服之，是稍快、稍微大口的溫熱服下，以溫熱胃腸、啟發蠕動。桂枝湯加熱稀粥，暖胃益腸，養護黏膜下相關淋巴組織，並養益消化道的副交感神經。麻黃湯的麻黃與杏仁，養護胃腸之效益大不如桂枝湯，但對心肺方面的交感神經則是較有幫助，再加上覆取令微似汗，雖然不必追加熱稀粥促汗，其「發汗」的效力比桂枝湯還強。

麻黃湯與桂枝湯的覆取令微似汗，「覆取」是仰臥姿勢蓋薄被，仰臥時，儲存於肝臟的血液量會隨之增加，肝臟體位上升（上緣比立姿的六、七肋提高到第四肋骨）、下降（下緣比立姿下降約四至十二公分），更促進肝門靜脈的循環；「溫覆令一時多」，不只是促動交感神經來發汗，更促進肝臟及肝門靜脈的循環。

小博士解說

桂枝湯開宗明義即敘明是和諧營氣、衛氣。營氣行於經脈內，衛氣行於經脈外，有如動脈運送營養，靜脈資源回收的概念，都是「氣」的運轉。十二經脈循行中，「橫膈膜」是胸腔臟器與腹腔臟器的結界，肝經脈屬肝絡膽之後，上「橫膈膜」屬肺；桂枝湯主治「鼻鳴」（呼吸系統的症狀）與「乾嘔」（消化系統的症狀），從經脈循行路徑來看，主司呼吸方面的肺經脈，從腹腔上行，通過橫膈膜才屬於肺，再經過上臂，終止於手大拇指與食指；肝經脈起於腳大拇趾叢毛之際，上行……，復從肝別貫「橫膈膜」上注肺。肝經脈屬寅時辰（3:00 am～5:00 am），肺經脈屬丑時辰（1:00 am～3:00 am）。鼻鳴是鼻腔不順暢，鼻腔的鼻液，每天分泌約 100 毫升，大部分會蒸發掉，有感染或空氣過度汙濁才會產生鼻涕；鼻涕產生之前，多會出現「鼻腔異樣」，鼻鳴就是其中一種。

烏梅丸與桂枝湯之比較

藥方	烏梅丸	桂枝湯
禁忌	生冷、黏滑、臭惡等物	生冷、黏滑、肉麵、五辛、酒酪、臭惡等物
服法	飯前服用	服用一升桂枝湯後，再服用一升餘熱稀粥
服後	散步走動	服完藥與熱稀粥以後，躺臥蓋薄棉被兩小時以上
療效	促進胃靜脈與下腔靜脈循環，養護整體消化系統	1. 藥與熱稀粥在體內融合，促進副交感神經循環 2. 薄棉被從外加溫，促進交感神經運作，以加速肝臟的血液循環

粥品對五臟的養生效果

五臟	粥品與其養生效果
肝	綠豆粥（消暑解毒）、紫米粥（散風除寒）、烏梅粥（止利消怒）
心	蓮子粥（安心助眠）、荷葉粥（寧神歡愉）、紅豆粥（清暢血管）
脾	桂圓粥（開心健脾）、紅棗粥（養顏美容）、山楂粥（健胃整腸）、蛋黃粥（強力益智）、蘿蔔粥（消脹除煩）
肺	百合粥（潤肺止咳）、銀耳粥（滋陰潤肺）、梨子粥（潤肺化痰）
腎	栗子粥（強腰補腎）、苡仁粥（除濕消腫）、核桃粥（烏髮強腎）、枸杞粥（養肝明目）、韭菜粥（溫暖腰膝）、山藥粥（益腎消腫）、冬瓜粥（利尿排毒）、赤小豆粥（消除水氣）

✚ 知識補充站

　　胸痛與肢節疼痛，可以分為動脈的疼痛與靜脈的疼痛，前者是越動越痛，後者是越動越不痛。動脈運送血液到各部位過程中，一旦堵住了，會嘗試要通過，動了但過不了就更痛。反之，靜脈要運血液回心臟，堵住了疼痛，活動後可以通過而減少疼痛，甚至不痛。前者以休息為主，如晚上疼痛，經過睡眠就不痛；後者要多動，醒來時痛，動一動就不痛。《傷寒論》柴胡加龍骨牡蠣湯與柴胡桂枝湯，針對肝經脈的腰痛，就是一治實證、一治虛證，實證是越動越痛，虛證則是動一動反而比較不痛。輔助治療虛證腰痛的主要穴是補太衝與太溪穴；治療實證腰痛的主要穴是瀉絕骨與飛揚穴。

11-3 「甘草乾薑湯」治腳攣急、厥逆吐逆

《傷寒論》條文 466.：「病（人）欲吐（嘔）者，不可下（攻之）。」治病要「因勢利導」，上者越（吐）之，下者竭之。《傷寒論》條文 241.：「無犯胃氣及上二焦必自愈。」要養益三焦，上焦以呼吸（天）氣為主，中焦以消化吸收（人）營養為主，下焦以排泄（地）二便為主。

《金匱要略》條文 294.「吐後，渴欲得水而貪飲者」，是胃蠕動較快，手腳心都燥熱，最合適的是以文蛤湯或代以五苓散治寒濕，或茯苓澤瀉湯治濕熱。

王燾《外臺秘要》，茯苓澤瀉湯加小麥一升，治消渴脈絕，胃反吐，以小麥加強療效；小麥性味甘微寒，亦用於治婦人臟躁證之甘麥大棗湯，同時補脾氣。若失水較多，體內微量礦物質也失衡，則宜文蛤湯。文蛤湯是大青龍湯去桂枝加文蛤，屬於發汗之劑，兼治微風、脈緊、頭痛。

《金匱要略》條文 292. 之大黃甘草湯緩中瀉火，治食已即吐與吐水，此為上食道括約肌痙攣（賁門症候群），食已即吐之火，乃上食道括約肌緊張以致痙。

《金匱要略》條文 291. 大半夏湯治胃反嘔吐，食入即吐之寒濕，是胃蠕動較慢，四肢冰冷。王燾《外臺秘要》大半夏湯治嘔而心下痞硬者，與瀉心湯輩一樣具養護食道與胃之效，宜刺激曲池穴、足三里穴，發揮止嘔之效。

臨床上，可先著手於《傷寒論》條文 368.：「微惡寒，腳攣急，厥逆，咽中乾，煩躁，吐逆，甘草乾薑湯以復其陽（溫上焦）。厥逆愈，足溫者，芍藥甘草湯與之，其腳（攣急）即伸（舒下焦）。胃氣不和讝語者，少與調胃承氣湯（和中焦）。若重發汗，四逆湯主之（調理三焦）。」此為運用複方的第一要領：理三焦。

1. 甘草乾薑湯調理上焦，治厥逆，手腳冰冷，是體液循環問題。
2. 芍藥甘草湯調理下焦，治腳攣急，手腳抽筋，是周圍神經問題。
3. 調胃承氣湯調理中焦，治讝語，胡言亂語，是中樞神經問題。
4. 四逆湯調理三焦，治陽氣大虛，虛弱無力，是內分泌失調問題。

從甘草乾薑湯到四逆湯，從理中丸到附子理中丸，兩者如出一轍；臨床上，理中丸與附子理中丸使用的機會較多，因為有人參、白朮，一如四君子湯，於臨床有更多元的加減方運用；大致上，甘草乾薑湯、四逆湯和調胃承氣湯多用於急證，非對證下藥不可。理中丸、附子理中丸和四君子湯，包括其加減方，用來防治慢性生活習慣疾病大有可為。

小博士 解說

單味藥加減運用，包括科學中藥或生藥，準備七味藥，裝在七個小瓶罐中，做成最簡單的複方，小心對證服用，記得「學而不思則罔」。(1) 人參（或黨參）、(2) 乾薑（或生薑）、(3) 炙甘草（或生甘草）、(4) 白朮、(5) 炮附子、(6) 大黃、(7) 芒硝，逐一檢視、審查，並記錄，理出頭緒，就能得心應手，觸類旁通。

《傷寒論》改善體液循環常用方之比較（傳統煮服法）

藥方	組成	煮服法	治療辨證及穴道
甘草乾薑湯	炙甘草四兩、炮乾薑二兩	水三升，煮取一升五合，去渣，分溫再服	1. 促進胸腔循環 2. 治咽中乾、煩躁吐逆 3. 右天樞穴、右下巨虛穴
芍藥甘草湯	芍藥四兩、甘草四兩	水三升，煮取一升五合，去渣，分溫再服	1. 促進腹腔循環 2. 治腳攣急 3. 左天樞穴、左下巨虛穴
調胃承氣湯	大黃四兩酒洗、甘草二兩、芒硝半升	水三升，煮取一升，去渣，內芒硝，更上火微煮令沸，少少溫服之	1. 促進胃腸循環 2. 治胃氣不和、譫語 3. 中脘穴、足三里穴
四逆湯	乾薑一兩半、炙甘草二兩、附子一枚	水三升，煮取一升二合，去渣，分溫再服。強人可加大附子一枚，乾薑三兩	1. 促進心腎循環 2. 治發汗過多 3. 中極穴、照海穴

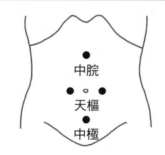

按摩中脘、天樞、中極整胃腸理氣

中脘

天樞

中極

✚ 知識補充站

　　《傷寒論》條文 368. 四味湯方，在日常生活中，調理得宜，能促進代謝，改善循環系統。甘草乾薑湯助益胸腔循環，芍藥甘草湯助益腹腔循環，調胃承氣湯助益胃腸循環，四逆湯助益心腎循環。《傷寒論》73.：「心下悸，欲得按者，桂枝甘草湯主之。」日常生活中，喜歡摸按自己肚子者，多心下虛痞，多數有喜歡吃甜點或零食之傾向，義式濃縮咖啡加肉桂、桂圓糯米粥等，有消虛痞之功，桂枝甘草湯更是一枝獨秀！

11-4 「半夏乾薑散」治乾嘔吐逆吐涎沫

生活起居、工作課業過勞，一時之間症狀百出，依據康復學基本理論，運用複方典範的要領，乃未病「先防」、既病「防變」，「治未病」原則要辨證用藥。覽讀《傷寒論》條文 368.、《金匱要略》條文 286.、287.、288.、289.。運用複方對初期慢性生活習慣病患者，有「治未病」之效，長期慢性生活習慣病患者，則有防止「變與惡化」之功。

《金匱要略》關於乾嘔、吐逆、吐涎沫之治療：

295.：「乾嘔、吐逆、吐涎沫，『半夏乾薑散』主之。」調理口腔黏膜與腺體，改善上食道括約肌賁門的問題。

296.：「病人胸中似喘不喘，似嘔不嘔，似噦不噦，徹心中憒憒然無奈者，『生薑半夏湯』主之。」改善幽門有礙，修護上消化道黏膜，多見於初期自律神經失調者。

297.：「乾嘔噦，若手足厥者，『橘皮湯』主之。」治一時之輕症狀，多口腔黏膜組織與食道黏膜組織的問題。

298.：「噦逆者，『橘皮竹茹湯』主之。」治病期較久的中、重症狀，多胃腸問題，且胃腸黏膜症狀已日趨嚴重。

橘皮湯與半夏乾薑散都治「乾嘔」；橘皮湯「下咽即癒」，治「乾嘔噦」（有形無物）；「頓服」半夏乾薑散治「乾嘔、吐逆」（有形有物），是大同小異。兩方都有橘皮與生薑。橘皮竹茹湯一日分三次服用，治較久的中、重症狀；橘皮湯下咽即癒，治一時的輕症狀。

「頓服」半夏乾薑散，調理口腔黏膜與腺體，改善上食道括約肌賁門問題。一天溫服四次」生薑半夏湯，調理幽門有礙，與修護上消化道黏膜。兩方可強化免疫力，增進耳鼻咽喉的抗病力。經常「吐涎沫」（吐口水與吐痰），看似不是病，實際上多耳鼻咽喉有結構上或功能上的問題，尤其是吃喝作息偏失者，腸道黏膜下相關的淋巴組織已然有狀況。日久，已致自律神經失調者，多出現「胸中似喘不喘，似嘔不嘔，似噦不噦，徹心中憒憒然無奈者」的症狀，半夏乾薑散與生薑半夏湯是調理良方，當病證嚴重時，則要改以施予瀉心湯輩，或柴胡湯輩，或陷胸湯輩。

小博士 解說

素有耳鼻咽喉過敏體質，或曾有這方面癌症病史者，又有「乾嘔」或「吐涎沫」現象，服用半夏乾薑散與生薑半夏湯，可養護從咽喉到肛門的黏膜下相關的淋巴組織。此二湯有相同的藥物成分，以科學中藥來看，一味薑半夏就可以取而代之。然而，細菌或病毒感染嚴重者，半夏乾薑散只能居輔助治療地位。

半夏乾薑散等治嘔逆證藥方之比較（傳統煮服法）

藥方	組成	煮服法	治療辨證及穴道
半夏乾薑散	半夏、乾薑（半乾）等分	杵為散，取方寸匕，漿水一升半，煎取七合，頓服之	1. 治乾嘔、吐逆、吐涎沫 2. 膻中穴、右液門
生薑半夏湯	半夏半升、生薑汁一升（夏薑）	水三升，煮半夏取二升，內生薑汁，煮取一升半，小冷，分四服，日三夜一服，嘔止、停後服	1. 胸中似喘不喘，似嘔不嘔，似噦不噦，徹心中憒憒然無奈 2. 中脘穴、左宮門
橘皮湯	橘皮四兩、生薑半斤（橘薑）	水七升，煮取三升，溫服一升，下咽即愈	1. 乾嘔噦，若手足厥 2. 右天樞穴、左宮門
橘皮竹茹湯	橘皮、竹茹各二升、大棗三十枚、人參一兩、生薑半斤、甘草五兩	水一斗，煮取三升，溫服一升，日三服	1. 噦逆 2. 巨闕穴、右液門

口腔腺體分泌情況能反映病證

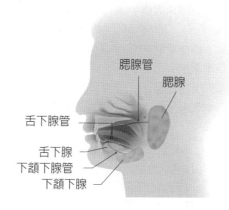

腮腺管

腮腺

舌下腺管

舌下腺

下頷下腺管

下頷下腺

11-5 「小半夏湯」治諸嘔吐、穀不得下

《金匱要略》關於治療嘔吐：

287.：「諸嘔吐，穀不得下者，小半夏湯主之。」

196.：「嘔家本渴，渴者為欲解，今反不渴，心下有支飲故也，小半夏湯主之。」《千金》云：「小半夏加茯苓湯。」

198.：「卒嘔吐，心下痞，膈間有水，眩悸者，小半夏加茯苓湯主之。」

291.：「胃反嘔吐者，大半夏湯主之。」《千金》：「治胃反不受食，食入即吐。」《外臺》治嘔，心下痞硬者。

痰飲，頭暈目眩，辨證上大致分為胃的心下痞與腸道的臍下悸。「心下痞而眩悸，小半夏加茯苓湯」，壓診必見中脘穴與巨闕穴疼痛或抗拒；「臍下悸而癲眩，五苓散」，壓診必見中極穴與關元穴疼痛或抗拒。臨床症狀經常交互出現，壓診可以精準的從兩方中擇一運用，於康復治療照顧上，可以更加精確見效。

嘔吐，是一種常見症狀，如涉及飲食問題，較容易診治，除非是嚴重感染，有的甚至是伴有下泄的急性胃腸炎；值得注意的是腦中風，因腦血管阻塞引發頭痛與嘔吐，雖較罕見，但不可不慎。

《溫病條辨》關於「癉」之診治，其中言及「仲景烏梅圓、瀉心湯，立萬世法」，最為精準，可謂是診治用藥之標竿。小半夏湯、半夏加茯苓湯治臍上冷，五苓散治臍下冷，斟酌病位之差異，也是能否彰顯藥效之關鍵。

諸嘔吐，穀不得下者，小半夏湯，多見食道與橫膈膜之間發生痙攣，尤其是賁門與下食道括約肌鬆弛乏力者。小半夏湯改善足陽明病與手陽明病，時而胸悶、喉痺，診治以曲池穴為主，壓之，痠痛為虛，刺痛為實。

胃反嘔吐者，大半夏湯主之。《千金》治胃反不受食，食入即吐。《外臺》治嘔，心下痞硬者。大半夏湯與半夏瀉心湯作用上相似，都可以養護胃的黏膜組織與改善胃的蠕動，不同的是半夏瀉心湯兼顧下食道括約肌（賁門），助益橫膈膜的呼吸功能；相對來說，大半夏湯的蜂蜜比半夏瀉心湯的炙甘草所含的多，又沒有甘草與黃連、黃芩、生薑、大棗；大半夏湯的藥味很簡單，藥力相對加強，對胃底的作用加大，並兼顧及十二指腸括約肌（幽門），善治胃反嘔吐。

小博士 解說

關元是小腸經脈的募穴，反應十二指腸吸收功能；當十二指腸吸收功能不良，肝門脈供給肝臟的營養不足，胸管供給心臟的營養也不足，肝臟與心臟無從提供營養給全身，導致四肢末梢血液循環不良，就會見「厥」。「脈弱」與「厥」是肝臟與心臟虛弱的症狀。十二指腸的黏膜組織需要修護，也需要加強蠕動，才能改善肝臟與心臟虛弱。四逆湯中乾薑與附子是大熱之藥，最能調理十二指腸虛弱；大半夏湯與四逆湯的藥力都很強，對胃底與幽門的養護作用很大，但務必要對證下藥。

小半夏湯、大半夏湯治嘔吐

藥方	組成	煮服法	相關經脈
小半夏湯	半夏一升、生薑半斤	水七升，煮取一升半，分溫再服	心包經脈 胃經脈
大半夏湯	半夏二升、人參三兩、白蜜一升	水一斗二升、和蜜揚之二百四十遍，煮取二升半，溫服一升，餘分再服	心經脈 胃經脈

巨闕、中脘、關元、中極辨證心下痞與臍下悸

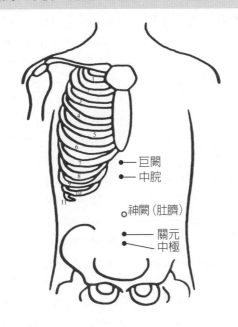

巨闕
中脘

神闕（肚臍）

關元
中極

┌─────────────────────────────────────┐
＋ 知識補充站

　　嘔吐一定是從食道向口腔移動，發生時，與其相關靜脈的互動很密切，如上、下食道靜脈、上、下腔靜脈、奇靜脈……等，這些血管壁薄、壓力低，容易受周遭較硬組織如胸骨、氣管、食道、肺動脈、支氣管及淋巴結等組織之壓迫發生阻塞，進而干擾頭部、上胸部、上肢的靜脈回流心臟，即造成頭痛、胸悶、嘔吐等。下食道靜脈透過肝門脈回流下腔靜脈出現問題，奇靜脈會自動幫助下食道靜脈注入上腔靜脈，可能造成胸痛、胸悶腹脹、嘔吐等。
└─────────────────────────────────────┘

11-6 「小建中湯」或「小柴胡湯」治腹中急痛

《傷寒論》運用複方典範的要領，進而選擇「成方」，學習其中「先與」之後，再以「再與」跟進治療。

229.：「腹中急痛者，『先與』小建中湯（暖中）；不差者，小柴胡湯主之（舒脇）。」

230.：「傷寒胸中有熱，胃中有邪氣，腹中痛，欲嘔吐者，黃連湯主之。」

231.：「脈浮細而嗜臥者，……胸滿脇痛者，與小柴胡湯；脈但浮者，與麻黃湯。」

以上，小建中湯、小柴胡湯、黃連湯、麻黃湯等，都適治「痛」證；臨床上，只有「脈浮細」和與「脈但浮」，很難輕易辨證，依據條文241.「無犯胃氣及上二焦必自愈」之論，就是要養益三焦；上焦以呼吸為主，中焦以消化吸收為主，下焦以排泄為主。

「痛」證之辨，以肝經脈為主診。依《內經‧經脈》：「肝足厥陰之脈，起於大趾叢毛之際，……抵小腹，挾胃屬肝絡膽，上貫膈，布脇肋，……復從肝，別貫膈，上注肺，……病腰痛不可以俯仰，……少腹腫，……胸滿嘔逆。」

「腹中急痛」宜小建中湯或小柴胡湯，治「肝足厥陰之脈，……抵小腹，挾胃屬肝絡膽，……少腹腫。」

「胸滿脇痛」宜小柴胡湯或麻黃湯，治「肝足厥陰之脈，……抵小腹，挾胃屬肝絡膽，上貫膈，布脇肋，……上注肺，……少腹腫，……胸滿。」

「腹中痛，欲嘔吐」宜黃連湯，治「肝足厥陰之脈，……抵小腹，挾胃屬肝絡膽，……少腹腫，……嘔逆。」

「腹中急痛」宜小建中湯或小柴胡湯。肝足厥陰之脈抵小腹、挾胃、屬肝、絡膽，辨證「腹中急痛」之治，「抵小腹」、「挾胃」之「腹中急痛」服小建中湯；「屬肝」、「絡膽」之「腹中急痛」服小柴胡湯。

「胸滿脇痛」宜小柴胡湯或麻黃湯。「肝足厥陰之脈，……抵小腹，挾胃屬肝絡膽，上貫膈，布脇肋……復從肝，別貫膈，上注肺，……少腹腫，……胸滿」，肝足厥陰之脈「挾胃屬肝絡膽」之「胸滿脇痛」服小柴胡湯。肝足厥陰之脈「從肝，別貫膈，上注肺，……少腹腫，……胸滿」，服麻黃湯。

小博士 解說

小建中湯、小柴胡湯、黃連湯、麻黃湯等藥性較廣而柔，經專業醫生處方，平日用來養生保健大有可為。通常，出現以上病證之前，不少患者時而先有《傷寒論》「心中懊憹，饑不能食或舌上胎者」梔子豉湯之證，多是胃的問題造成下食道括約肌（心下）運作不良。心下是賁門，心下濡，是下食道括約肌與胃底乏力，消化道多蠕動不良。

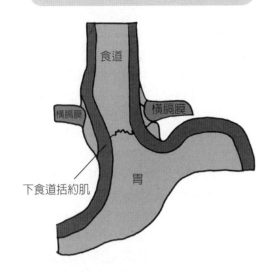

胃的運作會影響下食道括約肌功能

食道

橫膈膜　橫膈膜

下食道括約肌

胃

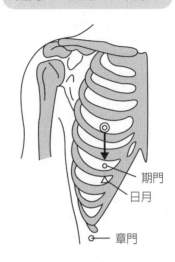

期門穴、日月穴、章門穴

期門
日月
章門

柴胡湯類痛證診治示例

痛證	病因	藥方示例	主要診治穴道
痛點發生在固定部位（以腹脇部為例）	多是相關臟器氣滯血瘀	大柴胡湯 柴胡加龍骨牡蠣湯	1. 左天樞、左期門、左章門 2. 壓診以上三穴痛感越強烈者，症狀越嚴重
痛點會跑來跑去（以腹脇部為例）	多是橫膈膜呼吸問題	小柴胡湯 柴胡桂枝湯	1. 右天樞、右京門、右日月 2. 壓診以上三穴痛感多不強烈，輕緩按摩反舒服

✚ 知識補充站

　　臨證問診必要配合腹診，尤其是初診患者。問診「腹中急痛」、「胸滿脇痛」、「腹中痛欲嘔吐」三症狀之分辨，一定要從醫患彼此間之問與答中分類、歸納出正確判斷。痛多發生在固定部位，常因相關的臟器氣滯血瘀，如發炎、腫瘤；痛點不固定，會反射在相關的腹部肌肉，多是橫膈膜呼吸問題，如自律神經失調。

　　消化道機能，主要決定於胃的運動機制，包括貯藏食物、細碎食塊與胃液混和，以及胃內容物從幽門移向十二指腸等作業。胃蠕動波每分鐘周波數 3 回，接近十二指腸移行部則越強越快，加上胃內容物從幽門部送往十二指腸時，胃內容物與胃液混攪進行消化之際，胃壁整體緊張，內壓上升，胃內容物差幅動波移送十二指腸約 3 至 6 小時，胃、十二指腸在空腹時也不停止運動，只是較緩慢。

11-7 「大陷胸湯」、「半夏瀉心湯」治心下滿

《傷寒論》運用複方典範的要領，以《傷寒論》條文 98. 爲論：

「汗出而解」（皮表）、「結胸」（胸腔）與「痞」（腹腔）的治療，透過以下要領，從中學習，會得心應手。

「傷寒五、六日，『嘔而發熱』者，柴胡湯證具，而以他藥下之，柴胡證仍在者，復與柴胡湯。此雖已下之，不爲逆，必蒸蒸而振，卻發熱、汗出而解。若『心下滿而硬痛』者，此爲結胸也，大陷胸湯主之。但『滿而不痛』者，此爲痞，柴胡不中與之，宜半夏瀉心湯。」

從《內經·經脈》：「肝足厥陰之脈，起於大指叢毛之際，……抵小腹，挾胃屬肝絡膽，上貫膈，布脅肋，……復從肝，別貫膈，上注肺，……病腰痛不可以俯仰，……少腹腫，……胸滿嘔逆。」

「嘔而發熱，柴胡證仍在者」，宜小柴胡湯，「肝足厥陰之脈，……抵小腹，挾胃屬肝絡膽，……少腹腫。」

1. 由表而解，影響迷走神經在胸部的分支。「心下滿而硬痛者，此爲結胸」，宜大陷胸湯。「肝足厥陰之脈，……抵小腹，挾胃屬肝絡膽，上貫膈，布脅肋，……復從肝，別貫膈，上注肺，……少腹腫……胸滿。」

2. 開胸利膈，影響迷走神經的腹部分支，尤其是腹腔支與骶部的副交感神經（第二、三、四骶神經），「滿而不痛者，此爲痞」，宜黃連湯。「肝足厥陰之脈，……抵小腹，挾胃屬肝絡膽，……少腹腫，……嘔逆。」

3. 消導舒暢，影響迷走神經在腹部的分支。

以上乃依據柴胡湯證標準「三步曲」，辨證論治，分別施予柴胡湯、大陷胸湯、半夏瀉心湯等。辨證要點在於：心下滿而硬痛者爲「結胸」之證，當治以大陷胸湯；但，滿而不痛爲「痞」證，且經施予柴胡湯仍見他證者，則當給予半夏瀉心湯。顯見前揭病證之發生與肝經脈循行之路徑息息相關；換言之，當肝經脈循行不順暢，這些症狀將一一發生在循行路線中有障礙的部位或組織。

小博士 解說

迷走神經支配呼吸、消化兩大系統：

1. 胸部的分支：氣管支、食管支和胸心支，分別加入肺叢、食道叢和心叢。
2. 腹部的分支：
   (1) 胃前支：胃前壁和十二指腸上部，賁門附近、幽門竇、幽門管、幽門及十二指腸上部。
   (2) 肝支：膽道和肝。
   (3) 胃後支：幽門竇和幽門管。
   (4) 腹腔支：肝、脾、胰臟、小腸、升結腸、橫結腸、腎，以及腎上腺等。

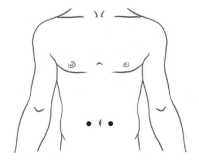

左、右天樞穴

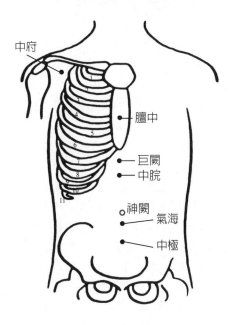

膻中、巨闕、中脘、中極

中府

膻中

巨闕
中脘

神闕
氣海

中極

✚ 知識補充站

　　臨床上，「滿而硬痛」與「滿而不痛」，雖然比較容易辨識；但，用藥的取捨、先後及輕重，仍需要相當的臨床經驗累積。現代科學中藥很便捷，可以彌補此經驗之不足。診治關鍵區在「心下」，自我檢視或問診，反應在「呼吸」：

1. 鼻子呼吸：呼吸的頻率順不順暢？
2. 腹部吐納狀況：呼吸氣的量夠不夠？

　　診治「心下滿而硬痛，大陷胸湯」與「滿而不痛，半夏瀉心湯」的「腹診」辨證十分重要且必要，對初診的重證患者尤其輕忽不得。醫生可以從觸按相關腹募穴，感覺石硬、濡、痛，甚至氣不通……等手感，來累積臨床體驗；按之，痛會跑來跑去，是橫膈膜呼吸問題多；按之痛，部位固定是消化方面問題多。

1. 心下滿而硬痛，大陷胸湯，主要壓診治療穴區為巨闕、中極、左天樞。
2. 滿而不痛，半夏瀉心湯，主要壓診治療穴區為中脘、膻中。

11-8 「大黃黃連瀉心湯」、「附子瀉心湯」之治

《傷寒論》關於「心下痞」的診治：

94. 心下痞，「按之濡」，大黃黃連瀉心湯主之。

95. 心下痞，復「惡寒汗出」，附子瀉心湯主之。

96. 腹中雷鳴，心中「痞鞕而滿」，甘草瀉心湯主之。

97. 心下痞鞕，乾噫食臭，脇下有水氣，腹中「雷鳴下利」，生薑瀉心湯主之。

98. 嘔而發熱柴胡湯。心下滿而鞕痛大陷胸湯。滿而不痛為痞半夏瀉心湯。

100. 傷寒服湯藥，下利不止，心下痞鞕，服瀉心湯已，復以他藥下之，利不止，醫以理中與之，利益甚。理中者「理中焦」，此「利在下焦」，赤石脂禹餘糧湯主之。復利不止者，當「利其小便」。

101. 傷寒發汗，若吐，若下，解後，心下痞鞕，「噫氣不除」者，旋覆代赭石湯主之。

《傷寒論》第96～98條文偏屬急性胃炎，辨證重點是「心中痞鞕而滿（按之較僵硬）」，其腹直肌終止區與腹外斜肌起始區皆呈現緊張狀態，橫膈膜吸氣運作功能不良。第94～95條文偏屬慢性胃炎，辨證重點是「氣痞（按之濡）」，腹直肌終止區與腹外斜肌起始區狀態都不緊張，橫膈膜吸氣功能也正常。

關於「瀉心湯」症候群之治，為了緩解胃痛及止吐，改善無法進食（食不下）及噁心嘔吐等症狀，西藥多處方以制酸劑、保護黏膜藥等；如果是病毒性感染的急性胃炎，嘔吐與腹痛劇烈，必要送醫急診，尤其是高齡老人與孩童，務必盡早就醫。病毒性胃腸炎，除了胃蠕動不良，腸道的蠕動也一定不良，嘔吐可能令人失去更多水分，尤其是劇烈嘔吐，甚或可能誤入氣管導致窒息；因此，任何嚴重的胃腸炎，都需要多補充水分，必要送醫注射點滴治療。相較於輕證，是相反的，暫不進食，讓胃安靜半天，多見改善。

上腹部感覺不舒服常是因胃的蠕動虛弱，《傷寒論》視之為「痞鞕」；《金匱要略》則以「腹滿寒疝宿食病」與「嘔吐噦下利病」解說，初期先呈現「心下痞，按之濡，關脈浮」大黃黃連瀉心湯證，若併見汗出與惡寒兼證，比汗出更不舒服者，先用桂枝湯，兼證惡寒嚴重者則服用附子瀉心湯。

小博士 解說

口腔黏膜與鼻腔黏膜的結構及功能大不相同，鼻腔黏膜與口腔黏膜都有黏膜下相關淋巴組織，大黃黃連瀉心湯主要針對口腔黏膜、食道黏膜與胃黏膜的養護。

大黃黃連瀉心湯以二升熱滾開水沖泡大黃片、黃連片，潰取藥汁（藥渣可以視狀況再沖泡幾次），味道入口腔不會很重，氣味入口腔又上薰鼻腔則很重，薰陶口腔與鼻腔的黏膜，溫熱少量頻服，症狀較嚴重者，含在口中片刻再緩緩嚥下。

《傷寒論》論治氣痞的藥方

相關條文	藥方	組成	煮服法
94. 心下痞，按之濡，其脈關上浮	大黃黃連瀉心湯	大黃二兩、黃連一兩	以麻沸湯（沸水）二升漬之，須臾絞去渣
95. 心下痞，而復惡寒汗出者	附子瀉心湯	炮附子一枚、大黃二兩，黃連、黃芩各一兩	附子別煮取汁，餘三味以麻沸湯二升漬之，須臾絞去渣，再加附子汁

腹診心下痞十五要穴

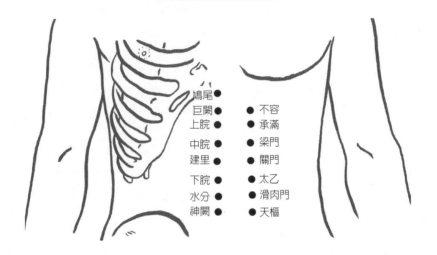

鳩尾　　　　　不容
巨闕　　　　　承滿
上脘　　　　　梁門
中脘　　　　　關門
建里　　　　　太乙
下脘　　　　　滑肉門
水分　　　　　天樞
神闕

＋ 知識補充站

　　腹診心下痞十五穴，每一穴上下之間相隔一寸。不容到天樞（不容、承滿、梁門、關門、太乙、滑肉門、天樞）屬胃經脈，鳩尾到神闕（鳩尾、巨闕、上脘、中脘、建里、下脘、水分、神闕，神闕即在肚臍）屬任脈。心下痞是從鳩尾開始往周圍呈漣漪狀散開，面積越大越硬，病狀越嚴重。

　　「麻沸湯」是沖茶的濫殤，以熱開水沖茶葉，取茶汁喝，這種喝茶模式，就是《傷寒論》中大黃黃連瀉心湯、附子瀉心湯的煮服法。麻沸湯的重點是「麻」，因為高溫的滾熱開水燙到嘴唇，有微微發麻的感覺；這種稍帶麻痺的刺激，活絡口腔黏膜、唾液腺、口咽與舌咽的淋巴小節。麻沸湯的「沸」一方面是取滾沸開水燙藥片，另方面是藥汁進入口腔後，達到溫潤身體的效應。

11-9 「小陷胸湯」與「大陷胸湯」治結胸

《傷寒論》關於「小陷胸湯」、「大陷胸湯」的論證診治：

43. 小結胸，病正在心下 (巨闕、中脘)，按之則痛，脈「浮滑」者，小陷胸湯主之。

42. 太陽病，重發汗而復下之，不大便五、六日，舌上燥而渴，日晡所，小有潮熱，從心下至少腹 (巨闕到中極)，鞕滿而痛，不可近者，大陷胸湯主之。

44. 傷寒六、七日，結胸熱實，脈沉而緊，心下痛 (巨闕到中極)，按之石鞕者，大陷胸湯主之。

47. 結胸者，項亦強如柔痙狀 (風府)，下之則和，宜大陷胸丸。

「大陷胸丸」用杏仁油脂與大黃、芒硝、葶藶子拌和搓如彈丸，別搗甘遂末一錢、蜂蜜二合，水二升煮取一升，睡前連藥渣溫熱頓服之，全部快速入胃，睡眠期間助益腸道蠕動，一宿乃下，服藥期間忌食生冷、黏滑、肉麵、五辛、酒腥、臭惡等物，讓胃腸通暢無礙。

大陷胸丸針對有「項強」的症狀，多屬延腦與頭部副交感神經方面問題；配合壓診胸腹穴，多是巨闕最痛，結胸伴有項強。副交感神經的迷走神經，與舌咽神經、副神經，三者從延腦出來後，與橫靜脈竇匯流走出枕骨的頸靜脈孔；其中迷走神經和副神經，互相影響。迷走神經出問題會出現結胸症狀，副神經出問題才見項強。大陷胸丸的煮服法及療效是「藥加蜂蜜與水煮取一升，溫熱頓服之，一宿乃下」，主要是睡前溫熱服用。

小陷胸湯、大陷胸丸及大陷胸湯都治療「結胸」，即胸悶或胸痛等症狀，多屬延腦與副交感神經問題。胸腹穴診中脘最痛；脈「浮滑」與「塞胸」宜小陷胸湯，多有迷走神經胸部分支，與腹部分支之問題。小陷胸湯侷限於食道、胃及腦神經等功能問題。大陷胸湯則擴及迷走神經與骶部副交感神經（第二、三、四骶神經），含括整個消化道，但症狀多呈現在胸脇下與心下的器官。

小陷胸湯偏虛證，動一動痛感降低，改善升結腸與副交感神經系統的迷走神經運作。大陷胸丸及大陷胸湯多實證，越動痛感越強烈，改善降結腸與第二至四骶神經的副交感神經系統的運作。

大陷胸湯比大陷胸丸重用芒硝，大陷胸湯是「溫服一升，得快利止後服」，主要是白天服用。大陷胸湯與調胃承氣散、大陷胸丸都有「下之則和」的療效，三方都影響迷走神經在腹部分支的運作，尤其是腹腔支與骶部的副交感神經。

大陷胸丸與大陷胸湯的主治症狀是不同的，針對現代慢性生活習慣病患者，兩方都是「合宜」的幫助清理腸胃良藥；大陷胸丸的製作方法，最後是以水二升與蜂蜜二合煮成一升，「下」的作用比大陷胸湯緩和。

現代科學中藥劑型的大陷胸湯、大陷胸丸，因所含的藥物劑量比原方之比例大為減少，不太可能見「得快利」、「一宿乃下」之現象，但對調節腦部壓力、整頓消化道功能的效果是值得肯定的。

比較大陷胸丸、大陷胸湯、小陷胸湯

藥方	組成	煮服法	《傷寒論》主治症狀
大陷胸丸	大黃半斤，葶藶子、芒硝、杏仁各半升，甘遂一錢匕、蜂蜜二合	合研，以杏仁之脂來做藥丸，取如彈丸一枚。別搗甘遂末一錢、加蜂蜜二合，煮服。溫頓服之，一宿乃下	47. 結胸者，項亦強如柔痙狀，下之則和
大陷胸湯	大黃六兩、芒硝一升、甘遂一錢	先煮大黃，去渣，加芒硝煮一、兩沸，再加甘遂末，溫服，得快利，止後服	41. 胃中空虛，心中懊憹，心下因鞕 42. 不大便五六日，舌上燥渴，日晡潮熱。從心下至少腹硬滿而痛不可近 44. 結胸熱實，脈沉而緊，心下痛，按之石硬 46. 水結在胸脅，頭微汗出 98. 心下滿而硬痛為結胸（如滿而不痛為痞，用半夏瀉心湯）
小陷胸湯	黃連一兩、栝蔞實一枚、半夏半斤	水六升煮栝蔞實成三升，去渣，加黃連、半夏成二升，去渣，分溫三服	43. 小結胸，病正在心下，按之則痛，脈浮滑者

✚ 知識補充站

臨床診治，為確切辨證以利對證下藥，搭配「腹診」是非常重要且必要的。

1. 小陷胸湯：結胸正在心下，按之則痛，脈「浮滑」者。膻中、中脘、左天樞為主診穴。

2. 大陷胸湯：水結在胸脅，「頭微汗出」；心下滿而硬痛；胃中空虛，心中懊憹；不大便五六日，舌上燥而渴，「日晡潮熱」，脈「沉而緊」。巨闕、中脘、中極、左天樞為主診穴。

3. 大陷胸丸：結胸者，項亦強如柔痙狀。巨闕、中脘、左天樞為主診穴。

大陷胸湯、大陷胸丸都要掌握「得快利，止後服」及「如不下，更服」的機制；是以，大陷胸湯以急證、大病為多，療程相對較長：例如初期高血壓、糖尿病患者之頭項不舒服，早上醒來服用葛根湯、桂枝加葛根湯、栝蔞桂枝湯，以活絡全身脈管；晚上則宜小陷胸湯或調胃承氣湯，以順氣舒緩全身脈管及腸胃。

11-10 「瀉心湯」治心下痞，不解宜「五苓散」

《傷寒論》關於心下痞，與痞不解、渴而口燥煩的診治：

99. 本以下之，故「心下痞」，與瀉心湯。痞不解，其人「渴而口燥煩，小便不利」者，五苓散主之。

98.「嘔而發熱」者，柴胡證仍在者，復與柴胡湯，必蒸蒸而振，卻發熱，汗出而解。若「心下滿而硬痛」者，此為結胸也，大陷胸湯主之。但「滿而不痛」者，此為痞，宜半夏瀉心湯。

223. 凡柴胡湯病證而下之，若柴胡證不罷者，復與柴胡湯，必蒸蒸而振，卻發熱汗出而解。

《傷寒論》中最適合現代服用止痛藥族群的保養藥方是五苓散，習慣服用頭痛、生理痛、肢節痠痛的嗜止痛藥者，透過五苓散，可以減少對止痛藥的依賴性，效果好的甚至可以痊癒。臨床經驗，少量頻服，以溫熱開水漱口數次後服下，效果最好最快。

五苓散是治嘔吐頭痛、防治中暑妙藥，尤其是冰冷食飲過度的孩童，效果更明顯；五苓散改善體液循環，一般口渴與尿少而浮腫，並無其他特殊症狀者，保健藥方中以五苓散最有效。傳統的五苓散是生藥粉，效果比科學中藥的劑型更好；不過，科學中藥的五苓散方便性高。

日本近代漢方名醫大塚敬節，用五苓散治療慢性腎炎的浮腫，尤其是幼兒的慢性腎炎，全身浮腫、腹水、呼吸急促等，有其著效。在其醫案中，半年痊癒的例子不少，甚至持續以五苓散調養三至四年而完全痊癒者；其處方中，有的另加桑白皮、麥門冬。

有一案例是三歲患者，罹患肺結核接受化療，用小柴胡湯退燒與止咳，卻出現浮腫、尿蛋白增加、尿少、口渴、沒有食慾……諸多症狀，為防預後不良，大塚醫師以五苓散加茵陳，促進肝臟機能與利尿，服後二、三天就尿量大增。歷經五個月，除了腹水與水腫之外，其他都大大改善。之後兩年間仍以茵陳五苓散為主，若有發燒時則改以小柴胡湯加茯苓、黃連。（大塚敬節著《實際的漢方治療》，南山堂出版 604 頁）

小博士解說

苓桂朮甘湯去甘草，加豬苓、澤瀉成為五苓散，《傷寒論》運用的要領是，五苓散先代用，可代苓桂朮甘湯與腎氣丸（湯）。五苓散最適合現代忙碌族群，特別是嗜食冰冷寒涼食飲者，適時溫熱服用五苓散，不僅可以減少西藥藥物的副作用，且有助排除體內寒邪，甚至可以漸漸修正暴飲暴食的惡習。

液門穴、中渚穴、風府穴、風池穴、崑崙穴、太溪穴等，按診時，其中只有兩三個穴區痛感較強烈，或腫脹，五苓散或苓桂朮甘湯就很有效；四、五個穴較痛，或腫脹，則宜附子五苓散或腎氣丸。

瀉心湯、五苓散臨證辨證

藥方	腹部主診穴區	輔助診治穴區	舌診比較
瀉心湯	中脘穴比中極穴痛感強烈	左、右宮門穴區	舌苔多黃
五苓散	中極穴比中脘穴痛感強烈	左、右液門穴區	舌苔多白

腰大肌和腰方肌構成橫膈膜的腱中心

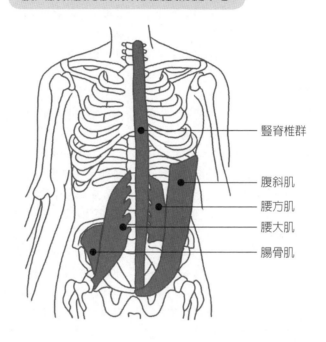

竪脊椎群

腹斜肌

腰方肌

腰大肌

腸骨肌

✚ 知識補充站

　　許多科學中藥湯方依證都可以相互取代；例如，五苓散與甘薑苓朮湯（腎著湯）、苓桂朮甘湯，以及四君子湯，常可依證互為運用。如果能掌握其中的變化，不僅只侷限於「頭痛」、「腰痛」、「腹中急痛」與「腹中痛欲嘔吐」等症狀，因為一般患者可能無從確定「痛證」的範圍與程度；臨證時，老弱婦孺日常性腹痛，可以五苓散為主，理中丸（湯）為輔，餘藥之運用，則依此類推。

　　《金匱要略》：「腰以下冷痛，腹重如帶五千錢，甘薑苓朮湯（腎著湯）主之」，橫膈膜在腰椎起始部的弓狀韌帶群，都覆蓋在腰大肌、腰方肌與肥厚的肌膜之下，「身勞汗出，衣裡冷濕，久久得之」，從外而內，傷損腹部肌肉群，才會產生「腎著之病，其人身體重，腰中冷，如坐水中，形如水狀，反不渴」之證。

11-11 「小柴胡湯」與「大柴胡湯」之適證

《傷寒論》關於柴胡證，臨床上，最重要的是條文 219.、220.、221.、222.，都聚焦於「柴胡證仍在者」（表裏證）小柴胡湯主之。

219. 傷寒三日，少陽「脈小」者，欲已也。（反之，左關脈大，則少陽證未已，意指柴胡湯證，據實以報。）

220. 傷寒四、五日，身熱惡風，頸項強，脇下滿，手足溫而渴者，小柴胡湯主之。

221. 陽明病，發潮熱，大便溏，小便自可，胸脇滿不去者，與小柴胡湯。

222. 陽明病，脇下硬滿，不大便而嘔，舌上白胎者，可與小柴胡湯，上焦得通，津液得下，胃氣因和，身濈然「汗出而解」。（表證）

表證是「嘔而發熱」，為下視丘等及第九、十對腦神經初步反應病證。裏證是「胸脇滿」，是第十對腦神經進一步反應病證。

「鬱鬱微煩」常因下腔靜脈鬱滯：

232. 傷寒發熱，汗出不解，心中痞硬，嘔吐而下利者，大柴胡湯主之。

233. 太陽病，過經十餘日，反二、三下之，後四、五日柴胡證仍在者，先與小柴胡湯。嘔不止，心下急，鬱鬱微煩者，為未解也，與大柴胡湯「下之則愈」。（裏證）

234. 太陽病，過經十餘日，心中溫溫欲吐，而胸中痛，大便反溏，腹微滿，鬱鬱微煩，先此時，自極吐下者，與調胃承氣湯；若不爾者，不可與。但欲嘔，胸中痛，微溏者，此非柴胡證，以嘔，故知極吐下也。

「濈然汗出」的肇因則是肝門靜脈循環不良：

222. 與小柴胡湯，上焦得通，津液得下，胃氣「因和」。

小柴胡湯是科學中藥中最具原方煮法精神：「煮半去渣、再煮半」。《傷寒論》中除了小柴胡湯之外，大柴胡湯、柴胡加芒硝湯、柴胡桂枝乾薑湯（不含半夏），以及甘草瀉心湯、半夏瀉心湯、生薑瀉心湯、旋覆代赭石湯等八方，也是如此煮法，具「濃縮」的特質；頗似膽汁的生理循環運作，肝臟分泌膽汁至膽囊，膽囊濃縮，待食物入十二指腸，膽汁才進入十二指腸，再由迴腸、盲腸回收入肝門靜脈循環系統回肝臟，這八方中，小柴胡湯是軍頭，半夏瀉心湯就是副軍頭；臨床上，藉由它們改善慢性生活習慣病很見效。

小博士 解說

小柴胡湯類改善膽經脈與肝經脈相關病證。《內經·經脈》：「膽足少陽之脈，起於目銳眥，……貫膈，絡肝屬膽，循脇裡，出氣街，繞毛際，橫入髀厭中；其直者，從缺盆下腋，循胸過季脇，下合髀厭中，……入大指之間，循大指歧骨內出其端，還貫爪甲，出三毛。……病口苦，善太息，心脇痛不能轉側，……主骨所生病者，頭痛頷痛，目銳眥痛，缺盆中腫痛，腋下腫，馬刀俠癭，……胸脇肋髀膝外至脛絕骨外髁前，及諸節皆痛。」肝、膽經脈在循行中所生障礙，可辨證是否屬於小柴胡湯證。

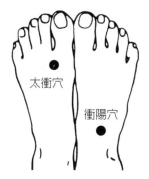

衝陽穴、太衝穴

太衝穴

衝陽穴

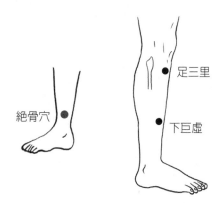

絕骨穴、足三里穴、上巨虛穴

絕骨穴

足三里

下巨虛

小柴胡湯證示例

病名	病證	診治穴道	預後
少陽病	身熱惡風，頸項強，脅下滿，手足溫而渴	太衝穴、絕骨穴	胃氣因和，汗出而解
陽明病	發潮熱，大便溏，小便自可，胸脅滿不去	足三里穴、衝陽穴	
	脅下硬滿，不大便而嘔，舌上白胎	足三里穴、上巨虛穴	

✚ 知識補充站

　　柴胡桂枝湯是小柴胡湯加桂枝湯，依此類推，目前臨床上常見的小柴胡湯加味藥方有：小柴胡湯加五苓散為柴苓散、小柴胡湯加小陷胸湯為柴陷湯、小柴胡湯加茵陳蒿湯為柴茵湯、小柴胡湯加黃連湯為柴黃湯、小柴胡湯加大柴胡湯為二柴湯、小柴胡湯加理中丸為柴理湯、小柴胡湯加附子湯為柴附湯、小柴胡湯加吳茱萸湯為柴吳湯、小柴胡湯加烏梅丸為柴烏湯、小柴胡湯加葛根湯為柴葛湯、小柴胡湯加黃芩湯為柴芩湯、小柴胡湯加麻黃升麻湯為柴升湯、小柴胡湯加平胃散為為柴平散……。以上加味藥方，在科學中藥的加減藥方上，對證下藥，非常實用，尤其是柴胡桂枝湯、柴苓散、二柴湯與柴平散等，是居家康護保健極為方便的用藥。

11-12 「柴胡桂枝湯」、「柴胡桂枝乾薑湯」與「小柴胡湯」

《傷寒論》關於柴胡桂枝湯、柴胡桂枝乾薑湯與小柴胡湯之運用：

224. 得病六、七日，脈遲浮弱，惡風寒，手足溫，醫二、三下之，不能食，而脇下滿痛，面目及身黃，頸項強，小便難者，與柴胡湯後，必下重。本渴而飲水嘔者，柴胡湯不中與也。食穀者噦。

225. 傷寒六、七日，發熱微惡寒，肢節煩疼，微嘔，心下支結，外證未去者，柴胡桂枝湯主之。

226. 傷寒五、六日，已發汗，而復下之，胸脇滿微結，小便不利，渴而不嘔，但頭汗出，往來寒熱，心煩者，此為未解也，柴胡桂枝乾薑湯主之。

227. 服柴胡湯已，渴者，屬陽明，以「法」治之。

228. 傷寒五、六日，頭汗出，微惡寒，手足冷，心下滿，口不欲食，大便硬，脈細者，此為陽微結。必有表復有裏也，脈沉亦在裏也。汗出為陽微，假令純陰結，不得復有外證，悉入在裏，此為半在裏半在外也。脈雖沉緊，不得為少陰病，所以然者，陰不得有汗，今頭汗出，故知非少陰也，可與小柴胡湯，設不了了者，得屎而解。

《傷寒論》柴胡湯類之辨證論治：

224. 脇下滿痛而目及身黃，頭項強，小便難，與小柴胡湯後，必下重，「不能食，卻表證多」。

225. 肢節煩疼、微嘔，心下支結柴胡桂枝湯，「外證未去，卻裏證多」。

226. 胸脇滿微結，小便不利，渴而不嘔，但頭汗出，往來寒熱，心煩，柴胡桂枝乾薑湯，「外證未全去，裏證卻很多」。

228. 脈「細而沉」陽微結，病在半表半裏宜柴胡桂枝湯；「脈沉緊」頭汗不出，純陰結、純裏證，宜柴胡桂枝乾薑湯；「脈沉緊」頭汗出非純裏證，宜小柴胡湯，得屎而解。

柴胡桂枝乾薑湯初服微煩，後頭汗出便愈用乾薑，柴胡桂枝湯與小柴胡湯皆用生薑，且有人參、半夏、紅棗，關鍵是柴胡桂枝乾薑湯有牡蠣，鹹以軟堅化痰，澀以收脫，微寒以清熱補水。條文 226. 胸脇滿微澀，柴胡桂枝乾薑湯，柴胡劑量是牡蠣的四倍；條文 387. 桂枝甘草龍骨牡蠣湯，牡蠣劑量是桂枝的二倍，而且四味藥磨粉煮藥以治療煩躁，日本胃藥安中散就有能安心和胃的牡蠣成分在。

小博士 解說

柴胡桂枝湯與 289. 四逆散是治疼痛常用藥方，四逆散比柴胡桂枝湯多了芍藥，柴胡桂枝湯比四逆湯多半夏、人參、黃芩、生薑、大棗、桂枝六味藥。柴胡桂枝湯治四肢疼痛與心下悶、欲嘔吐等，亦適合慢性疼痛證者中長期服用；四逆散則適宜突發性的腹部疼痛、咳、心下悸、泄利等。

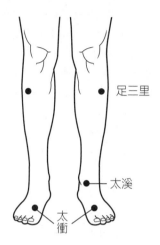

太衝、足三里、太溪穴

足三里

太溪

太衝

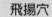

飛揚穴

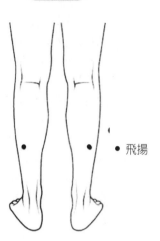

飛揚

《傷寒論》條文 224. 與 193. 食飲致「噦」之治

條文	症狀	適證藥方	診治穴道
224	食穀者噦	柴胡桂枝湯 (225.)、小青龍湯 (113.)、生薑瀉心湯 (97.)	太衝、足三里
193	飲水則噦	小承氣湯 (153.)、小柴胡湯 (206.)、理中丸 (360.)	太溪、飛揚

＋ 知識補充站

　　《傷寒論》關於胸脇及腹中之證應用小柴胡湯之條文：

　　206. 腹部滿，脇下及心痛，久按之氣不通，鼻乾，嗜臥，一身及目悉黃，小柴胡湯。

　　217. 或胸中煩而不嘔，腹中痛，或脇下痞鞕或心下悸，小柴胡湯主之。

　　235. 胸脇滿而嘔，日晡所發潮熱，先小柴胡湯解外，後柴胡加芒硝湯。

　　242. 邪氣因入，與正氣相搏，結於脇下，小柴胡湯主之。

11-13 「大柴胡湯」治心中痞硬、嘔吐下利

《傷寒論》關於治心中痞硬、嘔吐而下利，以大柴胡湯為主治的條文：

232. 傷寒發熱，汗出不解，心中痞硬，「嘔吐而下利」者，大柴胡湯主之。

233. 太陽病，過經十餘日，反二、三下之，後四、五日柴胡證仍在者，先與小柴胡湯。「嘔不止」，心下急，鬱鬱微煩者，為未解也，與大柴胡湯下之則愈。

234. 太陽病，過經十餘日，心中溫溫欲吐，而胸中痛，「大便反溏」，腹微滿，鬱鬱微煩，先此時，自極吐下者，與調胃承氣湯；若不爾者，不可與。但欲嘔，胸中痛，微溏者，此非柴胡證，以嘔，故知極吐下也。

235. 傷寒十三日不解，胸脇滿而嘔，日晡所發潮熱，已而微利，此本柴胡證，下之而不得利，今反利者，知醫以丸藥下之，非其治也。潮熱者，實也，先宜小柴胡湯以「解外」，後以柴胡加芒硝湯「主之」（解裏）。

236. 傷寒十三日不解，過經，讝語者，以有熱也，當以湯下之。若小便利者，大便當硬，而反下利，脈「調和」者，知醫以丸藥下之，非其治也。若自下利者，脈當微厥，今反和者，此為「內實」也，調胃承氣湯主之。

膽囊炎發病以膽結石為主，高齡者多膽道感染問題；急性膽囊炎因膽囊無法正常排泄，膽汁鬱滯結石造成了膽囊管閉塞，手術後，因缺乏膽囊收縮、弛緩的荷爾蒙，膽汁鬱滯引起無石性膽囊炎。膽汁鬱滯造成化學性的炎症若加上細菌感染，可能成急性膽囊炎。慢性膽囊炎是潛在的炎症，或持續性急性膽囊炎，造成膽結石機會增多。

急性膽囊炎多右季肋部，即心窩部疼痛，或痛向右背與肩胛骨擴散。

(1) 太陽病「頸項強痛」宜桂枝湯與葛根湯（第十一對腦神經副神經）。

(2) 陽明病「胃家實」宜大陷胸丸與大黃黃連瀉心湯（第十對腦神經迷走神經）。

(3) 少陽病「口苦、咽乾、目眩」宜柴胡加芒硝湯與柴胡桂枝湯（第七、九、十對腦神經─顏面神經、舌咽神經、迷走神經）。

或一經病，或二經病，或三經合病，常可能出現右上腹部肌肉性防衛，造成右腹部肌肉抽筋；右側的不容、承滿穴是診察穴點，常會波及幽門穴區，多見膽囊問題，可觸知膽囊腫大。

小博士 解說

調胃承氣湯、柴胡加芒硝湯、大承氣湯、大陷胸湯、大陷胸丸等都有用芒硝。李時珍曰：「朴硝下降屬水性寒，硝石為造炮燄硝，上升屬火，性溫」，芒硝辛能潤燥，鹹能軟堅，苦能下泄，大寒能除熱；朴硝酷澀性急，芒硝經煉稍緩，能蕩滌三焦腸胃實熱，推陳致新。

柴胡湯證表證與裏證用藥之比較

表證	裏證	調理藥方	診治穴道
發熱，汗出不解	心中痞硬，嘔吐而下利	大柴胡湯	太衝穴、中封穴
太陽病脈浮強痛而惡寒	口苦、咽乾、目眩	小柴胡湯	太衝穴、絕骨穴
	嘔不止，心下急，鬱鬱微煩	大柴胡湯	太衝穴、中封穴
	心中溫溫欲吐，而胸中痛，大便反溏，腹微滿，鬱鬱微煩，先此時，自極吐下	調胃承氣湯	足三里
病久	胸脅滿而嘔，日晡所發潮熱，已而微利	先服小柴胡湯，再服柴胡加芒硝湯	太衝穴、中封穴、絕骨穴
	自下利者，脈當微厥，今反和者，此為內實	調胃承氣湯	足三里穴

絕骨穴、太衝穴、中封穴、足三里穴

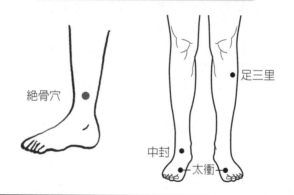

＋ 知識補充站

　　芒硝都是湯成去藥渣，再煮一、二沸，分溫服之，尤其是大承氣湯「得下餘勿服」、調胃承氣湯「少少溫服之」，促進胃與十二指腸蠕動。柴胡加芒硝湯煮服法與小柴胡湯一樣，養益整體消化道，主要是肝、膽、胰臟、胃、十二指腸等，隔四至八小時服一次。

　　《傷寒論》條文 235.，小柴胡湯解外，柴胡加芒硝治裏實。三餐前服用小柴胡湯，三餐後柴胡加芒硝湯。大陷胸湯與調胃承氣湯差一味藥，「得快利，止後服」，大陷胸丸再加葶藶子、杏仁、蜂蜜，丸湯溫頓服，宿乃下，取下為效，配合胃緩慢蠕動，改善整體消化道功能。迷走神經與骶部的副交感神經，含括整個消化道的運作，但症狀多聚焦在骶部副交感神經相關的器官。

11-14 「黃連湯」、「柴胡湯」等類治腹中痛、嘔吐

《傷寒論》關於腹中痛，臨床上依據腹痛程度、有無嘔吐、有無下利……等進行辨證，給予對證之治：

230. 傷寒胸中有熱，胃中有邪氣，「腹中痛」，欲嘔吐者，黃連湯主之。

229. 傷寒陽脈濇，陰脈弦，法當「腹中急痛」者，先與小建中湯。不差者，小柴胡湯主之。

232. 傷寒發熱，汗出不解，心中痞硬，「嘔吐而下利」者，大柴胡湯主之。

233. 太陽病，過經十餘日，反二、三下之，後四、五日柴胡證仍在者，先與小柴胡湯。「嘔不止」，心下急，鬱鬱微煩者，爲未解也，與大柴胡湯下之則愈。

黃連湯改善食道與胃的問題，特別是下食道括約肌。黃連湯去黃連、桂枝，換之以柴胡、黃芩就是小柴胡湯。小柴胡湯與小建中湯養護胃腸，小建中湯是桂枝湯加重芍藥，再加麥芽糖，對胃混合波蠕動及幽門括約肌有緩和作用，小柴胡湯則助益膽汁與胰液進入十二指腸的作業。

小建中湯與小柴胡湯、小柴胡湯與麻黃湯、小柴胡湯與大柴胡湯、小柴胡湯與柴胡加芒硝湯，四組藥方搭配運用是《傷寒論》運用複方典範，條文中「先與」之後，與「不差者」跟進治療，腹中急痛與小建中湯是治療胃腸障礙；療效不彰，再用小柴胡湯治療肝膽循環障礙；小建中湯維護消化器官的生理運作，小柴胡湯則養益消化附屬器官。

肝臟裡面，肝動脈血液含氧濃度高，負責膽囊的營養供應。肝門靜脈內的血液營養豐富而含氧濃度較低，負責肝臟裡面除了膽囊以外的營養供給。兩者在肝竇中混合，最後，從肝竇經肝靜脈注入下腔靜脈，再從下腔靜脈回心臟，心臟裡面的營養絕大部分來自肝臟，肝門靜脈循環系統有狀況，心臟就會出問題。

黃連湯、半夏瀉心湯、甘草瀉心湯、生薑瀉心湯等，與小柴胡湯是同一族群，五方皆有人參與薑，小柴胡湯與生薑瀉心湯皆用生薑；其他三方皆用乾薑。除了黃連湯沒有黃芩，其他四方都有黃芩。除了小柴胡湯沒有黃連，其他四方皆有黃連。五方皆是溫服，黃連湯日三夜二，其他四方（包含黃連湯）一天五服，晚上也要服用。

小博士 解說

慢性膽囊炎明顯症狀不多，腹部脹滿宜大黃黃連瀉心湯，胃部不適宜半夏瀉心湯，右季肋部、心窩部鈍痛宜小陷胸湯，噁心宜生薑瀉心湯，鼓脹、食慾不振宜甘草瀉心湯。

膽管炎多因膽道細菌感染，造成膽管狹窄與閉塞，多見膽汁鬱滯於膽道，保存療法可減少敗血症與多臟器衰竭之機率。膽管炎反覆發作，多造成膽管纖維化與狹窄，最後是硬化性膽管炎。漢朝馬王堆帛書四十四式中的鷂及引胠積，持衡操作，可改善膽管炎症狀，並降低發作頻率。

大柴胡湯等治療腹滿腹痛之示例

藥方	組成	煮服法	診治重點
大柴胡湯	柴胡半斤、黃芩三兩、芍藥三兩、半夏半升（洗）、枳實四枚（炙）、大黃二兩、大棗十二枚、生薑五兩	水一斗二升，煮取六升，去渣，再煎，溫服一升，日三服	按之心下滿痛者，此為實也，當下之
大承氣湯	大黃四兩（酒洗）、厚朴半斤（炙去皮）、枳實五枚、芒硝三合	水一斗，先煮枳朴，取五升，去渣，內大黃，煮取二升，去渣，內芒硝，更上微火一、二沸，分溫再服，得下止服	腹滿不減，減不足言，當須下之
大建中湯	蜀椒二合（去汗）、乾薑四兩、人參二兩	水四升，煮取三升，去渣，內膠飴一升，微火煎取一升半，分溫再服；如一炊頃，可飲粥二升，後更服，當一日食糜，溫覆之	心胸中大寒痛，嘔不能飲食，腹中寒，上衝皮起，出見有頭足，上下痛而不可觸近
大黃附子湯	大黃三兩、附子三枚（炮）、細辛二兩	水五升，煮取二升，分溫三服；若強人煮取二升半，分溫三服，服後如人行四、五里，進一服	脇下偏痛，發熱，其脈緊弦，此寒也，以溫藥下之

＋ 知識補充站

　　肝臟由肝動脈與肝門靜脈供給營養，供給肝臟的血液，肝門靜脈負責其中的 2/3，肝動脈負責其中的 1/3。由於肝動脈來自心臟，屬於機能性血管，肝門靜脈來自消化道，屬於營養性血管，人說「心肝」好壞，是指機能性血管方面的功能，「肝腸」寸斷，是泛指營養性血管方面的功能。心、肝不能過勞，且要有良好的飲食習慣；肝硬化患者，肝門靜脈血流減少，就容易發生肝動脈擴張。

11-15 「小建中湯」與「炙甘草湯」治「悸」之異同

《傷寒論》心中悸、脈結代之治：

69.「脈浮數」者，法當汗出而愈。身重、「心悸」者，不可發汗，當自汗出乃解。「尺中脈微」，此裏虛，須表裏實，津液自和，便自汗出愈。

445.「寸口脈浮而大」，按之反濇，「尺中亦微而濇」，有宿食，當下之，宜大承氣湯。

518.「脈來緩，時一止復來者」，名曰結；「脈來數，時一止復來者」，名曰促，此皆病脈。

519.「脈來動而中止，不能自還，因而復動者」，名曰代陰也，得此脈者必難治。

70.「心中悸」而煩者，小建中湯主之。

71.「脈結代」，「心動悸」，炙甘草湯主之。

69.尺中脈微或445.尺中亦微而濇，證見尺脈微；445.則未見心悸，乃純屬下腔靜脈與下腸間膜靜脈循環滯礙，兩者除了脈象相似之外，病證相去甚遠。

69.、70.、71.皆見心悸，因為肝門靜脈與下腔靜脈影響心臟跳動。70.～76.的六方湯藥中，小建中湯與炙甘草湯二方的藥味較濃郁，也補充熱量。小建中湯治心中悸而煩，但脈不結代；並促進膽囊、胰臟、十二指腸間的運作。

《傷寒論》「脈結代」，心臟的彈性動脈「來去時一止」。結脈、代脈就是現代醫學所稱間歇脈，在正常的持續韻律脈動下，出現一時疏離的休止現象，主要原因是心臟的期外收縮（高頻率）與心臟傳導阻斷（短頻率）。今日醫技非常進步，惟臨床上寸口橈動脈的診斷還是最方便，可在很短時間診斷脈動調律，診察疾病的可能性。

炙甘草湯治心動悸而脈結代。心動悸是心臟缺乏充分的營養素以維持正常跳動，出現「動悸」。炙甘草湯去芍藥，是要去其苦酸、微寒，加入富含優質蛋白質的阿膠，與含有不飽和脂肪酸的麻子仁（脾胃大腸之藥，甘平滑利、緩脾潤胃），還有麥門冬（甘微、苦寒，清心除煩、滋陰養肺）、人參，再加上甘苦大寒的生地來平和其他藥；並有助消瘀血、通經脈，更重要的是以清酒七升與水八升來煮藥。炙甘草湯又名「復脈湯」，是養益心臟，助益血脈循環之良方。

小博士 解說

炙甘草湯治療寸口脈（橈動脈）結代，由於橈動脈來自頸動脈與鎖骨下動脈，因此，頸部人迎脈（頸動脈）不和順，寸口脈才會結代。相對的，小建中湯則治療消化系統造成的心中悸煩而脈不結代。

比較小建中湯證與炙甘草湯證的異同

藥方	小建中湯	炙甘草湯
組成	桂枝湯加芍藥、麥芽	桂枝湯去芍藥，加麻子仁、麥門冬、生地、人參、阿膠、清酒
陰陽虛實	胃陽虛	心陰虛
主要辨證	心中悸而煩躁	脈結代心動悸、心悸而不煩
藥方特點	加重芍藥與麥芽	去芍藥，加阿膠與清酒
治療重點	改善消化系統	改善循環代謝系統

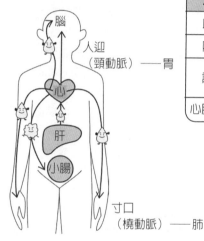

人迎、寸口

腦
人迎（頸動脈）——胃
心
肝
小腸
寸口（橈動脈）——肺

《內經‧陰陽別論》論人迎、太淵

穴道	人迎（胃）	太淵（肺）
血管	頸動脈	橈動脈
陰陽	三陽在頭	三陰在手
診察	頭部與心臟的循環狀況	五臟六腑血液循環情形
心臟供應頸動脈、橈動脈血多寡，反應臟腑血流量		

+ 知識補充站

　　《傷寒論》炙甘草湯治傷寒脈結代、心動悸及肺痿咳唾多、心中溫溫液液者（甘草乾薑湯治肺痿之冷）。炙甘草湯取甘、參、桂、薑、棗，復脈中之陽；再加地、麻與麥、膠，益脈中之陰，進而養益心臟，助益血脈循環。復脈湯有桂枝湯（助益交感神經系統）作本，孫思邈《千金方》用炙甘草湯（復脈湯）治虛勞。

　　《溫病條辨》加減復脈湯治脈虛大，手足心熱甚於手足背者，加減復脈湯以桂枝湯去桂枝、生薑，剩芍藥、大棗與炙甘草，再加麻子仁、麥門冬、生地、阿膠與清酒，加減復脈湯以芍藥甘草湯（助益神經系統）作本，加麻子仁、麥門冬、生地、阿膠與清酒。

11-16 「心下」症狀與「渴欲飲水」之用藥

《傷寒論》之診治「心下」症狀：

73. 發汗過多，叉手自冒心，「心下悸」，欲得按者，桂枝甘草湯主之。

74. 發汗後，其人「臍下悸」者，欲作奔豚，茯苓桂枝甘草大棗湯主之。

75. 頭項強痛，翕翕發熱，無汗，「心下滿」，微痛，小便不利者，桂枝湯去桂加茯苓白朮湯主之。

76. 「心下逆滿」，氣上衝胸，起則頭眩，脈沉緊，發汗則動經，「身為振振搖」者，茯苓桂枝白朮甘草湯主之。

106. 太陽病發汗，汗出不解，其人仍發熱，「心下悸」，頭眩身瞤動，「振振欲擗地」者，真武湯主之。

274. 少陰病二、三日不已，至四、五日腹痛，小便不利，「四肢沉重疼痛」，自下利者，此為有水氣。其人或咳，或小便不利，或下利，或嘔者，真武湯主之。

《金匱要略》之診治「心下」症狀：

183. 心下有痰飲，胸脅支滿，目眩，苓桂朮甘湯主之。

184. 夫短氣有微飲，當從小便去之，苓桂朮甘湯主之，腎氣丸亦主之。

苓桂朮甘湯與腎氣丸都治「短氣有微飲，當從小便去之」，兩方相同的藥味有茯苓、桂枝；苓桂朮甘湯偏重調理腸胃，腎氣丸則偏重養護腎臟及腎上腺功能。

再者，桂枝甘草湯與真武湯都治「心下悸」，但其用藥之重要辨證是，前者是心下喜按(中脘穴)，而後者之心下(巨闕到中脘)是按不得。

臨床上，另可參酌其他藥方之運用。茯苓杏仁甘草湯與橘枳薑湯都治「胸痺胸中氣空、短氣」，茯苓杏仁甘草湯偏重於維護肺與氣管，改善呼吸系統問題；橘枳薑湯則重於維護脾胃與食道，調理攝食吸收與脾胃功能。

《傷寒論》之診治「渴欲飲水」：

66. 傷寒，若吐、若下後，七、八日不解，熱結在裏，表裏俱熱，時時惡風，大渴，舌上乾燥而煩，欲飲水數升者，白虎加人參湯主之。

67. 發汗已，脈浮數，煩渴者，五苓散主之。

413. 霍亂，頭痛發熱，身疼痛，熱多欲飲水者，五苓散主之；寒多不用水者，理中丸主之。

白虎加人參湯、五苓散皆治渴欲飲水，是夏熱防中暑要方。白虎加人參湯是夏季常備藥，五苓散則是四季終年常用藥。經常出國洽商、旅遊者，隨身攜帶，有備無患：如舟車勞頓、水土不服、飲食不當，引起頭痛、暈眩、嘔吐、腹瀉、尿閉等證，適時以五苓散配溫水漱口至腦後發熱再嚥下，能快速舒緩症狀。

小博士 解說

缺乏運動容易造成免疫力弱化、過敏，以致抵抗力差、容易被感染。以桂枝甘草湯調理氣管、紓解胸悶、維護食道及氣管；否則將導致心血管病變或肺泡萎弱等，如主動脈也有狀況，出現頭暈眼花、頭痛耳鳴等，則以茯苓桂枝甘草大棗湯來調理。

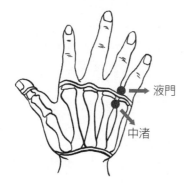

液門、中渚穴

液門

中渚

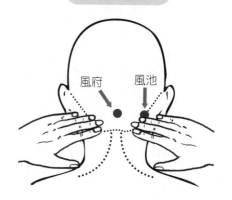

風府、風池穴

風府

風池

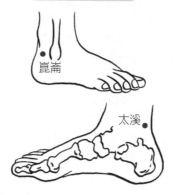

崑崙穴、太溪穴

崑崙

太溪

＋ 知識補充站

　　「心下有痰飲，胸脇支滿，目眩，苓桂朮甘湯主之。短氣有微飲，當從小便去之，苓桂朮甘湯主之；腎氣丸亦主之。」苓桂朮甘湯助益肝門靜脈循環，與消化系統相關；腎氣丸則促進胸管與乳糜池的循環。短氣是呼吸困難，關係到橫膈膜右腳、食道裂孔及下食道括約肌，加上腰大肌與腰方肌構成橫膈膜的腱中心，這是開始吸氣時橫膈膜的啓動區；出現問題，腰背也隨之不舒服。腎氣丸兼顧盆膈膜與第二至第四骶神經的副交感神經系統；相對而言，苓桂朮甘湯以橫膈膜為主，與副交感神經系統的迷走神經運作關係密切。

11-17 「大青龍湯」、「小青龍湯」與心下水氣、溢飲

《傷寒論》之「心下有水氣」診治：

113. 傷寒表不解，心下有水氣，乾嘔發熱而「欬」，或渴、或利、或噎、或小便不利，少腹滿，或「喘」者，小青龍湯主之。

114. 傷寒，心中有水氣，「欬而微喘」，發熱不渴，小青龍湯主之。服湯已，渴者，此寒去欲解也。

103. 太陽中風，「脈浮緊」，發熱惡寒，「身疼痛」，不汗出而煩躁者，大青龍湯主之。若脈微弱，汗出惡風者，不可服，服之則厥逆、筋惕肉瞤，此為逆也。

104. 傷寒，「脈浮緩」，「身不疼但重」，乍有輕時，無少陰證者，大青龍湯「發」之。

105. 脈浮而緊，浮則為風，緊則為寒，風則傷衛，寒則傷榮；榮衛俱病，骨節煩疼，當「發」其汗而不可下也。

《金匱要略》論治病溢飲者的條文：

190. 病溢飲者，當「發」其汗，大青龍湯主之，小青龍湯亦主之。

從「發」思索如何辨證？大青龍湯以麻黃湯為本，小青龍湯以桂枝湯為本。

1. 「發」其汗，大青龍湯主之，小青龍湯亦主之。

2. 「欬」或「喘」者，小青龍湯主之。

3. 「欬而微喘」，小青龍湯主之。

4. 「脈浮緊」、「身疼痛」，大青龍湯主之。

5. 「脈浮緩」、「身不疼但重」，大青龍湯「發」之。

孩童心跳較快，喝小青龍湯後隨即游泳或跑步心跳更加速，出現背部發疹現象，多因奇靜脈回流右心房加速。奇靜脈在第四胸椎位置（右膏肓穴區）越過右肺門進入上腔靜脈。「心下有留飲，背寒冷如手大」是奇靜脈不通暢，小青龍湯（辛溫）與大青龍湯（辛溫與辛涼複方）有通暢奇靜脈效果。

嬰幼兒發育，在內臟器官中呼吸器官屬最慢，成長中空氣汙染，對其肺呼吸系統之發育極為不利；還有病毒傳播，尤其每年1～3月呼吸道融合病毒流行期；另外，流感病毒、腺病毒、鼻病毒及腮腺病毒感染都要特別防範。尤其近年來新冠肺炎疫情嚴峻，也有嬰幼兒染疫死亡的案例；因此，小青龍湯、小柴胡湯、五苓散、半夏瀉心湯、加味消遙散、理中湯、七味白朮散、安中散、芍藥甘草湯、甘草乾薑湯、越鞠丸等，不論老少婦孺，是呼吸道疾病病前病後調理良方。

小博士 解說

一般慢性支氣管炎患者，尤其是嬰幼兒及老人，如果又有心臟病、慢性病者，只要黏液增加，或痰、鼻涕顏色加深變稠，三、四天下來，前揭中藥效果如果不彰，一定要看西醫，投以抗生素。因長期服用抗生素有其副作用；臨床上以西藥救急，並加中藥調理，之外還要調整改善居家環境、生活及飲食習慣。

大青龍湯與小青龍湯治溢飲之比較

藥方	組成	煮服法	治療重點及穴道
大青龍湯	麻黃去節六兩、桂枝去皮三兩、杏仁去皮尖四十個、炙甘草二兩、大棗十二枚、生薑三兩（切）、石膏如雞子大（碎）	水九升，先煮麻黃，減二升，去上沫，內諸藥，煮取三升，去渣，溫服一升	1. 溢飲者，當發其汗 2. 右液門、右中渚穴、太溪穴
小青龍湯	麻黃去節、芍藥、細辛、乾薑、炙甘草、桂枝去皮各三兩，半夏、五味子各半升	水一斗，先煮麻黃，減二升，去上沫，內諸藥，煮取三升，去渣，溫服一升	1. 溢飲者，當發其汗 2. 左液門、左中渚穴、崑崙穴

液門穴、中渚穴

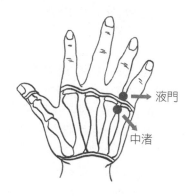

崑崙穴、太溪穴

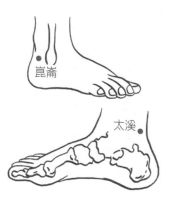

+ 知識補充站

　　《傷寒論》103.「脈浮緊」，大青龍湯主之。521.「脈浮而緊者，名曰弦也。弦者，狀如弓弦，按之不移也。脈緊者，如轉索無常也」，脈浮而細滑是傷飲，膈間支飲其脈沉緊；傷飲只是胃脹氣之類，膈間支飲已經影響奇靜脈循環。短氣有微飲當從小便去之，宜苓桂朮甘湯或腎氣丸（主診穴液門、中渚）。心下留飲宜甘遂半夏湯，懸飲宜十棗湯，溢飲當發其汗，宜大青龍湯或小青龍湯（主診穴崑崙、太溪）。《金匱要略》368.：「婦人吐涎沫，醫反下之，心下即痞，當先『治其吐涎沫，小青龍湯』主之，涎沫止、乃『治痞，瀉心湯』主之。」

11-18 「乾薑附子湯」、「桂枝甘草湯」等「頓服」的啓發

《傷寒論》關於桂枝甘草湯、乾薑附子湯、眞武湯、通脈四逆湯等論治「心下悸」、「嘔」等證之運用：

73. 心下悸，欲得按者，桂枝甘草湯主之。

106. 太陽病發汗，汗出不解，其人仍發熱，心下悸，頭眩身瞤動，振振欲擗地者，眞武湯主之。

116. 晝日煩躁，不得眠，夜而安靜，不嘔不渴，無表證，脈沉微，身無大熱者，乾薑附子湯主之。

272. 飲食入口則吐，心中溫溫欲吐，復不能吐。始得之，手足寒，脈弦遲者，此胸中實，不可下也，當吐之。若膈上有寒飲，乾嘔者，不可吐也，當溫之，宜四逆湯。

274. 腹痛，小便不利，四肢沉重疼痛，自下利者，此爲有水氣。其人或咳，或小便不利，或下利，或嘔者，眞武湯主之。

276. 下利清穀，裏寒外熱，手足厥逆，脈微欲絕，身反不惡寒，其人面色赤，或腹痛，或乾嘔，或咽痛，或利止脈不出者，通脈四逆湯主之。

336. 下利清穀，裏寒外熱，汗出而厥者，通脈四逆湯主之。

417. 吐已下斷，汗出而厥，四肢拘急不解，脈微欲絕者，通脈四逆加豬膽汁湯主之。

乾薑附子湯是通脈四逆湯與眞武湯的共同主要成分，乾薑附子湯與桂枝甘草湯大量頓服，主要在治療精神情緒不和諧，單單從乾薑、附子、桂枝、甘草等四味藥的藥性與功能，絕對看不出它們可以改善自律神經失調狀況，焦點放在「煮服法」時，「大量頓服」對咽喉、上食道括約肌、迷走神經等都大有養護作用。

乾薑附子湯與桂枝甘草湯，兩方皆以水三升煮一升「頓服」；立即、即時將一升（1000cc）藥水快速喝下，當藥進入口腔時，口腔黏膜、唾液腺，尤其是負責分泌 70% 唾液的腮腺，進而刺激所屬的第九對腦神經—舌咽神經；同時及於鼻腔、鼻黏膜，令鼻腔與鼻竇（額竇、蝶竇、篩竇、上頜竇）隨之傳動。桂枝甘草湯之甘甜，或乾薑附子湯之辛辣，都可以透過「頓服」而改善心下悸或晝日煩躁不安。心下悸與晝日煩躁不安多是一時的症狀，一如肚子餓，吃了就不餓，口渴，喝了就不渴；如果飲不止渴，或飢不欲食，則要以含嚥或頻服，或「止後服」的藥方才可以解決問題。

小博士 解說

乾薑附子湯與桂枝甘草湯大量頓服，湯液數秒入胃，觸及食道三個狹窄處，與橫膈膜及下食道括約肌，影響橫膈膜的吸氣運作，帶動呼吸器官，養護鼻腔黏膜。乾薑附子湯與桂枝甘草湯，它們的溫熱藥性進入胃腸後，也會改善消化道的黏膜結構與作業，最重要的是「大量頓服」，猶如剎那間按摩食道三個狹窄處，這是《傷寒論》中立方的妙處。

通脈四逆湯與真武湯之比較

藥方	組成	煮服法	主要辨證及診治穴道
通脈四逆湯	炙甘草二兩、附子去皮生用四兩、乾薑三兩（強人可四兩）	水 600 毫升，煮取240 毫升，去渣，分溫再服，其脈即出者愈	1. 下利清穀，裏寒外熱，手足厥逆，面色赤，或腹痛，或乾嘔，或咽痛 2. 右液門、左宮門、中脘穴、巨闕穴
真武湯	茯苓、白芍、生薑各三兩，白朮二兩，附子炮去皮，一枚破八片	水 1600 毫升，煮取600 毫升，去渣，溫服 140 毫升。日三服	1. 腹痛，小便不利，四肢沉重疼痛，自下利，或咳，或小便不利，或下利，或嘔 2. 右液門、左空門，左、右章門穴、京門穴

腎經脈滯礙症候群以液門穴為主診區

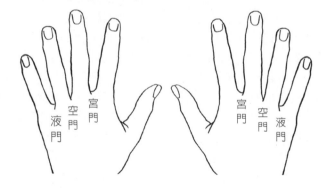

宮門　空門　液門　　　　宮門　空門　液門

✚ 知識補充站

　　腎經脈滯礙症候群，診斷手背之三門（手三陽大絡），壓按六門診斷，出現右液門痛感很強烈，適合真武湯與腎氣丸（通脈四逆湯）；左空門最痛，真武湯；左宮門最痛，腎氣丸（通脈四逆湯）。

　　重大疾病及慢性痼疾從張仲景《傷寒論》與《金匱要略》的治則下手，其中藥方用最多的是《傷寒論》的真武湯與《金匱要略》的腎氣丸，它們對人腦下垂體的前葉，以及腎上腺和腎臟，不論是結構上或機能面，都具實質養護效果，在不少緊急重大疾病患者身上，都曾有奇蹟式療效。

　　真武湯是急診常備藥，善於治療突如其來的頭暈目眩、四肢不聽使喚等症狀，對於體弱多病和高血壓病症初期也見療效；但是，如果未配合調整生活步調和飲食習慣，真武湯與腎氣丸的療效是無以彰顯的。

11-19 「參附湯」、「四逆湯」、「乾薑附子湯」之比較

參附湯是四逆湯的加減方，乾薑附子湯的姐妹方，兩者之間大不相同的是，參附湯宜治清晨症候群，如起床困難、自覺睡不飽……等，以及養護長期困擾的心力衰竭、雷諾氏病、慢性肝炎、肝硬化、腦梗塞等；參附湯養益宗氣和肺經脈，改善呼吸功能，調理腰以上的虛弱無力。乾薑附子湯治晝躁夜靜、嚴重的黃昏症候群，如一到傍晚即疲憊不堪；乾薑附子湯養益中氣與胃經脈，促進消化功能，改善腰以下沉重虛弱無力。

參附湯不宜久服，此乃急救之方，即便是肝硬化或腦梗塞也不宜久服。相形之下，附子湯較適合用於中長期的調理；附子湯是真武湯去生薑加人參，溫經助陽、祛寒除濕，治陽虛寒濕內侵，身體骨節疼痛、惡寒肢冷、舌苔白、脈沉無力，治血栓閉塞性脈管炎、慢性支氣管炎；尤其是服用類固醇的慢性病患者，可配合附子湯或真武湯來調整自體免疫功能。

四逆湯類在「寒厥」病變中其加減運用居重要角色。足厥陰肝病囊縮或傷寒之厥，以寒厥為多。足厥陰肝病之「囊縮」，或傷寒之厥，手足厥冷延伸至肘、膝；手足厥冷，形寒踡臥，面色蒼白，舌質淡，苔薄白而潤，脈微細欲絕，或下利清穀，或骨節疼痛，宜白通加豬膽汁湯。手足厥冷，骨節疼痛，脈沉而不浮，先灸關元、針風府，後用附子湯；手足厥冷，四肢發涼，舌質淡紅，苔薄白滑潤，脈沉細，形寒身痛，或脘腹冷痛，宜當歸四逆湯或當歸四逆加吳茱萸生薑湯。

相對於寒厥之證，「溫熱之厥」在重證疾病的病傳變化中時而可見，其症狀常不超過腳、踝關節，多見於體質燥熱者；通體熱而手足厥冷，舌蹇肢厥，宜牛黃丸、紫雪丹；或見一般熱厥，宜四逆散。神迷肢厥，舌紅苔黃燥少津，脈數有力，甚至通體皆厥，宜白虎湯，或大承氣湯，或牛黃丸與調胃承氣湯等；熱深厥甚心中憺憺大動，甚則心中痛者，宜三甲復脈湯。

小博士 解說

四逆湯輩之加減運用：

1. 乾薑附子湯（四逆湯除甘草）治下後復汗，晝躁夜靜，不嘔不渴無表證，脈沉微，無大熱者；也治中寒厥逆，眩仆無汗或自汗淋漓，及外熱煩躁，陰勝格陽。（多見於大病初癒過勞者）
2. 白通湯（四逆湯除甘草加蔥四莖）治乾嘔而煩，胸口冷痛。
3. 四逆加人參湯（四逆湯加人參）治清晨煩躁不安。
4. 當歸四逆湯（四逆湯加當歸、木通）治小腹冷痛，腰胯痠痛。
5. 芍藥甘草附子湯（四逆湯除乾薑加芍藥）治惡寒，腳攣急。（多見於活動過勞者）
6. 甘草乾薑湯（四逆湯除附子）治咽中乾，煩躁吐逆。

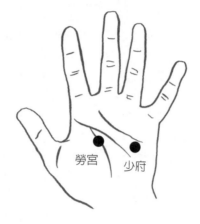

少府穴、勞宮穴

勞宮　少府

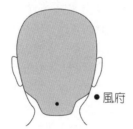

風府穴

●風府

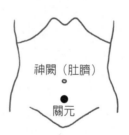

關元穴

神闕（肚臍）

●關元

✛ 知識補充站

　　痰厥之外，厥分寒厥之四肢冷如冰（無名指、小指，與少府穴區最遲鈍），以及熱厥之四肢熱如火（中指、無名指，與勞宮穴區最遲鈍）。臨床上，最常見原發性雷諾氏現象，以女性居多；天氣寒冷、壓力增加、抽菸及情緒欠穩等，身體的小動脈收縮引起血流減少，導致手腳出現顏色變化，手指、指甲床及腳趾等部位，出現蒼白、發紫、發紅三種反應。另外，除了手指、腳趾外，病情嚴重者可能影響各器官之機能。

11-20 「甘草湯」、「半夏厚朴湯」之治咽

《傷寒論》論治少陰病之證：

294. 少陰病，二、三日，咽痛者，可與甘草湯，不差，與桔梗湯。

295. 少陰病，咽中痛，半夏散及湯主之。

296. 少陰病，咽中傷，生瘡，不能語言，聲不出者，苦酒湯主之。

《金匱要略》關於論治婦人臟躁等之條文：

366. 婦人咽中如有炙臠，半夏厚朴湯主之。

367. 婦人臟躁，喜悲傷欲哭，象如神靈所作，數欠伸，甘麥大棗湯主之。

「上食道」由橫紋肌構成了吞嚥管道，沒有消化與吸收功能；「下食道」由平滑肌構成了吞嚥管道，加上下食道括約肌所屬的靜脈，從肝門靜脈回流下腔靜脈，再回肝臟，具有消化吸收功能，飲食方面的問題較多，同時會出現一些精神上的症狀。苦酒湯、半夏散及湯即針對口腔及咽喉黏膜症狀；梔子豉湯、瓜蒂散、小陷胸湯等以治療食道為主；甘草乾薑湯、芍藥甘草湯、芍藥甘草附子湯、四逆湯則以調理胃腸為主；調胃承氣湯、大陷胸湯以治療腸道為主。綜上用藥，都為改善黏膜下相關淋巴組織與所屬的肝門靜脈。

半夏厚朴湯在《醫方集解》名為七氣湯，治梅核氣，喉間有異物感，自覺咽中有如梅核大小的異物阻塞，吐不出又嚥不下，是吞嚥困難早期前兆，起因於情緒不穩，影響了吸門（食道與氣管的交接口）功能。吸門就是會厭，吞嚥時會暫時停止呼吸，蓋住氣管；因此，吞嚥與講話韻律不穩或節奏紊亂，影響上食道括約肌靜脈回流上腔靜脈，就出現梅核氣；一旦飲食失序，食道與胃受影響，梅核氣症狀更加嚴重。

甘麥大棗湯之甘草，甘緩和中、清熱解毒，小麥甘微寒，養心安神、除煩去躁，大棗養血安神、補中益氣，三物合用以甘潤滋養、養心寧神、鎮靜舒眠。甘麥大棗湯治臟躁症，是紓解初期歇斯底里症的要方；酸棗仁湯安神除煩，改善睡眠品質；旋覆花湯治肝著，此湯是治肝、膽、胰臟與胃腸功能初期症狀的良方；甘薑苓朮湯治腎著，改善腰腎功能，都著重在調理周邊的血液循環，進而改善相關組織器官的症狀。

小博士 解說

《傷寒論》73. 桂枝甘草湯是頓服之（快速嚥服），相較於半夏散及湯與苦酒湯都是少少嚥之，慢慢含嚥，約漱口十次再吞下。古代煮法，今人難以照做，半夏散及湯可比照麻沸湯，漿液粉沖泡熱開水，當茶少少含嚥。苦酒湯，半夏片五錢與蛋白五個一起放入適量米醋（約五個蛋黃的重量）中，以中火煮滾即熄火去渣，蛋白已成稠泥狀，一口一口慢慢含嚥。

少陰病適用藥方示例

藥方	組成	煮服法
甘草湯	甘草二兩	上一味，以水三升，煮取一升半，去渣（用於清熱解毒，利咽止痛）；上一味，以水三升，煮減半（用於虛熱肺痿）；溫服七合，日二服（宜清熱解毒，利咽止痛）；分溫三服（宜虛熱肺痿）
桔梗湯	桔梗五錢、甘草三錢	1. 上作一服，水二鍾，煎至一鍾，食後服（《千金翼方》） 2. 以水 300 毫升，煮取 210 毫升，去渣，分二次溫服（《傷寒論》）
半夏散及湯	半夏、桂枝、炙甘草等分	各別搗篩已，合治之，白飲和服方寸匕，日三服。若不能散服者，以水一升，煎七沸，內散兩方寸匕，更煮三沸，下火令小冷，少少咽之
苦酒湯	苦酒、半夏（洗、破如棗核）十四枚、雞子去黃一枚	內半夏，著苦酒中，以雞子殼置刀環中，安火上，令三沸，去渣，少少含咽之；不差，更作三劑

比較半夏厚朴湯、甘麥大棗湯之運用

藥方	組成	煮服法	主要辨證及診治穴道
半夏厚朴湯	半夏一升、厚朴三兩、茯苓四兩、生薑五兩、乾蘇葉二兩	水七升，煮取四升，分四服，日三夜一服	1. 婦人咽中如有炙臠，吞之不下，吐之不出 2. 右宮門很痛，左宮門稍痛
甘麥大棗湯	甘草三兩、小麥一升、大棗十枚	水六升，煮取三升，溫分三服，亦補脾氣	1. 婦人臟躁，喜悲傷欲哭，象如神靈所作 2. 左宮門很痛，右宮門稍痛

＋ 知識補充站

　　吞嚥功能是由三叉神經、舌咽神經及迷走神經等傳入神經的一種反射性反應。相對的，傳出神經纖維咽喉，則由三叉神經、顏面神經及舌下神經進入舌、口腔內容物，在舌頭上的隨意動作推食物向後入咽，引發吞嚥；咽部肌肉非自主性推食物進入咽部，並抑制呼吸及關閉聲門等，嘴巴張開時吞嚥困難，張大嘴巴甚至不可能吞嚥；相形之下，嘴巴緊閉較容易吞嚥。上唇有大腸經脈循行，下唇有胃經脈循行，雙唇又屬脾胃，脾胃功能不好，雙唇顏色必然不良，口輪匝肌也顯得較乏力。上唇顏色黯濁發黑，大腸必然有問題，不是便秘就是下痢；下唇顏色不好，胃處於虛弱或發炎狀態。雙唇、舌頭、口腔、吞嚥機制都反應體內相關臟器功能。

11-21 「麻黃湯」、「麥門冬湯」之治喉

《金匱要略》關於咽喉症狀之論治：

86. 咳而上氣，喉中水雞聲，射干麻黃湯主之。

90. 火逆上氣，咽喉不利，止逆下氣者，麥門冬湯主之。

《傷寒論》關於氣逆之論治：

361. 傷寒解後，虛羸少氣，氣逆欲吐，竹葉石膏湯主之。

射干麻黃湯以射干開結消痰，麻黃宣肺散寒，合之為君；生薑散寒行水，半夏降逆化飲，共為臣；紫菀、款冬花溫潤除痰，下氣止咳，五味子收斂耗散之肺氣等為佐；大棗益脾養胃為使，共奏宣肺散寒、化飲止咳之功。病無實熱，脾虛便溏及孕婦禁服。射干苦寒，入肺與肝經，清熱解毒、祛痰利咽、消瘀散結。

麥門冬湯治咽喉不利，竹葉石膏湯治氣逆欲吐，兩者主治類似，都屬食道方面問題，麥門冬湯主治上食道括約肌症候群，竹葉石膏湯治下食道括約肌症候群，方中皆有粳米以養胃氣，調節胃的蠕動不良。

兩者煮服法有差異，其意義在於麥門冬湯用甘草，且不需待米熟湯成，六味藥化學作用完成後即服用，其湯潤喉暢咽，直接作用在口腔、咽喉及上食道括約肌，使之緩和順暢。竹葉石膏湯用炙甘草不用甘草，因為有石膏，所以煮取一半後去石膏等藥渣，再用此藥汁煮粳米，煮成竹葉石膏粥以後，去粳米，喝米汁，從口腔食道一直到胃，緩和消化道之緊張壓力外，養益消化道黏膜的用意更彰顯，助益胃腸道黏膜下相關淋巴組織，改善消化器官慢性痼疾，尤其是長期飲食習慣不良的潛伏型患者；麥門冬湯偏重用於發病之際，竹葉石膏湯偏重用於病後調養。

小博士解說

咳嗽是呼吸器官疾病中最頻繁的症候，是一種呼吸運動，刺激咳嗽受容體造成短暫快速的吸氣，之後閉緊聲門（吸氣期），呼吸肌持續劇烈收縮，引起氣管內壓上升（加壓期）；之後，聲門張開引起急遽呼氣（呼出期），此三階段呼吸運動，可能是隨意或不隨意。咳嗽是防止有害物質吸入，除去氣管內異物反射的防禦反應；反射性咳嗽的機序，是種種原因刺激咳嗽受容體，透過以迷走神經的求心性神經，傳到延髓第四腦室下部的咳嗽中樞，咳嗽中樞將神經訊息下達舌咽神經、迷走神經及脊髓神經，引起聲帶、肋間肌、橫膈膜、腹肌的運動。咳嗽受容體分布在氣管黏膜纖毛上皮細胞間的知覺神經末梢，存在於喉頭、胸膜、縱膈、心膜、橫膈膜、外耳道等組織，各受容體因機械刺激、化學刺激、溫度刺激及炎症等刺激而咳嗽。

玉堂穴、中庭穴、中脘穴、下脘穴、天樞穴

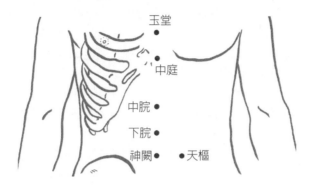

射干麻黃湯等治咳逆上氣之示例

藥方	組成	煮服法	主要辨證及診治穴道
射干麻黃湯	射干三兩，麻黃、生薑各四兩，細辛、紫菀、款冬花各三兩、五味子半升、大棗七枚、半夏大者洗半升	水一斗二升，先煮麻黃兩沸，去上沫，內諸藥，煮取三升，分溫三服	1. 咳而上氣，喉中水雞聲 2. 左液門、右空門都很痛 3. 中庭穴、玉堂穴亦痛
竹葉石膏湯	竹葉五兩、石膏一斤、麥冬五兩、人參二兩、半夏半升、炙甘草二兩、粳米半升	水一斗煮取六升，去藥渣，再下粳米半升，煮米熟湯成，約剩二至三升	1. 虛羸少氣，氣逆欲吐 2. 左液門較痛，右空門稍痛 3. 中脘穴與左天樞穴亦痛
麥門冬湯	麥門冬七升、半夏一升、人參三兩、甘草二兩、粳米三合、大棗十二枚	水一斗二升，煮取六升，溫服一升，日三夜一服	1. 火逆上氣，咽喉不利，止逆下氣者 2. 右空門較痛，左液門稍痛 3. 下脘穴與左天樞穴亦痛

✚ 知識補充站

　　鼻腔不順暢則口腔不舒暢，鼻腔、口腔、咽頭部、氣管與食道等屬於上焦，年老者或消化道手術後患者，從飲食觀察其生命機制，如無法吃固體食物，只能進食半液體食物，是因為消化器官功能有問題，基本上口腔食道間已出現問題。勞力族群早餐多吃米飯及重口味食物，因需要大量熱量，較常見腸胃或相關臟器的實證；白領族群喜歡吃食軟性食物，少吃硬性食物，較常見腸胃或相關臟器的虛證。

11-22 「增液湯」證「調胃承氣湯」微和之

《溫病條辨》條文 3-4 陽明溫病，增液湯。合調胃承氣湯微和之，益胃湯。溫病之不大便，分熱結與液乾二者。偏於陽邪熾甚、熱結之實證，從承氣法；偏於陰虧液涸之半虛半實證，不可混施承氣，以增液湯代之。增液湯治溫病體虛之當下者，陽明溫病，無上焦證，數日不大便，當下之，若其人陰素虛，不可行承氣者。

增液湯證服增液湯已，週十二時（24小時）觀之，若大便不下者，增液湯合調胃承氣湯以微和之，與《溫病條辨》3-3 小陷胸合承氣湯之「滌三焦之邪，一齊俱出」有異曲同工之妙。為醫師用藥治病之處方設計，對消化道癌瘤等症化療或放療後的養護調理，彌足珍貴。

增液湯妙在寓瀉於補，以補藥之體，作瀉藥之用，既可攻實，又可防虛。體虛之溫病，或傷津液、不大便、半虛半實之證，增液湯救之，無不應手而效。

增液湯以元參苦鹹微寒為君，通二便、解熱結，治液乾與腹中寒熱積聚。麥冬治心腹結氣、傷中傷飽、胃絡脈絕、羸瘦短氣，能補能潤能通，以為之佐。生地主寒熱積聚、逐血痹，用細者，取其補而不膩，兼能走絡也。三者合用，作增水行舟之計，故湯名增液，但非重用不為功，科學中藥當以頻服取勝。

陽明之為病「胃家實」，下證有三法：
1. 熱結液乾之實證，大承氣湯。
2. 偏於熱結旁流而液不乾者，調胃承氣湯。
3. 偏於液乾多而熱結少者，增液湯，以維護其虛，務存津液。增液湯合調胃承氣湯以微和之，與小陷胸承氣湯之一齊俱出。

溫熱本傷陰之病，下後邪解汗出，汗亦津液之化，陰液受傷，不待言矣，故云當復其陰。此陰指胃陰而言，蓋十二經皆稟氣於胃，胃陰復而氣降得食，則十二經之陰皆可復矣。欲復其陰，非甘涼不可，湯名益胃者，胃體陽而用陰，取益胃用之義也。下後急議復者，恐將來液虧燥起，而成乾咳身熱之怯證也。

小博士解說

溫病治法，分別「可與」、「不可與」，「可補」、「不可補」之處，承氣類用之不當，其弊有三：
1. 邪在心包、陽明兩處，不先開心包，徒攻陽明，下後仍然昏惑譫語，必危矣。
2. 體虧液涸之人，下後作戰汗，或隨戰汗而脫，或不蒸汗徒戰而脫。
3. 下後雖能戰汗，以陰氣大傷，轉成上嗽下泄，夜熱早涼之怯證，補陽不可，救陰不可，有延至數月而死者，有延至歲餘而死者（間質性肺炎）。

京門穴與章門穴

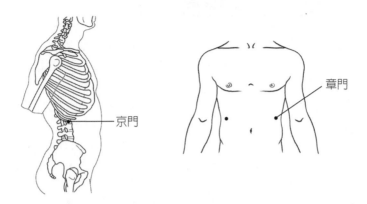

京門

章門

增液湯、益胃湯之運用

藥方	組成	煮服法	主要辨證及診治穴道
增液湯 （鹹寒苦甘法）	元參一兩、麥冬連心八錢、細生地八錢	水八杯，煮取三杯，口乾則與飲，令盡，不便，再作服	1. 其陰素虛，大便秘結、口渴舌乾紅 2. 右液門與左宮門皆痛 3. 京門穴微痛
益胃湯 （甘涼法）	方沙參三錢、麥冬五錢、冰糖一錢、細生地五錢、玉竹一錢五分	水五杯，煮取二杯，分二次服，渣再煮一杯服	1. 胃陰受傷者，食慾不振、口乾咽燥，舌紅少苔 2. 右液門最痛，左液門稍痛 3. 章門穴微痛

✚ 知識補充站

　　增液湯有元參，其味苦鹹微寒，通二便，解熱結。服增液湯後，二十四小時還是不大便，增液湯合調胃承氣湯以微和之。臨床上，醫生很難如此處方開藥，陽明溫病體質虛弱者宜增液湯；體質虛弱的診斷很不容易，可以三餐後服增液湯，睡前服增液湯合調胃承氣湯。大便無慮而汗多者，睡前服益胃湯。

　　麥冬是麥門冬的塊根，性微寒味甘微苦，入心、肺、胃經。養陰潤肺、益胃生津、清心除煩潤燥。麥冬含多種胺基酸、多量葡萄糖及葡萄糖甙等，能增強網狀內皮系統吞噬能力，提高免疫功能；增強腎上腺皮質系統作用，提高機體適應性；有抗心律失常和擴張外周血管、降血糖作用。凡脾胃虛寒泄瀉，胃有痰飲濕濁及暴感風寒咳嗽者均忌服。

11-23 「五汁飲」、「牛乳飲」、「益胃湯」癒後調養

《溫病條辨》有關溫病癒後之治：

3-12 溫病小便不利者，淡滲不可與也。益胃、增液輩。復脈法。

4-15 溫病癒後，五汁飲，牛乳飲。益胃、五汁輩。

增液湯、益胃湯與復脈湯，三方治溫病小便不利者，有輕重緩急之異，增液湯滋陰之中又可滌邪。益胃湯治熱傷胃陰。加減復脈湯復其津液。三方都有麥多、生地，除了組成不相同，增液湯有元參，益胃湯有沙參，復脈湯通常有人參，臨床診治時，可以斟酌調整。

五汁飲與牛乳飲治常思飲不欲食，胃陽獨亢，胃陰不降，以甘潤法救胃；自然欲食，斷不可施與開胃健食之辛燥藥，致令燥咳成癆。復脈等湯則復下焦之陰。

吳鞠通《溫病條辨》有方有法，醫者學之，不只是劑量的權衡，更重要的是服法的變通。因腦內的視丘叉上核會影響腎上腺素與褪黑激素的分泌週期，把身體各種節律同步化爲 24 小時的白天／黑夜週期，是以，服用的時間是最重要的。

體內熱的產生，主要靠肌肉運動、食物同化與基礎代謝過程。調節體溫，出汗會調節人體皮膚眞皮層的血流，以降低體溫，使眞皮層血管擴張，血流量增加，提高身體放熱量；如果眞皮層血管收縮，皮膚血流量減少，身體放熱量也隨之減少。人體基礎體溫 36.5～37.5 度，通常最高是早晨 5 至 6 時，最低是下午 5 至 6 時。睡前服增液湯合調胃承氣湯與益胃湯，都要考慮生理時鐘對人體的影響。

小博士 解說

《溫病條辨》上焦篇之雪梨漿、五汁飲、清燥救肺湯等，中焦篇益胃湯、增液湯、清燥湯等，下焦篇復脈湯、三甲復脈湯、五汁飲等復陰之法，乃熱病調理之方。下焦篇建中湯、半夏湯、桂枝湯數法，爲陽氣素虛，或誤傷涼藥之用，乃其變也。《內經・至眞要大論》所謂：「有者求之，無者求之，盛者責之，虛者責之」，全賴司任者，心誠求之而致和平。

吳鞠通《溫病條辨》強調：「病後調理，較易於治病，豈有能治病，反不能調理！但病後調理，不輕於治病，若其治病之初，未曾犯逆，處處得法，輕者三、五日而解，重者七、八日而解，解後無餘邪，病者未受大傷，原可不必以藥調理，但以飲食調理足矣，所謂食養盡之是也。」

病後與其調理不善，莫若靜以待動。如《金匱要略》條文 363.：「婦人傷寒發熱，經水適來，晝日明了，暮則讝語，如見鬼狀者，此爲熱入血室，治之無犯胃氣及上二焦，必自愈。」

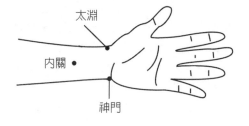

太淵穴、神門穴、內關穴

太淵

內關

神門

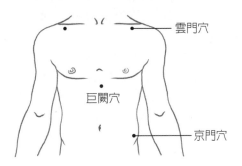

雲門穴、巨闕穴、京門穴

雲門穴

巨闕穴

京門穴

✚ 知識補充站

　　「麥冬」含多種胺基酸、多量葡萄糖及葡萄糖甙等，滋陰益氣、潤肺生津，具提高免疫功能、增強腎上腺皮質系統等作用，助益胃腸道與肺之黏膜下相關淋巴組織。

1. 生脈散益氣養陰、生津斂汗，增強機體免疫功能，舒緩化療後毒副反應。診治主穴為太淵穴。

2. 增液湯滋陰清熱、潤腸通便，治腸燥便秘、糖尿病、慢性牙周炎。診治主穴為內關穴。

3. 益胃湯養陰益胃，治小兒厭食、慢性胃腸炎、消化道潰瘍、食慾不振。診治主穴為足三里穴。

4. 清燥救肺湯清燥潤肺，治肺癌、肺炎、肺結核、支氣管炎、肺氣腫。診治主穴為雲門穴。

5. 清暑益氣湯養陰生津、除濕健脾，治中暑、不思飲食、大便溏泄、肺炎。診治主穴為神門穴。

6. 天王補心丹滋陰養血、補心安神，治神經衰弱、更年期障礙、心律失常。診治主穴為巨闕穴。

7. 河間地黃飲子補益虛勞，治中風痱痺、中風後遺諸證。診治主穴為京門穴。

8. 易簡地黃飲子生精補血、潤燥止渴，治糖尿病、腦動脈硬化、中風後遺症。診治主穴為照海穴。

11-24 「小柴胡湯」治熱入血室，並刺期門

《傷寒論》關於論治「熱入血室」的條文：

240. 婦人中風七、八日，續得寒熱，發作有時，經水適斷者，此為熱入血室，其血必結，故使如瘧狀，發作有時，小柴胡湯主之。

241. 婦人傷寒發熱，經水適來，晝日明了，暮則讝語，如見鬼狀者，此為熱入血室；無犯胃氣及上二焦必自愈。

養護肝臟莫貴於《傷寒論》小柴胡湯系列，相關條文環環相扣：「汗出而解」與「得屎而解」是服小柴胡湯後的結果。《傷寒論》深得《內經》「分而論之，參而合之」之治則，對證下藥：

1. 柴胡桂枝湯（小柴胡湯合桂枝湯）治肢體沉重，關節疼痛（寒熱交作，寒多熱少），多見於輕度過勞而傷損消化附屬器官。
2. 柴胡加芒硝湯（小柴胡湯加芒硝）治醒來時胸悶氣短（裏實潮熱），多為經常暴飲暴食、素有宿便者。
3. 大柴胡湯（小柴胡湯去人參、甘草加芍藥，枳實，大黃）治醒來時口乾苦臭（心下滿痛，大便秘結）。

《傷寒論》條文239.：「熱入血室，刺期門，隨其實而瀉之。」刺太衝瀉實效果更好，吸氣時迅速並逆經脈方向進針，待三分鐘以上，緩慢呼氣並順經脈循行方向出針。刺期門而瀉之，針對下腔靜脈循環滯礙，改善腹腔循環，不妨礙月經代謝，降低婦科肌瘤、腫瘤機率。

刺期門不如刺太衝，臨床上瀉左太衝的機率比右太衝高，尤其是工作或讀書壓力大、運動或活動量又不足的女性（約15～40歲），不論是否懷孕生產過，若是小腿靜脈曲張嚴重者，配合針砭，規劃一定療程（至少三個月），選較塌陷一側的曲池，補之三針（齊刺），再瀉較塌一側的太衝五針（揚刺），怕痛者可減少針數；針砭治療以埋線或撳針效果最好。太衝之方便、實用絕非期門可及。

《傷寒論》條文240.：「熱入血室，小柴胡湯主之。」單單服用小柴胡湯即見顯著效果；如配合刺太衝再服小柴胡湯，效果更佳。如條文7. 之先刺風池、風府穴，再服桂枝湯，效果更彰顯。臨床上，消遙散與加味消遙散，是解肝鬱、舒膽滯的常用藥方，其應用不亞於柴胡輩。

小博士 解說

消遙散與加味消遙散，是臨床上運用廣泛的解壓藥方，肝氣鬱結、悶悶不樂用消遙散；加味消遙散專治怒氣沖沖傷腦筋、自律神經失調。運用最廣的是瀉心湯族群（壓診以中脘穴區痛感最強）與消遙散族群（壓診以右不容穴區痛感最強）。瀉心湯族群主要是黃連與黃芩，消遙散族群主要是白朮與芍藥；黃連與黃芩瀉心火，多見口乾舌燥，消遙散解肝鬱舒膽，多見口乾苦舌燥。

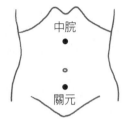

中脘穴、關元穴

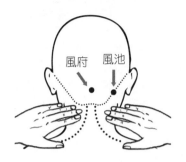

風池穴、風府穴

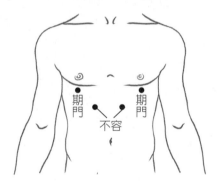

不容穴、期門穴

✚ 知識補充站

　　四逆散是消遙散的姊妹方，與四逆湯皆有甘草。甘草味甘性平，歸心、肺、脾、胃經，解毒、潤肺、補脾胃、養陰血、除邪熱、去咽痛、長肌肉、堅筋骨。甘草有類似腎上腺皮質激素樣作用，對組織胺引起的胃酸分泌過多有抑制作用，並有抗酸和緩解胃腸平滑肌痙攣作用。甘草還可抑制皮質醇的轉化，從而導致血壓上升和低血鉀症。濕盛脹滿、浮腫者不宜用。久服較大劑量的生甘草，可能引起浮腫等。長期服用甘草對性功能有損害作用。

11-25 「三黃瀉心湯」與「藿香正氣散」，經方與時方

三黃瀉心湯、大建中湯、大柴胡湯與大陷胸湯，及茵陳蒿湯、梔子柏皮湯等都屬「經方」，「經方」施治非對證下藥不可。《金匱要略》條文121.：「心胸中大寒痛，嘔不食飲，腹中滿，上下痛不可觸近，大建中湯。」一有狀況，大建中湯用的正是時候。與119.「按之心下滿痛者，此為實也，當下之，宜大柴胡湯。」是實與虛的對比。大建中湯證之患者按中脘穴與關元穴並不會疼痛，其對疼痛的反應是「上下痛而不可觸近」；「不可觸近」多為假象，是腹部肌肉層的疼痛，尤其是腹直肌，若醫者緩和碰觸壓按深處，多能舒緩疼痛，甚至感覺舒服。

大柴胡湯、大陷胸湯與三黃瀉心湯都適合治療「心下」的證候，壓按中脘穴與關元穴及左天樞穴都會痛，只是疼痛程度與範圍有差異，其中以左天樞穴反映最強烈。急性肝炎患病初期，出現噁心、胸悶、食慾不振、便秘、尿量減少、發燒等，之後才會出現黃疸；臨床上，治療以上肝炎症狀，黃連解毒湯又比三黃瀉心湯、茵陳蒿湯、梔子柏皮湯更實用。

黃連、黃芩、黃柏合之為柏皮湯，治三焦實熱，用粥丸（相當於科學中藥的澱粉製劑）名三補丸，治三焦火，日益燥、喉乾、二便秘結，及喉痰夜熱，多見於肝經脈（肝臟）及腦功能初期循環不良，服之可消解疲勞、提升睡眠品質。

黃連解毒湯主治「一切火熱，表裏俱盛，狂躁煩心，口燥咽乾，大熱乾嘔，錯語不眠，吐血衄血，熱甚發斑」，是「時方」，是方便又實用的藥方；「時方」很好用，一旦用錯還不至於出大問題。

藿香正氣散屬「時方」，其運用也有千年以上的歷史；以藿香為主藥，導正胸腹不正之氣（肝膽、脾胃功能紊亂而致嘔吐腹瀉），有解表和中、理氣化濕之效，對夏日感冒、出外旅遊舟車勞頓或水土不服（方中有平胃散與二陳湯）、冬天宿醉都有療效。服用藿香正氣散《和劑局方》時要加生薑三片、大棗一枚，煎後溫熱服用。藿香正氣散製成丸劑，有蜜丸、水丸兩種，稱為藿香正氣丸；兩者的差異，藿香正氣丸主要成分為蒼朮，藿香正氣散為白朮。

小博士解說

肝經脈循環從大拇趾到大腦間的路徑上，關係人體全天候的生理運作，又與睡眠狀況相當密切，只要睡眠習慣逆轉（日夜顛倒），罹患肝性腦病變的機率就越高，又稱肝性腦症，如抑鬱寡歡、憂鬱、嗜睡、昏睡、溝通困難等，顯示肝門靜脈與下腔循環各系統，雖在其位卻無法各司其職。大拇趾趾甲的形狀與色澤，與肝經脈循環和肝臟組織互為呼應。肝性腦病變最終多與肝硬化有關，此時，以補中益氣湯、升陽益胃湯、歸脾湯、當歸補血湯……等，對證治療，可緩解肝性腦病變症狀，防止快速病化。

初患肝炎常用藥方示例

藥方	組成	主要辨證及診治要穴
茵陳蒿湯	茵陳六兩、梔子三兩、大黃二兩	1. 濕熱發黃、二便不利、頭汗出、腹滿、口渴 2. 左天樞穴、右宮門區、左空門區
梔子柏皮湯	山梔子三兩、黃柏二兩、炙甘草一兩	1. 身熱、發黃 2. 中脘穴、左宮門區、右液門區
三黃瀉心湯	大黃二兩、黃連一兩、黃芩一兩（蜜丸為三黃丸）	1. 心下痞熱、心氣不足、吐血衄血 2. 左天樞穴，左、右宮門區
黃連解毒湯	黃連二兩、黃芩一兩半、黃柏一兩半、梔子二兩	1. 一切火熱、表裏化盛、錯語不眠 2. 中脘穴，左、右宮門區
三補丸	黃芩、黃連、黃柏各等分	1. 咽喉及齒痛、濕痰夜熱、煩躁、便秘尿閉 2. 中脘穴、左宮門區、右空門區

太衝穴、絕骨穴

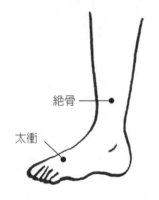

中脘穴、天樞穴

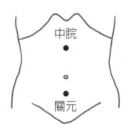

＋ 知識補充站

　　養護肝臟：(1) 保持正常體重，均衡飲食加上持恆規律運動。(2) 遠離受血液污染的器具，減少 B 型、C 型肝炎傳染。(3) 不喝生水，不生食海鮮、蛤、生蠔以及貝類等，易感染 A 型肝炎病毒之食物。(4) 不喝酒，酗酒會造成酒精肝。(5) 不抽菸，減少罹患肝癌機率。(6) 不亂吃成藥以免傷肝。(7) 成人睡眠 8 小時，不熬夜，凌晨 1 至 3 點鐘是深眠期，養肝血安魂守魄。(8) 經常按摩太衝穴與絕骨穴，養護肝門靜脈功能。

11-26 「小青龍湯」治婦女心下痞、涎沫止而痞宜「瀉心湯」

《金匱要略》關於治療婦人吐涎沫、心下痞的條文：

368. 婦人吐涎沫，醫反下之，心下即痞，當先治其吐涎沫，小青龍湯主之；涎沫止，乃治痞，瀉心湯主之。

252. 氣分，心下堅，大如盤，邊如旋盤，水飲所作，枳朮湯主之。

354. 產後腹中疼痛，當歸生薑羊肉湯主之，並治腹中寒疝，虛勞不足。

355. 產後腹痛，煩滿不得臥，枳實芍藥散主之（麥粥下之）。

342. 婦人懷娠六七月，脈弦發熱，其胎愈脹，腹痛惡寒者，少腹如扇，所以然者，子臟開故也，當以附子湯溫其臟。

「產後腹中疼痛，當歸生薑羊肉湯主之，腹中寒疝，虛勞不足」，當歸生薑羊肉湯治虛勞，與我們傳統月子餐主力老薑麻油雞湯有異曲同工之妙。胃實與腹中寒是腹中實與虛之辨，也是反映消化道機能的強與弱；降結腸及乙狀結腸部分蠕動不良，宜大承氣湯；小腸的肝門脈系統與胸管系統虛弱，則適合當歸生薑羊肉湯。同時是治瘛病（腦脊髓循環有礙，肢體動不了）、虛勞證（無體力，肢體只能稍微動彈）的代表藥方。

枳朮湯溫服，腹中軟即當散也（原緊張僵硬之腹直肌隨之放鬆）。枳實芍藥散是四逆散去柴胡、甘草，治產後腹痛、腹滿不得臥，並治癰腫，以麥粥下之。

「婦人懷娠六七月，脈弦發熱，其胎愈脹，腹痛惡寒者，少腹如扇，所以然者，子臟開故也，當以附子湯溫其臟。」「子臟開」子宮血液循環有礙，小腹如扇子在搧風，胎氣脹而腹寒，多是肝門脈無法將營養素充分輸回心臟，或因性腺靜脈先流經左腎靜脈，而左腎靜脈進入下腔靜脈後無法順暢回流心臟，以致心臟無法充分供應營養素給子宮內的胎盤。胎兒在子宮內生活，需由胎盤的臍靜脈從母體吸收養分、氧氣及水分，並將代謝後廢物透過同一管道排回母體，這一切作業都靠髂動脈與髂靜脈來維運。胎盤更重要的任務是代替孕前的卵巢，分泌性荷爾蒙維持母體懷孕期間狀況良好。腹痛惡寒、少腹如扇、子臟開，腎氣丸也有溫其臟的效果。

婦人之證，多與內分泌失調相關，尤其是黃體素（影響體況）與催產素（影響情緒）；婦人吐涎沫與口苦咽乾、口腔灼熱或不順暢，與肝經脈有關。與肝經脈最終注入肺相應和，小青龍湯治療因肝影響肺而併見的乾嘔或咳嗽，多見胸腔的問題；瀉心湯相應於肝經脈循行挾胃屬肝絡膽上貫膈，多見腹腔的問題。此二湯先肺後脾胃，「先治其吐涎沫，小青龍湯主之」與「涎沫止，乃治痞，瀉心湯主之」，可取此科學中藥調理，三餐前小青龍湯，三餐後瀉心湯，兼治肺與脾胃之證。

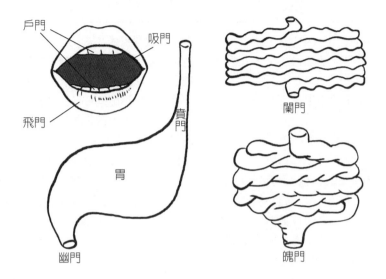

消化道七門影響上下段消化器官

戶門　吸門　飛門　賁門　胃　幽門　闌門　魄門

✚ 知識補充站

　　上段消化器官，是下食道括約肌與胃底；中脘穴區就是心下區，觸按之心下軟弱痞宜甘草瀉心湯，心下痞硬宜半夏瀉心湯，心下冷痞宜附子瀉心湯，心下熱痞宜大黃黃連瀉心湯，如果兼心下部有振水音，宜苓桂朮甘湯或五苓散。

　　下段消化器官以小腸與大腸為主，關元穴主診吸收功能狀況。虛弱多軟甚至塌陷，小腸蠕動力弱，宜通脈四逆湯或當歸生薑羊肉湯，多右小腹拘急，如果兼見小腹振水音或腸鳴，宜白通湯或當歸四逆湯。

　　大腸腹診部位以右天樞、左天樞為主，右天樞主診升結腸與橫結腸前半部分，穴區虛弱多軟，甚至塌陷者宜四逆加人參湯；左天樞主診降結腸與乙狀結腸部分，只有左天樞硬滿宜小承氣湯，右天樞與左天樞皆硬滿宜大承氣湯（此為胃實）。

11-27 「小建中湯」、「天根月窟膏」分治中下焦

《溫病條辨》婦女中、下焦診治：

5-11 產後當大補氣血，即有雜病，從末治之。

5-13 中焦小建中湯；下焦天根月窟膏。

中焦不能蔭胎，常服小建中湯；下焦不足，天根月窟膏。每殞胎五、六月者，責之中焦（營養供給及吸收出問題）不能蔭胎，宜平日常服小建中湯；懷孕一、二月滑胎者（習慣性流產），下焦（內分泌出問題）不足者，適合天根月窟膏或專翁大生膏，養命門真火，上蒸脾陽，下固八脈，真精充足，自能固胎。

嬌弱或瘦弱又有經痛之婦女，先要養護胃腸（營養方面），「子臟開，當以附子湯溫其臟」，溫養五臟六腑，就是範例。小建中湯與附子湯去濕熱、治胃弱，之後，再與天根月窟膏，受自體免疫疾病困擾者可長期照護。

天根月窟膏治下焦陰陽兩傷，八脈告損（內分泌方面），急不能復，「胃氣尚健，無濕熱證者」方可與之；胃弱者不可，恐不能傳化重濁之藥也；無濕熱證者，體液循環不順，宜運動或復健強化，增進藥效吸收。男子遺精滑泄、精寒無子、腰膝痠痛之屬腎虛者，惟有濕、熱皆不可服；老年體瘦萎弱、頭暈耳鳴、下肢麻痺、緩縱不收，屬下焦陰陽兩虛者；但單屬下焦陰虛者，只宜專翁大生膏。

婦人產後下虧、淋帶癥瘕，或是胞宮虛寒無子、數數殞胎，或年老腰膝尻胯痠痛者，適合天根月窟膏；可以啓動腎上腺皮質與皮下脂肪的雌激素，擴張血管內的內皮細胞與血管，並改善初期動脈血管硬化。此外，動脈血管硬化常肇因於巨噬細胞、泡沫細胞（吃飽的巨噬細胞）和 T 細胞（淋巴球）的變異，T 細胞會誘導泡沫細胞產生組織因子，此化學物質就開始引起血液凝固，致使血液流動大幅降低。在正常情況下組織因子不存在於循環中或不與循環血液接觸，只有當血管壁的完整性遭到破壞時，組織因子才暴露於循環血液中，發揮止血作用。

腹診關元穴、中極穴和曲骨穴，主診子宮與輸卵管的功能狀況，虛弱、軟、塌陷，拒按或硬痛者爲瘀滯。《傷科大成》生血補髓飲可取代天根月窟膏。損傷的組織是肉眼看不見的，古代傷科的診治足以參考。大補陰丸亦可以暫代生血補髓飲與天根月窟膏。

小博士解說

生血補髓飲，豬脊髓去外膜炮成焦炭狀；天根月窟膏方，陰陽兩補、通守兼施；大補陰丸，豬脊髓蒸熟，煉蜜爲丸；此三方都有助頭顱骨、胸骨、肩胛骨、肋骨、脊椎骨、骨盆腸骨、股骨、脛骨等的骨髓造血機能，尤其是針對不適用類固醇藥物者，特別是自體免疫疾病需長期抗戰的患者，可以藉此調理身體的根本問題。

天根月窟膏、生血補髓飲之組成及煮服法

湯方	組成	煮服法	主要辨證及診治穴道
天根月窟膏	鹿茸、鹿角膠、桑螵蛸、烏賊骨、菟絲子、桂圓肉、歸身、小茴香、萸肉、紫石英、生杜仲、牛膝、萆薢各一斤，鮑魚、海參、龜板、茯苓、煅牡蠣、龍骨、沙苑蒺藜、白芍、芡實、補骨脂、枸杞子、肉蓯蓉各二斤，洋參、蓮子各三斤，熟地四斤，烏骨雞一對、雞子黃十六枚、羊腰子十六枚、白蜜三斤	三十二味熬如專翕大生膏法。 1. 用銅鍋四口，以有情歸有情者二，無情歸無情者二，文火次第煎煉取汁；另入一淨鍋內，細煉九晝夜成膏 2. 後下膠、蜜，以方中有粉無汁之茯苓、蓮子、芡實、牡蠣、龍骨、鹿茸、白芍、烏賊骨八味為極細末，和前膏為丸梧子大 3. 每服三錢，日三服（三餐前）	1. 提升免疫功能，增進抗病力 2. 壓診太衝穴、照海穴、三陰交穴都很痛 3. 天容穴也很痛
生血補髓飲	當歸二錢、熟地三錢、白芍一錢、丹參三錢、杞子、杜仲、淡蓯蓉各一錢、阿膠一錢五分、虎骨一錢（可不用）、鹿角膠一錢（燉化），沖服、龜板四錢、魚線膠三錢（可以龜板膠取代）、豬脊髓一兩	1. 豬脊髓去外膜炮成焦炭狀 2. 其他藥，以水二升水先煮，去渣，取一升 3. 後下阿膠、鹿角膠、魚線膠（或龜板膠）、豬髓炭，更上微火消解，溫服，每日午、晚餐前及睡前各一服	1. 增進造血功能，強化自體免疫力 2. 壓診太衝穴、照海穴、三陰交穴都很痛 3. 天柱穴也很痛

╋ 知識補充站

　　保胎莫若平時長服二十四味「專翕大生膏」，輕者一料（約二十斤乾丸藥），即能大生，重者兩料，永不墮胎，「每日早中晚服三次，每次三錢，約服一年」。「毋令速速成胎方妙」，速成速墮、速墮速成；不急著懷孕，養好母體，胎兒珍寶。吳鞠通製二十一味專翕大生膏，原為產後亡血過多、虛不肯復、痙厥心悸等證而設，後加鹿茸、桑寄生、天冬三味，保三月殞胎三、四次者，獲效多矣。同時有助頭顱骨、肩胛骨、肋骨、股骨、脛骨等的骨髓造血機能，亦可藉此調理內分泌失調等根本問題。

後記

　　《圖解中醫學概論》的「養生」和「康復」通則，即是總和《內經·五常政大論》所言：「補之瀉之，久新同法」、「虛則補之，藥以袪之，食以隨之，行水漬之」、「無毒治病，十去其九。穀肉果菜，食養盡之，無使過之，傷其正也」、「無違時，必養必和，待其來復」，此之謂也。

　　本書的「讀」和「運用」通則，是從緒論著手，康復收手，反覆再三，自是心領神會。一如導讀所說，臨床實例：

　　2020年2月底，L先生，專業運動教練。

1. 初診：十天，右側膏肓區疼痛，為「骨厥」（腎經脈是動病），多過勞而致肝腎陰虛，診斷手背之三門（手三陽大絡），右液門與左宮門都痛；處方予腎氣湯，服用十天。

2. 二診：右側膏肓區不痛，右肩與手全麻，右膝也痛，左膝偶爾也痛，為「臂厥」（肺經脈、心經脈是動病），肱動脈、肱靜脈及頸臂神經叢，失去正常功能，診斷手背之三門，右空門與左宮門都痛，處方予補中益氣湯，服用十四天。

3. 三診：右手麻的症狀明顯改善，只麻到肘部，或只有手腕、手指發麻，為「骭厥」（胃經脈是動病），多肝、胃方面過勞所致，診斷手背之三門，右宮門與左宮門都痛，處方予半夏瀉心湯，服用十四天。

　　配合早晨起床，居家原地騎腳踏車三十分鐘，結合藥與導引運動治癒。

　　《圖解中醫學概論》本著《內經·師傳》珍愛生命的理念：「上以治民，下以治身，使百姓無病，上下和親，德澤下流，子孫無憂，傳於後世，無所絡時」、「順者非獨陰陽脈，論氣之逆順也，百姓人民皆欲順其志也。」申言之：

1. 百姓人民，皆欲順其志：入國問俗，入家問諱，上堂問禮，臨病人問其所便。

2. 人之情，莫不惡死而樂生：告之以其敗，語之以其善，導之以其所便，開之以其所苦，雖有無道之人，惡有不聽者乎！

李家雄
於台北診所

國家圖書館出版品預行編目資料

圖解中醫學概論／李家雄著. ――初版.――
臺北市：五南圖書出版股份有限公司，
2023.04
面；　公分
ISBN 978-626-343-895-8（平裝）

1.CST: 中醫

413　　　　　　　　　　112002866

5L14

圖解中醫學概論

作　　者 ― 李家雄（92.1）

編輯主編 ― 王俐文

責任編輯 ― 金明芬

封面設計 ― 王麗娟

出 版 者 ― 五南圖書出版股份有限公司

發 行 人 ― 楊榮川

總 經 理 ― 楊士清

總 編 輯 ― 楊秀麗

地　　址：106臺北市大安區和平東路二段339號4樓

電　　話：(02)2705-5066　　傳　　真：(02)2706-6100

網　　址：https://www.wunan.com.tw

電子郵件：wunan@wunan.com.tw

劃撥帳號：01068953

戶　　名：五南圖書出版股份有限公司

法律顧問　林勝安律師

出版日期　2023年4月初版一刷
　　　　　2024年12月初版二刷

定　　價　新臺幣500元

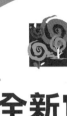
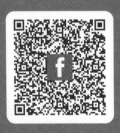
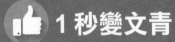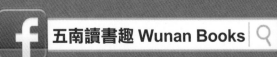

經典永恆・名著常在

五十週年的獻禮——經典名著文庫

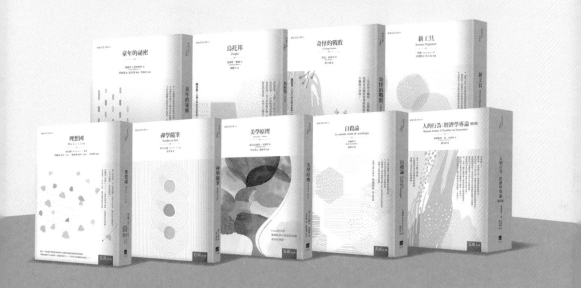

五南，五十年了，半個世紀，人生旅程的一大半，走過來了。

思索著，邁向百年的未來歷程，能為知識界、文化學術界作些什麼？

在速食文化的生態下，有什麼值得讓人雋永品味的？

歷代經典・當今名著，經過時間的洗禮，千錘百鍊，流傳至今，光芒耀人；

不僅使我們能領悟前人的智慧，同時也增深加廣我們思考的深度與視野。

我們決心投入巨資，有計畫的系統梳選，成立「經典名著文庫」，

希望收入古今中外思想性的、充滿睿智與獨見的經典、名著。

這是一項理想性的、永續性的巨大出版工程。

不在意讀者的眾寡，只考慮它的學術價值，力求完整展現先哲思想的軌跡；

為知識界開啟一片智慧之窗，營造一座百花綻放的世界文明公園，

任君遨遊、取菁吸蜜、嘉惠學子！